新形态一体化系列教材

老年健康与照护

主　审　亓国锋

主　编　冷发敏　卢国连　刘　亚

副主编　付　平　郑秀花　郑艳芳　赵淑艳　冀　晴　蔡鑫宇
　　　　周凌娟　陈娇娇　丁　杰　程莉萍　崔菲菲　白　诺

编　委　（按姓氏笔画排序）

丁　杰（四川大学华西医院）　　　　　张子涵（安阳职业技术学院）

王子龙（金秋集团）　　　　　　　　　张来军（河南护理职业学院）

王江玲（上海东海职业技术学院）　　　陈娇娇（四川大学华西医院）

王国斌（金秋·重阳悦舍养老机构）　　武香丽（安阳职业技术学院）

亓国锋（安阳职业技术学院）　　　　　周凌娟（四川大学华西医院）

卢国连（许昌职业技术学院）　　　　　郑秀花（河南护理职业学院）

付　平（河南护理职业学院）　　　　　郑艳芳（安阳职业技术学院）

白　诺（青岛中心肿瘤医院）　　　　　赵淑艳（安阳职业技术学院　）

刘　亚（周口职业技术学院）　　　　　胡　鱼（金秋·重阳悦舍养老机构）

孙俊杰（河南护理职业学院）　　　　　崔菲菲（三亚理工职业学院）

李　宁（安阳职业技术学院）　　　　　程莉萍（四川省医学科学院·四川省人民医院）

李彦芳（鹤壁职业技术学院）　　　　　蔡鑫宇（首都经济贸易大学劳动经济学院）

冷发敏（安阳职业技术学院）　　　　　冀　晴（安阳职业技术学院）

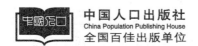

中国人口出版社
China Population Publishing House
全国百佳出版单位

图书在版编目（CIP）数据

老年健康与照护/冷发敏，卢国连，刘亚主编．—
北京：中国人口出版社，2022.9
ISBN 978-7-5101-8202-0

Ⅰ．①老… Ⅱ．①冷… ②卢… ③刘… Ⅲ．①老年人
—保健—职业培训—教材②老年人—护理—职业培训—教
材 Ⅳ．① R161.7 ② R473

中国版本图书馆 CIP 数据核字（2021）第 237849 号

老年健康与照护
LAONIAN JIANKANG YU ZHAOHU

冷发敏　卢国连　刘　亚　主编

责 任 编 辑	杨秋奎	
责 任 印 制	林　鑫　王艳如	
出 版 发 行	中国人口出版社	
印　　　刷	廊坊市广阳区九洲印刷厂	
开　　　本	787 毫米 × 1092 毫米　　1/16	
印　　　张	15	
字　　　数	374 千字	
版　　　次	2022 年 9 月第 1 版	
印　　　次	2022 年 9 月第 1 次印刷	
书　　　号	ISBN 978-7-5101-8202-0	
定　　　价	46.00 元	

网　　　址	www.rkcbs.com.cn
电 子 信 箱	rkcbs@126.com
总编室电话	（010）83519392
发行部电话	（010）83510481
传　　　真	（010）83538190
地　　　址	北京市西城区广安门南街 80 号中加大厦
邮 政 编 码	100054

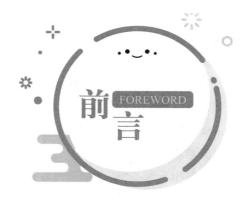

前言 FOREWORD

　　近年来，随着我国人口老龄化形势的日益严峻，老年护理人才的需求与日俱增。为满足老年人健康与照护需求，提高老年人的生命质量，本书按照党中央、国务院的统一部署，结合国内养老服务领域产业发展和专业人才培养目标，参考养老护理员培训大纲的要求，对接1+X老年照护和1+X失智老年人照护的职业技能等级考试标准，通过校企合作、校校合作，编写本书。旨在推进养老服务领域教师、教材、教学的改革实践，进一步深化产教研学合作，为社会培养厚人文、精技能、通智能、强体能，具有高度社会责任感的养老服务领域技能型和创新型专业人才。

　　本书共12个项目：照护基本认知、照护需求评估、饮食照护、排泄照护、清洁照护、给药照护、失能照护、危急应对、认知功能促进、老年常见慢性病照护、临终关怀、竞赛篇。

　　本书的特色和创新如下。①适应发展需求。每个项目均以"任务导入"为导向，突出对学生职业能力的训练和专业道德素质的培养，引导学生运用所学的知识去发现问题、分析问题、解决问题。帮助学生重新构建完整的知识体系，发展职业能力，塑造专业素养。②营造真实场景，活化教学模式。选用标准化患者（Standardized Patients，SP）参与的真实案例，通过标准化患者创设真实、客观的情景，让学生身临其境。使学生碎片化的知识脉络在与标准化患者进行良好沟通与护理技能服务的过程中获得系统梳理。③注重人文教育，打造"工匠精神"。每个项目均以"名人名言"等思政元素导入课程，大力助推素质教育，落实立德树人的根本任务，培养学生爱岗敬业的精神和爱老敬老的素养。每个任务均在注重交流沟通和渗透人文关怀的同时，提升学生的知识技能，打造"工匠精神"。④对接岗位标准，实现课、证、岗融通。按照课程标准与职业标准融通，课程评价方式与职业技能鉴定方式融通，学历教育管理与职业资格管理融通的现代职业教育发展趋势。在编写本书时，充分考虑学生考取职业资格证书的需要，尽量选取涵盖考试大纲的内容和实训项目，使其成为一本既是学历教育采用的教科书，又是职业岗位证书的培训教材，更是参加国家技能大赛的指导教材，实现"双证书""多证书"及"实战"用途。⑤推进教赛结合，实现职业教育改革。项目十二为"健康与社会照护"职业技能大赛的案例和比赛标准。此部分是以"人"为中心实现整体照护服务，主要考核选手在不同场景下为老年人提供专业支持，通过评估、计划、实施和评价等，确保促进其生理和心理健康、疾病康复，并以此提升学生的组织管理能力、沟通和人际交往能力。同时，还锻炼学生处理问题的灵活性和创新性，以及用同理心去理解和激励他人的能力。⑥体现融合创新，促进多媒体共享。为了适应新的教学模式的需要，本书从广度、深度上拓展纸质教学内容，通过在纸质书中增加二维码的方式链接视频、音频、动画、图片、PPT、文档等媒体资源，丰富纸质书的表现形式，补充拓展性的知识内容，为多元化的人才培养提供更多的信息知识支撑。

本书在编写过程中得到了安阳职业技术学院亓国锋副教授和河南护理职业学院付平副教授的指导和帮助，在此表示诚挚的谢意！

由于编者水平所限，书中疏漏和不当之处，恳请各位专家和广大读者批评指正。

编　者

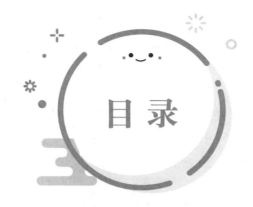

目 录

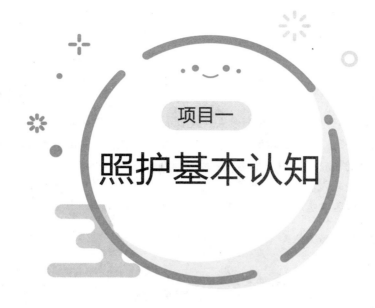

项目一

照护基本认知

◎ **项目导航**

老年人适宜居室环境设置　　老年照护基本认知

照护基本认知

老年照护服务认知

任务一

老年照护基本认知

◎ 任务导入

我国自 1999 年步入老龄化社会以来，人口老龄化趋势越来越严峻。当前，60 岁及以上人口有 2.67 亿人，占总人口的 18.9%；预计 2050 年前后，我国老年人人口将达到 4.87 亿人，占总人口的 1/3，其中失能老年人将近 4 000 万人。按照国际标准，每 3 个失能老年人需配备 1 名护理人员推算，我国至少需要 1 300 多万名护理人员。目前，我国对老年护理人员的培养远远不能满足社会对老年人照护的实际需求。

☰ 任务目标

★知识目标：掌握老年照护的定义及主要任务；熟悉我国人口老龄化现状及特点；了解人口老龄化带来的问题。

★能力目标：能熟练运用老年照护技术。

★素质目标：热爱老年照护事业，具备相应人文关怀素养。

❞ 任务分析

人体老化是指人的全身细胞、组织、器官的形态结构、生理功能的退化过程，是随年龄增长而加重的不可逆变化，是任何生命都必须遵循的生物规律。人类经历由胚胎到成形人，再到出生、生长、发育、成熟和衰老，直至死亡的全过程，衰老是其中重要的组成部分。世界卫生组织（WHO）最新提出的长者年龄划分标准：60~74 岁为年轻老年人，75~89 岁为老年人，90 岁以上为长寿老年人。现阶段我国长者的年龄划分标准：45~59 岁为中老年人，60~89 岁为老年人，90 岁以上为长寿老年人。

人口老龄化是指社会人口年龄结构中一定年龄的老年人占总人口比例较高的一种发展趋势，简称人口老化。在发达国家 65 岁以上人口占总人口比例的 7% 以上，发展中国家 60 岁以上人口占总人口比例的 10% 以上，即为老龄化社会。

影响人口老化的因素：出生率和死亡率的下降；平均预期寿命的延长；青年人口外迁增多。

我国人口老化现状及特点：我国是世界上老年人绝对数最多的国家；我国是世界上人口老化速度最快的国家之一；我国老年人口性别比低、年龄结构轻；我国老年人口的文化水平低；老年人口中农业人口比重大。

人口老龄化带来的问题：社会负担加重；社会文化福利事业的发展跟不上人口老龄化的需要；家庭养老功能减弱，老年人更多地依赖社会；老年人对医疗、保健、护理及生活照护的需求较大。由于我国传统赡养模式为子女赡养，所以目前我国大多数老年人均由家属照顾，家属的负担较重，无论是从老年人自身还是从照顾者来讲，都急需来自医疗、社区等服务机构的支持和帮助。因此，为老年人提供更为全面、系统、规范的照护服务是我国民生保障的重要任务。

一、老年照护的概念及任务

老年照护既是研究应对老年人现存和潜在健康生活问题的课程，也是为适应老龄化社会、适应健康观念转变而诞生的一门新课程。老年照护的主要任务是从生理、心理、社会、文化等方面对老年人健康进行评估，针对老年人的健康问题进行照护，满足老年人的健康需要，提供优质老年健康照护，从而提高老年人的生活质量。

二、研究内容

（1）照护基本认知。

（2）照护需求评估。

（3）饮食照护。

（4）排泄照护。

（5）清洁照护。

（6）给药照护。

（7）失能照护

（8）危急应对。

（9）认知功能促进。

（10）老年常见慢性病照护。

（11）临终关怀。

三、职业素质要求

1. 基本素质

热爱老年健康照护事业；具有良好的职业道德与职业素养；具有诚实的品质，高尚的道德修养；健康的心理、热情开朗的性格、稳定的情绪、宽容豁达的胸怀、健康的体魄；文明礼貌、态度和蔼、稳重端庄、服装整洁、仪态大方；工作中具有爱心、细心、耐心、热心、诚心、责任心。

2. 业务素质

任务测试

老年健康照护员须通过学校教育、在职教育、继续教育和岗前培训等完成相关专业知识技能的学习、训练，以便掌握老年健康照护的基本知识，具备熟练的健康照护操作技能。

3. 能力素质

老年健康照护员要具有准确敏锐的观察力、正确的判断力和良好的人文关怀、沟通能力。从而，能及时发现老年人的健康问题和病情的变化，对老年人的健康问题及时做出准确判断，以便尽早对其进行干预及处置。

任务二

老年照护服务认知

◎ 任务导入

李伯伯，62岁，两年前从领导岗位退休后不愿意参与社会活动，有高血压病史10年。3个月前他突发脑出血，导致左侧肢体瘫痪，肌力3级，部分日常活动无法自主完成。请为李伯伯选择合适的照护服务模式。

☰ 任务目标

★知识目标：掌握老年人对照护服务的需求；熟悉老年照护服务的模式；了解我国养老服务体系政策。

★能力目标：能开展老年人需求调查并分析，根据需求调查结果选择服务模式。

★素质目标：培养学生的沟通能力、观察能力、分析能力、判断能力。

❞ 任务分析

随着人口老龄化形势的日益严重，老年人口持续增加，失能、半失能、慢性病老年人的数量也不断增多，老年人在生理和心理方面都会出现较大的变化。因此，对于养老照护的需求也日益增加。联合国世界卫生组织积极倡导健康老龄化，使老年人能够保持躯体、心理和社会生活的完好状态，将疾病或生活不能自理状态，推迟到生命的最后阶段。因此，老年照护的最高目标是提供保持老年人人生的连续性和个体特征性的健康照护，最大限度地发掘老年人生理、心理、社会方面的潜在能力，尽量让其以自理状态保持人性的尊严，走向人生终点。

2017年，国务院印发的《"十三五"国家老龄事业发展和养老体系建设规划》提出，中国养老服务体系的发展目标包括："居家为基础、社区为依托、机构为补充、医养相结合的养老服务体系更加健全。养老服务供给能力大幅提高、质量明显改善、结构更加合理，多层次、多样化的养老服务更加方便可及"。在这样的养老服务体系中，照护员可通过居家养老、社区养老、机构养老（见图1-1）等照护服务模式为老年人提供照护服务。

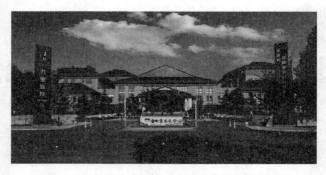

图1-1 机构养老（金秋·重阳悦舍养老机构提供）

在养老服务中，专业性的照护服务可提高老年人日常活动能力，维护和增进老年人的健康，预防和减少因急性和慢性疾病造成的残障，维持老年人的生存尊严与生活舒适。根据这样的目标，应从以下3个方面满足老年人的照护需求。

一、生活照护

日常生活能力是人独立生存的基本能力，主要包括衣、食、住、行、个人卫生等方面。这些不仅可以衡量老年人的健康状况，也可以预测老年人的社会需求和生活质量。日常生活照护就是要满足老年人生活的基本照护需求。随着老龄化形势的加剧，传统的家庭照护已不能满足老年人的日常生活照护需求，而是需要具有专业技能的照护者的帮助。

二、健康照护

老年期的典型特征就是"老"，即老化、衰老，而且人的老化首先就是从生理方面开始的，这种生理的变化不仅体现在老年人的外观体态上，还反映在躯体内部的细胞、组织和器官及身体各功能系统的变化上。同时，老年人还是各种慢性疾病的高发人群，失能、半失能的老年人占老年人口总数的19%，导致老年人对于健康照护的需求大大增加，主要包括疾病照护和康复照护。

三、心理照护

人在进入老年期后，由于出现身份角色的转变、经济状况的改变、身体功能的退化、慢性疾病的困扰、家庭生活的变化等，常常引发老年人心理适应不良，甚至出现性格改变或心理疾病，比如固执、孤独、离退休综合征、老年抑郁等。老年人害怕孤独，渴望亲情和关爱，需要获得安全感和归属感。因此，需要重视老年人的心理照护需求，及时评估其心理问题，为老年人心理健康提供专业保健和干预措施，促进老年人的心理健康。

⚙ **任务实施**

照护需求评估一般流程及操作要求见表1-1。

表1-1 照护需求评估一般流程及操作要求

流程	操作要点
准备	★了解老年人健康状况 ★制定调研表，包括老年人基本信息、家庭状况、健康状况、服务需求等 ★和老年人及其家属沟通，约定调查时间和地点
调查	★照护员着装整齐，按时在约定地点开始调查 ★让老年人完成调查问卷，如果老年人因各种原因无法独立完成，可由其家属或照护员协助完成 ★针对主要问题和老年人及其家属进行访谈式调查

续表

流程	操作要点
评估	★评估老年人的生活能力 ★评估老年人的健康状况 ★评估老年人的服务需求
选择	★向老年人和家属分析评估结果 ★向老年人和家属介绍照护模式 ★根据老年人状况，协助其选择适合的照护模式

任务评价　　　　　　　　任务测试

任务三

老年人适宜居室环境设置

任务导入

　　父母的年纪越来越大，小王想给他们布置一下居室。请你向小王介绍一下应注意哪些方面，以帮助他为父母营造一个良好、舒适的日常生活环境。

任务目标

　　★知识目标：掌握适宜老年人居住的环境的相关要点；熟悉老年人居室设计理念；了解居住环境的安全性、舒适性对老年人的重要性。

　　★能力目标：能对老年人居住环境进行评估及调整布置。

　　★素质目标：热爱老年人护理专业，具备细心、耐心和责任心；培养学生的沟通能力、观察能力、分析能力、判断能力。

任务分析

　　居住环境中客厅（见图1-2）及卧室（见图1-3）的舒适、安全、便利，是维护老年人健康，提高其生活质量的重要影响因素。高龄老年人发生的意外中，有90%与居住环境有关，如跌倒、坠床等。因此，需要及时发现居住环境中存在的问题和障碍，并对其进行改造，创造老年人的宜居环境。老年人的居室设计应遵循无障碍理念，以方便其生活自理、自由活动为原则。

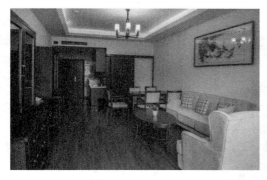

图 1-2 客厅（金秋·重阳悦舍养老机构提供）

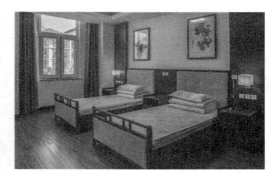

图 1-3 卧室（金秋·重阳悦舍养老机构提供）

一、空间

老年人的居住环境应有足够的空间，不仅行动时无须绕行，轮椅也可自由活动。可供轮椅通行的有效门宽度在 80~86 cm 或以上。所有通道均应畅行无阻，无障碍物。尽量为老年人创造安静的生活环境，噪声不应超过 50 dB。

二、光线

随着年龄的增长，老年人视力会逐渐下降，居住环境宜选择舒适的光线，一般以朝阳、有天然采光为佳。老年人经常走动的地方，如室内走廊、卫生间、楼梯、阳台等均需要有照明设备，并适当提高照明亮度。老年人夜间睡眠时，可根据其生活习惯采用地灯或关闭灯光。床头应设置床头灯或台灯，以便老年人夜间使用。选用带有灯光指标的照明开关，并安置在老年人容易触摸到的位置。

三、温度、湿度

老年人居室的室温应恒定，一般温度以 22~24 ℃为宜，相对湿度以 50%~60% 为宜。

四、装饰与色调

老年人居室的装饰和摆设都要遵循其喜好布置，以方便老年人使用为原则。墙上可悬挂字画，窗台和桌上可摆放小型的花卉、盆景，可以使老年人心情放松，身心舒缓。卧室的色彩以暖色调为宜。

五、地面

居室地面以防止滑倒、便于清洁、无障碍为原则，应平整而不反光。不宜铺设地毯，因为地毯虽表面温暖舒适，但易产生静电、吸附异味、寄生蚊虫，不仅不易清洁，而且不利于轮椅活动。区域性地毯更易诱发跌倒，应避免使用。

六、楼梯

老年人使用的楼梯应安装扶手，不宜采用扇形台阶，台阶的边缘要装防滑带，避免踢脚板漏空或踏面过于突出。台阶平面与立面颜色要区分开，以便老年人行走时辨认。台阶边缘可安装小灯或荧光条，以起到提示作用（见图 1-4）。

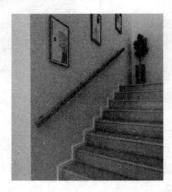

图 1-4　楼梯（金秋·重阳悦舍养老机构提供）

七、卧室

老年人最好有单独的卧室，以保护其隐私，但要注意与家人的卧室相近，以方便联系。卧室以朝南为佳，冬暖夏凉，利于采光。窗户要宽大，老年人的房间每日需通风 2~3 次，每次 30 min，以保持室内空气的清新。合理的通风时段，以上午 8~10 时及下午 2~4 时为宜。每周应定期为老年人更换床单、被单，以保持床铺的清洁、干燥、柔软、舒适。

八、卫生间和浴室

卫生间应与卧室尽量靠近，以方便老年人直接出入，并安装夜间照明装置或地灯。浴室地板必须防滑，在浴缸周围和淋浴处使用防滑垫，墙边应加装扶手。浴室门最好为外开式或推拉式，以保证发生意外时，其他人员能及时入内。卫生间最好使用坐厕，避免使用蹲厕，坐便器旁应加装扶手和紧急呼叫器。为了让老年人倒地后仍能使用紧急呼叫器，可加设拉绳，绳端下垂至距地面 10 cm 处（见图 1-5）。

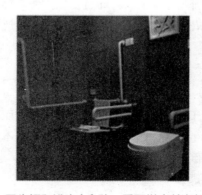

图 1-5　卫生间和浴室（金秋·重阳悦舍养老机构提供）

九、厨房

厨房的空间设计要为坐轮椅的老年人考虑，操作台间的距离应保证轮椅的回转要求。由于轮椅旋转时比平移更为方便省力，因此U形、L形操作台更适合坐轮椅的老年人使用。厨房除自然通风外，还应加强机械排风，以便保证油烟气味及时散出。炉灶不要过于靠近厨房的门和窗，以免火焰被风吹灭或行动时碰翻炊具。炉灶最好有自动断火功能，燃气热水器必须接近外墙、外窗，以达到直接对外排气的要求。

总之，老年人的居家环境安全评估是非常重要的（见表1-2）。

表1-2 老年人居家环境安全评估要素

项目		评估要素
一般居室	光线	是否充足
	温度	是否适宜
	地面	是否平整、干燥、无障碍物
	地毯	是否平整、不滑动
	家具	放置是否稳固、固定有序，有无阻碍通道，高度是否适中
	床	高度是否在老年人膝盖以下，与其小腿长度基本相等
	电线	是否远离火源、热源，设置是否妥善
	取暖设备	设置是否妥善
	空调	是否定时通风
	电话	紧急电话号码是否放在老年人易见易取的地方
厨房	地板	有无防滑措施
	燃气	"开""关"按钮的标志是否醒目
卫生间和浴室	浴室门	门锁是否内外均可打开
	地板	有无防滑措施
	便器	高低是否合适，是否设置扶手
	浴盆	高度是否合适，盆底是否有防滑胶垫
楼梯	光线	是否充足
	台阶	表面是否平整无破损，高度是否合适，台阶之间色彩差异是否明显
	扶手	是否设置扶手

（资料来源：李小鹰.中华老年医学[M].北京：人民卫生出版社，2015.）

任务测试

✍ **直通考证**

单项选择题

1. 老年人生存的基本照护需求为（　　　）。

A. 生活照护　　　　　B. 健康照护　　　　　C. 心理照护　　　　　D. 康复照护

2. 目前我国最主要的养老照护服务模式是（　　　）。

A. 居家养老照护　　　B. 社区养老照护　　　C. 机构养老照护　　　D. 医养结合养老照护

3. 最专业、功能最全的养老照护服务模式是（　　　）。

A. 居家养老照护　　　B. 社区养老照护　　　C. 机构养老照护　　　D. 日间养老照护

（4～6题共用题干）李伯伯，60岁，退休干部，患有高脂血症5年。李伯伯在工作期间属于娱乐、体育活动积极分子，现在则天天在家不愿外出参与活动，容易生气，经常对家人发脾气。

4. 你认为李伯伯目前最需要关注的照护需求是（　　　）。

A. 生活照护　　　　　B. 健康照护　　　　　C. 心理照护　　　　　D. 康复照护

5. 李伯伯最主要的心理问题是（　　　）。

A. 老年抑郁　　　　　　　　　　　　　　B. 离退休综合征

C. 疾病导致的心理问题　　　　　　　　　D. 老年孤独

6. 你会建议李伯伯选择（　　　）。

A. 居家养老照护　　　B. 社区养老照护　　　C. 机构养老照护　　　D. 医养结合养老照护

参考答案

项目二

照护需求评估

⭐ **课程思政**

2020 年 5 月 21 日，四川省卫生健康委员会评选的"心中最美护士"李明轩说："护理老人就像哄小孩，要观察他们需要什么。很多时候他们并不是拒绝吃药打针，而是想获得一种信任感。悉心照顾他们才能逐渐建立起患者的信任。"

最美护士李明轩

启示：照护员应富有同理心，应设身处地、换位思考老年人的需求。

@ **项目导航**

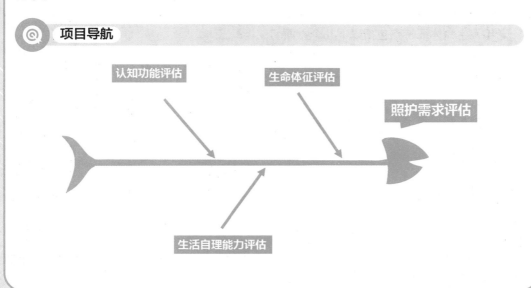

任务一

生命体征评估

◎ 任务导入

　　张爷爷，71岁，5年前因"头痛、头晕及耳鸣"就医。他被确诊"高血压"后一直服用降压药治疗，目前因情绪激动感到头痛、头晕加重，伴胸闷、气急入院。入院后张爷爷感到焦虑不安，既担心病情严重，又担心病后儿子不愿意照顾自己，因此食欲减退、失眠、便秘。临床初步诊断为原发性高血压、高血压危象。请评估张爷爷的生命体征。

☰ 任务目标

　　★知识目标：掌握生命体征的正常值、测量方法及异常生命体征的观察和护理措施。
　　★技能目标：能够正确地测量和记录生命体征，并对生命体征异常的老年人制定相应的照护方案。
　　★素质目标：具有较强的人际沟通能力和严谨求实的工作态度，操作规范、数值准确；培养学生尊重、关心、爱护老年人的良好修养和科学的评判思维能力。

⁹⁹ 任务分析

　　生命体征是对体温、脉搏、呼吸及血压等的总称，是用来评价生命活动存在与否的指征。正常情况下，生命体征是判断患病老年人病情轻重及危急程度的重要依据。病理情况下，生命体征的变化显得较为敏感。照护员通过及时评估老年人的生命体征，可为确定其照护需求提供重要依据。由于生命体征主要包括体温、脉搏、呼吸及血压等，因此本任务将其分解为体温评估、脉搏评估、呼吸评估及血压评估4个子任务评估流程。

　　老年人生命体征特点包括以下几个方面。

一、体温

　　老年人基础体温较年轻人低，70岁以上的老年人身体虚弱，感染时常无发热的表现。如果午后体温比清晨高 1 ℃以上，就应视为发热。

二、脉搏

　　老年人脉率接近年轻人，测量脉搏的时间不应少于 30 s，并注意其不规则性。

三、呼吸

　　老年人呼吸频率一般为每分钟 16~25 次。如老年人呼吸频率大于每分钟 25 次，可能就是下呼吸道感染、充血性心力衰竭或其他病变的信号。

四、血压

血压增高和直立性低血压在老年人中较为常见。平卧10 min后测定血压，再分别直立1 min、3 min、5 min后各测定血压1次。如直立时任何一次收缩压都比卧位时降低至少20 mmHg，或舒张压降低至少10 mmHg，即可被诊断为直立性低血压。

 任务实施

生命体征评估流程见表2-1。

生命体征评估

表2-1 生命体征评估流程

流程	操作要点
评估	★张爷爷，干咳无痰、无发热，性情急躁，意识清楚 ★评估30 min内是否有影响评估准确性的因素存在 ★解释目的，取得老年人配合
准备	★照护员：着装整洁、修剪指甲、洗净并温暖双手 ★老年人：理解评估重要性，积极配合 ★物品准备：治疗盘内备容器2个、体温计、血压计、消毒液、纱布、秒表、记录本、笔、弯盘
实施	★测体温：携用物至床旁，并核对床尾卡，老人取平卧位 ①检查老年人的腋下，若腋下有少许的汗，需用纱布擦干汗液 ②取体温计，将水银柱甩至35 ℃以下，将体温计水银端放至老年人腋下，并嘱其夹紧体温计，手臂屈曲放于胸前，夹至10 min后取出体温计读数并记录 ★测脉搏：携用物至床旁，并核对床尾卡，老人取平卧位 协助老年人手腕伸展，手臂放于舒适位置，以食指、中指、无名指的指端放于桡动脉处，按压力量适中，以能够清晰测到脉搏搏动为宜，测定脉搏节律及强弱。正常脉搏的计数是测定30 s脉搏数乘以2 ★测呼吸：携用物至床旁，并核对床尾卡，老人取平卧位 将手放在老年人的诊脉部似诊脉状，眼睛观察老年人胸部、腹部的起伏，观察其呼吸的频率并及时记录。对于昏迷的老年人，在测量呼吸时可以借助棉签或棉絮的摆动来观察其呼吸的次数，以放在老年人鼻腔处的棉签或棉絮一起一伏为1次呼吸 ★测血压：携用物至床旁，并核对床尾卡，老人取平卧位 ①将老年人的手臂放至与心脏平行，将血压计垂直放好，开启水银槽开关，驱尽袖带内空气。将袖带缠于上臂，下缘距肘窝2~3 cm，松紧以能放入一指为宜，将听诊器胸件置于肱动脉搏动处，注气 ②一只手固定听诊器，另一只手握住加压气球，关气门。打气至动脉搏动消失后再上升20~30 mmHg，缓慢放气，速度以水银柱每秒下降4 mmHg为宜，听动脉搏动的声音变化，同时两眼平视水银柱的刻度，判断（听诊器出现第一个搏动音时水银柱所指的刻度，即为收缩压；当搏动音突然变弱或消失时，水银柱所指的刻度，即为舒张压）血压值

续表

流程	操作要点
整理	整理血压计，排尽袖带内余气，扣紧压力活门，然后放入盒内。向右倾斜血压计 45°，使水银全部流回槽内，关闭水银槽开关，盖上盒盖，平稳放置 洗手记录：协助老年人穿好衣服，取舒适卧位，整理床单位
注意事项	①避免影响体温测量准确性的各种因素 ②测口温时如老年人不配合，发现体温与病情不符时，应重新测量并在床旁监测 ③集中测量多个老年人的体温时，在测量前后均应仔细清点和检查体温计 ④脉搏测量前老年人如有剧烈活动、情绪波动、哭闹等情况，待其安静休息 30 min 后再测 ⑤呼吸受意识控制，故测量时要分散老年人注意力，使其呼吸状态自然，以保证测量准确 ⑥危重老年人呼吸微弱，可将少许棉花放于其鼻孔前，观察棉花被吹动的次数，计数 1 min ⑦需密切观察血压者应做到"四定"：定时间、定部位、定体位、定血压计 ⑧血压测量前如有剧烈活动、情绪波动、吸烟、进食等情况，待休息 30 min 后再测 ⑨若老年人膀胱充盈，请其排空膀胱后再测 ⑩给偏瘫、肢体有损伤的老年人测血压时，应选择健侧肢体
SP 评价	★首先认可：对照护者的耐心、专业、得体的关爱给予肯定 ★其次提出不足：是否保护隐私，是否有失误，能否耐心解释，能否得体照护老年人等提升点 ★最后给予鼓励：相信照护者只要用心、有爱心，一定能做得更好

任务二
生活自理能力评估

 任务导入

　　张爷爷，71 岁，5 年前因"头痛、头晕及耳鸣"就医，被确诊"高血压"后一直服用降压药治疗，目前因情绪激动感到头痛、头晕加重，伴胸闷、气急入院。入院后张爷爷感到焦虑不安，既担心病情严重，又担心病后儿子不愿意照顾自己，因此食欲减退、失眠、便秘。临床初步诊断为原发性高血压、高血压危象。请运用巴塞尔（Barthel）指数评定量表评估张爷爷的生活自理能力。

任务目标

　　★知识目标：说出 Barthel 指数评定量表用于老年人基本的日常生活活动能力评估内容。
　　★技能目标：能运用 Barthel 指数评定量表对老年人基本的日常生活活动能力进行评估。
　　★素质目标：具有较强的人际沟通能力和严谨求实的工作态度，操作规范、数值准确；培养学生尊重、关心、爱护老年人的良好修养和科学的评判思维能力。

　　日常生活活动（activity of daily living，ADL）是指个体在每天的生活中，为了照料自己的衣、食、住、行，保持个人卫生整洁和进行独立的社区活动所必需的一系列基本活动。日常生活活动是人们为了维持生存和适应环境，每天必须反复进行的、最基本的、最具有共性的活动。它包括基本日常生活能力、功能性日常生活能力、高级日常生活能力。对老年人生活自理能力进行评估非常重要，照护者可以根据老年人的日常生活活动能力的评估结果来判断老年人的生活自理程度，并制订相应的照护计划，给予相应级别的生活照顾及护理，满足老年人的日常生活需要。

　　评估老年人基本的日常生活活动能力，常用 Barthel 指数评定量表（见表 2-2）。

表 2-2　Barthel 指数评定量表

项目	内容	评分标准
吃饭	依赖别人	0
	需要部分帮助（如切割食物、搅拌食物）	5
	能使用任何需要的装置，在适当的时间内独立进食	10
大便	失禁	0
	偶尔失禁或需要器具帮助	5
	能控制；若需要，能使用灌肠剂或栓剂	10
小便	失禁	0
	偶尔失禁或需要器具帮助	5
	能控制；若需要，能使用集尿器	10
修饰	需要帮助	0
	独立洗脸、梳头、刷牙、剃须	5
洗澡	依赖别人	0
	自理	5
如厕	依赖别人	0
	需要部分帮助；在穿、脱衣裤或使用卫生纸时需要帮助	5
	独立用厕所或便盆；能穿、脱衣裤；能冲洗或清洗便盆	10
穿衣	依赖别人	0
	需要帮助，但在适当的时间内至少完成一半的工作	5
	自理（系、解纽扣；关、开拉锁；穿、脱衣服）	10

续表

项目	内容	评分标准
转移	完全依赖别人，不能坐	0
	能坐，但需要大量帮助（2人）才能移动	5
	需要少量帮助（1人）或指导	10
	独立从床到轮椅，再从轮椅到床，包括从床上坐起、刹住轮椅、抬起脚踏板	15
行走	不能动	0
	在轮椅上独立行动，能移动45 m	5
	需要1人协助行走（体力或语言指导）45 m	10
	能在水平路面上行走45 m（可以使用辅助装置，不包括带轮的助行器）	15
上下楼梯	不能	0
	需要帮助和监督	5
	独立（可以使用辅助装置）	10
总分		

Barthel指数评定量表共有10项内容，满分100分，根据是否需要帮助及其程度被分为0、5、10、15四个功能等级。得分越高，独立性越强，依赖性越小。若达到100分，并不意味着就能完全独立生活，也许其不能烹饪、料理家务或与他人接触，但不需要照顾，生活可以自理。Barthel指数评定量表简单实用，是应用最多的一种日常生活活动评定方法。

功能性日常生活能力（Instrumental or Intermediate Activities of Daily Living，IADL）是指老年人在家中或寓所内完成家庭基本活动的能力。具体包括购物、驾驶或乘坐公共交通工具、完成家务（家庭清洁和整理、洗衣、做饭）、使用电话、管理财务、旅游、服药等。目前，用于评价老年人功能性日常生活能力的评估工具，是由美国的Lawton等设计制定的日常生活活动能力评估量表。

高级日常生活能力（Advanced Activities of Daily Living，AADL）是反映老年人的智能能动性和社会角色功能。具体包括主动参加社交、娱乐、职业活动等。受老化、疾病等因素影响，高级日常生活能力会逐渐减退甚至丧失。通常高级日常生活能力的缺失比日常生活能力及功能性日常生活能力的缺失出现得较早，并且一旦出现，即预示更严重的功能下降。因此，照护者如果发现老年人有高级日常生活能力下降，就需及时完成基本日常生活能力与功能性日常生活能力的客观评估。

⚙ **任务实施**

日常生活能力评估流程见表2-3。

生活能力
评估流程

表 2-3　日常生活能力评估流程

流程	操作要点
评估	★张爷爷，71 岁，因头痛、头晕伴胸闷、气急入院。其表现为焦虑不安、食欲减退、失眠、便秘，需要照护 ★评估 30 min 内是否有影响评估准确性的因素存在 ★解释目的，取得老年人配合
准备	★照护者：着装整洁、态度温和亲切 ★老年人：意识清楚，积极配合 ★物品准备：Barthel 指数评定量表、笔 ★环境准备：舒适安静，适合交谈
实施	★携用物至床旁，并核对床尾卡 ★老年人采取舒适体位：坐位或卧位 ★使用 Barthel 指数评定量表，根据量表内容对老年人进行询问，并根据老年人的回答在量表上标记分数，逐项进行，最后计算总分 ★根据评估的结果，对照（Barthel）指数评定量表评分标准（20 分以下：生活完全依赖他人；20~40 分：生活需要很大帮助，依赖明显；41~60 分：生活需要帮助；61 分以上：生活基本自理；100 分：正常），给予张爷爷相应的照护措施
整理	整理床单位，帮助老年人采取舒适体位，整理评定量表结果
注意事项	①评估前应征得老年人同意，并了解老年人的基本情况，如肌力、关节活动范围、平衡性、协调性、感觉等，以确定其身体功能是否需要辅助设备 ②评估可在实际生活环境中进行，观察老年人完成实际生活动作的情况，以评估其能力 ③如在评估过程中，老年人不能顺利完成某一项活动，可给予一定的协助，然后继续评估下一个项目。如果某项活动完成较困难，可以暂停或换下一项活动 ④如果发现老年人有疲劳的表现，出现不安全因素或明显不能完成，则应停止评估，并做好记录，等其体力恢复后再进行评定 ⑤评估可分期进行，对于不能一次完成评估的日常生活活动，应在评估前确定好要评估的项目、所需用品和时间安排等。应首选较简单和安全的项目进行，其次是较困难和复杂的项目
SP 评价	★首先认可：对照护者的耐心、专业、得体的关爱给予肯定 ★其次提出不足：是否保护隐私，是否有失误，能否耐心解释，能否得体照护老年人等提升点 ★最后给予鼓励：相信照护者只要用心、有爱心，一定能做得更好

🔗 **知识链接**

中国健康老年人标准

①重要脏器的增龄性改变未导致功能异常；无重大疾病；相关高危因素被控制在与其年龄相适应的达标范围内；具有一定的抗病能力。

②认知功能基本正常；能适应环境；处事乐观积极；自我满意或自我评价好。

③能恰当处理家庭和社会人际关系；积极参与家庭和社会活动。

④日常生活活动正常，生活自理或基本自理。

⑤营养状况良好，体重适中，保持良好的生活方式。

注解：

①本标准适用于 60 岁以上人群，老年人指 60~79 岁人群，高龄老年人指 ≥ 80 岁人群。

②相关高危因素是指心脑血管疾病的相关危险因素，主要有高血压、糖尿病、血脂异常。

③简易智力状态检查量表（Mini-mental State Examination，MMSE）：≤ 22 分为痴呆，≤ 15 分为严重痴呆。按文化程度区分：文盲 < 17 分，小学 < 20 分，中学以上 < 24 分为痴呆。总分在 27~30 分为正常，< 27 分为认知功能障碍。

④老年抑郁量表（GDS）简表：总分 15 分，< 5 分为正常。

⑤日常生活活动量表（ADL）：总分 100 分正常，高龄老年人达到 95 分为正常。

⑥体重适中：体重指数（BMI）为 20~25。

⑦良好生活方式：不吸烟，慎饮酒，合理膳食搭配，坚持科学锻炼。

资料来源：樊瑾，于普林，李小鹰.中国健康老年人标准（2013）解读 2：健康评估方法 [J].中华老年医学杂志，2014，33（1）：1-3.

任务三

认知功能评估

 任务导入

　　周奶奶，73 岁，现由社区实施居家照护。她于 10 年前被确诊为糖尿病；3 个月前被诊断为轻度阿尔茨海默病。周奶奶和女儿同住，往日里老人经常辅导孩子的数学作业，近期女儿发现母亲常常忘记刚刚说过的话，有时候一个问题要反复问好几遍；查看老人的药盒时，发现药物有时没有按时服用，要经常提醒她服药。周奶奶觉得自己老了，没有用了，有点拖累女儿，所以很悲观。女儿担心自己上班后母亲一个人在家不安全，特申请居家上门照护。请居家护理员到周奶奶家中完成简易智力状态检查和画钟试验评估，并对其进行认知功能评估。

任务目标

★知识目标：学会简易智力状态检查和画钟试验评估，并对老年人进行认知功能评估。

★技能目标：能运用简易智力状态检查量表和画钟试验评估对老年人进行认知功能评估并建立档案。

★素质目标：具有较强的人际沟通能力和严谨求实的工作态度，操作规范、数值准确；

培养学生尊重、关心、爱护老年人的良好修养和科学的评判思维能力。

〞 任务分析

认知是指对事物认识和知晓的过程，即知识的获得、组织和应用过程，是一个体现功能和行为的智力过程。认知功能主要涉及记忆、注意、思维、推理、智力等。随着人口老龄化的快速发展，老年人认知功能减退及老年性痴呆的发病率逐年上升。认知功能减退的主要表现为：认知速度减慢、反应时间延长、短时记忆容量减少，如显著的记忆丧失、在熟悉的地域走失、交往能力差或情感缺失、睡眠障碍、自理困难等。老年性痴呆可表现为认知功能下降、精神和行为障碍、日常生活能力逐渐下降。目前，我国老年性痴呆人群已达 1 600 万人以上。老年性痴呆严重影响了老年人的身心健康和生活质量，给家庭和社会带来沉重的负担，已成为严重的社会问题，并引起各国政府和医学界的普遍关注。

对老年人的认知功能进行评估，可以及早发现认知功能减退及老年性痴呆，使照护员能够在日常照护工作中及时给予老年人认知功能训练、健康教育、膳食指导、生活照护、生活自理能力训练及情感支持等，避免其走失、跌倒等意外的发生，延缓疾病进程，改善老年人生活质量。

简易智力状态检查量表（见表 2-4）和画钟试验是很有影响力的认知缺损筛选工具，具有快速、简便的优点，适合养老机构对入住的老年人进行测评，可为进一步检查和诊断提供依据。

表 2-4 简易智力状态检查量表

项目内容
1. 现在是什么季节
2. 今天是几号
3. 今天是星期几
4. 今年是哪一年
5. 现在是几月
6. 我们现在在哪里？例如，我们现在在哪个省、市
7. 你住在什么区（县）
8. 你住在什么街道（乡）
9. 我们现在是在几楼
10. 这里是什么地方（地址或名称）
11. 现在，我要说 3 种东西的名称（如皮球、国旗、树木），在我讲完之后请你重复一遍，请好好记住这 3 种东西（仔细说清楚，每一种东西用时 1 s，以第一次答案记分）
12. 现在，请你将 100 减去 7，将所得的数再减去 7，一直计算下去，请把每一个答案都告诉我，直到我说"停"为止（若答错了，但下一个答案是对的，那么只记一次错误，再连续减 5 次后停止）
13. 现在请你告诉我，刚才我要求记住的 3 种东西是什么

项目内容
14.（评估人员拿出手表）请问这是什么？（评估人员拿出铅笔）请问这是什么
15. 现在我要说一句话，请你清楚地重复一遍"四十四只石狮子"（只允许说一遍，只有正确、咬字清楚的才记1分）
16.（评估人员把写有"闭上您的眼睛"几个大字的卡片交给被测试者）请照着卡片上写的去做（如果被测试者闭上眼睛，记1分）
17.（评估人员给被测试者一张白纸）请用右手拿这张纸，再用双手把纸对折，然后将纸放在你的大腿上（不要重复说明，也不要示范；次序：用右手拿纸，把纸对折，放在大腿上）
18. 请你说一句完整的、有意义的句子（句子必须有主语、谓语）。记录被测试者所叙述的句子
19.（评估人员把卡片交给被测试者）这是一张图，请你在同一张纸上把它画出来（2个五边形的图案，交叉处形成一个小四边形）

注：简易智力状态检查量表共19项，30小项。1~5项为时间定向；6~10项为地点定向；11项又分为3个小项，为语言即刻记忆；12项又分为5个小项，检查注意和计算；13项又分为3个小项，检查短程记忆；14项又分为2个小项，为物体命名；15项为语言复述；16项为阅读理解；17项又分为3个小项，为语言理解；18项为说一个句子，检查语言表达；19项为图形描画。被测试者回答或操作正确记1分，错误记5分；拒绝或不会，记9分或7分。

一、简易智力状态检查量表项目测评

简易智力状态检查量表结果分析：简易智力状态检查量表的主要统计指标为计算的总分，为所有标记"1"的项目（小项）的总和，即回答（操作）正确的项目（小项）数，范围为0~30分。

根据国内对5 055例社区老年人的检测结果分析证明，简易智力状态检查量表总分和受教育程度密切相关，并提出受教育程度的分界值：①文盲组（未受教育）17分；②小学组（教育年限≤6年）20分；③中学或以上组（教育年限>6年）24分。

二、画钟试验

画钟试验评分标准如下。

（1）在白纸上画出一个封闭的、完整的圆（画出圆形表盘），记1分。

（2）将阿拉伯数字正确排列在表盘内（12个数字无缺失），记1分。

（3）12个阿拉伯数字的顺序是正确的（数字位置准确），记1分。

（4）能够正确画出指定的时间（标注时间正确），记1分。

得分为4分说明正常（测评为满分才是无隐患）；如果得分为3分，说明正常或有轻度异常；如果得分低于2分，说明情况比较危险。

画钟试验如果扣分，建议及时就医，这是老年性痴呆的预警信号，需及早筛查，尽早就医。

任务实施

认知功能评估流程见表2-5。

表2-5 认知功能评估流程

流程	操作要点
评估	★周奶奶，患有轻度阿尔茨海默病。常常忘记刚刚说过的话，有时候一个问题要反复问几遍，要经常被提醒服药，有悲观情绪 ★评估30 min内是否有影响评估准确性的因素存在 ★解释目的，取得老年人配合
准备	★照护员：着装整洁、态度温和亲切 ★老年人：意识清楚，积极配合 ★物品准备：简易智力状态检查量表、图片、卡片、白纸、笔、桌、椅 ★环境准备：舒适安静，适合交谈
实施	★携用物至老年人身旁，并核对老年人姓名 ★体位：老年人采取舒适坐位 ★使用简易智力状态检查量表，根据量表内容对老年人进行询问与测评，并根据老年人的回答在量表上标记分数，逐项进行，最后计算总分 ★根据测评的分数，对其认知功能进行评估并及时给予认知功能训练 ★画钟试验：让老年人自己在白纸上画一个钟表 ★根据老年人完成的情况进行评分，得分为4分说明正常；如果得分为3分，说明正常或有轻度异常；如果得分低于2分，说明情况比较危险
整理	整理并计算测评表
注意事项	1.简易智力状态检查量表项目测评 （1）第十一项只允许评估人员讲1遍，不要求老年人按物品讲述次序回答。如第一遍有错误，先记分，然后再告诉老年人错在哪里，并让老年人回忆，直到正确为止。但最多只能"学习"5次 （2）第十二项为"连续减7"测验，同时检查老年人的注意力，故不要重复答案，也不能够用笔计算 （3）第十七项的操作要求老年人次序准确 2.画钟试验扣分或只能复述一个词时建议及时就医，这是老年性痴呆的预警信号
SP评价	★首先认可：对照护者的耐心、专业、得体的关爱给予肯定 ★其次提出不足：是否保护隐私，是否有失误，能否耐心解释，能否得体照护老年人等提升点 ★最后给予鼓励：相信照护者只要用心、有爱心，一定能做得更好

知识链接

一、营养状况评估

老年人因生理代谢发生改变，食物摄入、消化和吸收的能力均有所下降，营养风险及营养不良的发生率升高，且后果严重。单凭临床照护经验不能准确评估老年人营养不良的发生率。因此，规范使用营养学筛查工具对老年人进行评价，发现并及时采取有效措施纠正，改善营养状态，对提高老年人生活质量，延长其生存时间具有重要意义。对老年人营养状况进行评估时，需通过膳食调查、人体测量等多种手段进行综合评价。

1. 营养史采集

是指通过病史采集及评估判定老年人是否存在营养缺乏的体征，具体包括：①用餐情况，即每日进餐次数，热量与营养素摄入量现状，有无偏食/厌食、吸收或消化障碍等；②健康状况与疾病史，是否患有内分泌系统、消化系统等慢性疾病从而影响营养素的吸收；③用药史及照护措施，是否服用缓泻剂等；④是否有对食物不耐受或食物过敏等情况。

2. 膳食调查

是了解老年人饮食摄入情况最直接的方法之一。膳食摄入量是营养状况评估过程中非常有价值的数据，不仅能反映其目前的营养状况，还可预测近段时间老年人营养状况的发展趋势。具体评估内容包括饮食习惯、膳食结构、进食频率、膳食摄入量，也可计算每天能量和营养素的摄入量，以及各营养素之间的比例关系等。照护过程中常采用的评估方法为 24 h 回顾法，即要求老年人或照护者回顾过去 24 h 内摄取的所有食物种类及数量，并及时记录和分析。另外，为更准确地了解老年人的饮食摄入情况，也可进行连续 3 天的每天饮食摄入的完整回顾。

3. 人体测量

该方法的应用最为广泛，通过无创检查了解老年人机体的脂肪、肌肉储备，用于判定营养不良、监测治疗、提示预后。具体涵盖的评估指标为身高、体重、皮褶厚度、围度（包括上臂围、胸围、腰围和臀围等）、握力等。以下主要介绍身高、体重及皮褶厚度的测算方法。

（1）身高：随年龄增长，老年人骨代谢中骨重建呈负氮平衡，同时受运动量及运动频次减少、性激素水平下降等因素影响，骨质疏松症发病率增高。80 岁以上老年人中 90% 都患有骨质疏松症，导致其椎间盘易发生骨折、萎缩，身高呈进行性下降，即每增龄 20 岁，身高降低 4.2 cm。因此，评估老年人身高时需规范测量，避免经询问获得与实际偏差较大的数据。

（2）体重：作为营养状况评价中最简单、最直接且最常用的指标，体重是反映老年人机体营养状况的直接参数。为准确获取当前体重值，测量时需确保时间（晨起空腹、排空大小便后）、衣着、姿势、体重计的一致性，具体评定指标如下。

①标准体重（Ideal Body Weight, IBW），也称为理想体重，计算方法如下。

布洛卡公式：标准体重（kg）＝身高（cm）－[100（身高 < 165 cm）或 110（身高 > 165 cm）]。

布洛卡改良公式（仅适用亚洲人）：标准体重（kg）＝身高（cm）－100。

平田公式：标准体重（kg）＝[身高（cm）－100]×[0.9（男性）或 0.85（女性）]。

②实际体重（Actual Body Weight, ABW）占标准体重的百分比为：

$$实际体重与标准体重比（\%）＝\frac{实际体重（kg）}{标准体重（kg）}×100\%$$

评价标准：> 120%，为肥胖；110%～120%，为超重；90%～110%，为体重正常；

80%~90%，为体重偏轻；＜80%，为消瘦。

③体重指数（Body Mass Index，BMI），又称体质指数，是目前国际上常用的衡量人体胖瘦程度及是否健康的标准，也是老年人体重状况的判定指标。同时，体重指数还可作为反映蛋白质能量营养不良及肥胖症的可靠指标。具体计算方法如下。

$$BMI(kg/m^2) = \frac{体重(kg)}{[身高(m)]^2}$$

评价标准：目前，各国均参考世界卫生组织成人标准，但我国已发布国内标准（见表2-6）。

表2-6 成人体重指数评价标准（kg/m²）

体重指数分类	世界卫生组织标准	亚洲标准	中国参考标准	发病的危险性
体重过低	＜18.5	＜18.5	＜18.5	低（其他疾病危险性增加）
正常范围	18.5~24.9	18.5~22.9	18.5~23.9	平均水平
超重	≥25.0	≥23.0	≥24.0	增加
肥胖前期	25.1~29.9	23.1~24.9	24.1~27.9	增加
Ⅰ度肥胖	30.0~34.9	25.0~29.9	28.0~29.9	中度增加
Ⅱ度肥胖	35.0~39.9	≥30.0	≥30.0	严重增加
Ⅲ度肥胖	≥40.0	≥40.0	≥40.0	非常严重增加

（资料来源：石汉平，李薇，齐玉梅，等.营养筛查与评估[M].北京：人民卫生出版社，2014：84.）

（3）皮褶厚度：又称为皮下脂肪厚度。反映老年人机体内脂肪的储藏情况，可应用X线、超声波、皮褶卡钳等客观测量某部位（肱三头肌、肩胛下、髂骨上、腹部）的皮褶厚度，以表示或计算机体脂肪含量。临床常用肱三头肌皮褶厚度及肩胛下皮褶厚度来判断老年人机体的营养状况（见表2-7）。

表2-7 老年人皮褶厚度测量

项目	肱三头肌皮褶厚度	肩胛下皮褶厚度
测量方法	老年人上臂自然下垂，取左侧或右侧臂背侧、肩峰与尺骨鹰嘴中点上1~2 cm处，照护者用左手在被测部位用皮褶卡钳提起皮肤及皮下组织，测量皮褶厚度	老年人上臂自然下垂，取左侧或右侧肩胛骨下角约2 cm处，皮褶方向与肩胛下角切线平行，照护者用左手在被测部位用皮褶卡钳提起皮肤及皮下组织，测量皮褶厚度
参考值/mm	男性8.3，女性15.3	
评价（实测值，mm；测量值/参考值，%）	正常≥90% 肥胖＞120%	正常：男性10~40 mm，女性20~50 mm 肥胖：男性＞40 mm，女性＞50 mm 消瘦：男性＜10 mm，女性＜20 mm
营养不良等级	轻度：80%~90%；中度：60%~80%；重度：＜60%	

注：为保证测量值的准确性，可在同一部位连续测量3次后取均值。

4．实验室检查

可客观评价老年人的营养状况，以确定营养素缺乏或过量的种类及程度。临床用于评价老年人机体营养状况的实验室检查项目包括血浆蛋白、尿素氮、尿肌酐、总淋巴细胞计数等，如血浆蛋白水平可反映机体蛋白质营养状况；尿素氮和尿肌酐可反映机体内蛋白质代谢与氮平衡状况；总淋巴细胞计数可评定细胞免疫功能，蛋白质－能量营养不良常会导致机体抗感染能力降低，使术后感染率及死亡率增高。但实际测量时需考虑体液平衡、肝肾功能、既往病史及现病史对检查结果的影响。

5．微型营养评价（Mini Nutritional Assessment，MNA）

适用于对门诊、住院、社区及养老机构的所有老年人营养不良状况及营养不良风险进行测评，是一种联合的营养状况筛查方法，与传统人体营养评定方法及人体组成评定方法有良好的线性关系。因筛评结果的可靠性较好，操作方法简便（约10 min即可完成），可推荐使用该方法作为老年人营养状况大样本研究的筛查工具。具体评价过程中，营养筛查后存在高风险营养不良的老年人（微型营养评价第一部分得分≤11分）需完成营养评估（微型营养评价第二部分）。

（资料来源：石汉平，李薇，齐玉梅，等．营养筛查与评估[M]．北京：人民卫生出版社，2014．）

二、多重用药评估

多重用药（Polypharmacy）通常是指患者持续同时用药达5种及以上。老年人同时患有多种疾病时需要接受多种药物治疗，联合用药或复合药物虽是常用的治疗方案，但老年人的各器官功能会逐渐衰退或出现退行性改变，如循环系统功能下降、肝肾功能减弱等。老年人对药物吸收、代谢和排泄能力的不断降低，就可能产生更多不良反应，进而影响药物的选择及剂量和用药频次的改变。不合理的用药不但达不到治疗效果，还可能引起患者严重的不良反应。因此，要特别关注老年患者的多重用药问题。

1．多重用药的评估内容

（1）采集病史需了解老年人的完整用药史，同时为了达到满意的疗效，帮助患者辨别药物不良反应和潜在的相互作用，在询问病史时需注意询问依从性、多药治疗、潜在药物的相互作用、是否服用非处方药物或辅助药物、是否有认知缺损、药物过敏史等问题。

（2）身体评估用于了解处方药物的不良反应。如被评估者使用利尿药、β受体阻滞药、血管紧张素转换酶抑制药，或联合服用以上几种药物时，应检查是否有直立性低血压。

（3）辅助检查包括电解质、肌酐、肝功能、全血细胞计数、血清药物浓度等指标。

2．多重用药评估工具

ARMOR工具是国际上应用较多的多重用药评估工具。通过应用此工具，能够显示多重用药情况，明显降低患者住院率及医疗费用，同时跌倒和其他潜在的危害行为的发生频率也呈下降趋势。在评估老年患者多重用药时，ARMOR采用阶梯式的方法。医生首先应取得老年患者在静息与活动时的心率、血压和血氧饱和度，然后按照以下5个步骤进行评估检查。

步骤一：A＝评估（Assess）。评估老年患者的所有用药，尤其注意具有潜在不良后果的药物，如β受体阻滞药、抗精神病药、抗抑郁药、镇痛药、维生素和保健品等。

步骤二：R＝审查（Review）。审查可能存在的问题，包括药物间的相互作用，药物与疾病间的相互作用，药物与机体间的相互作用，功能状态的影响，亚临床药物的不良反应。

步骤三：M＝最大限度地减少不必要的药物（Minimize）。如停用缺乏适应证的药物和风险大于受益或对机体主要功能具有高潜在不良影响的药物。

步骤四：O＝优化治疗方案（Optimize）。①去掉重复用药；②通过肾小球滤过率调整经肾代谢的药物剂量；③调整经肝代谢的药物剂量；④通过监测血糖和糖化血红蛋白调整降糖药；⑤考虑逐步减少抗抑郁药的剂量；⑥根据目标心率调整β受体阻滞药的剂量；⑦监测心率调整β受体阻滞药的剂量；⑧根据国际标准化比值的指导方针，以及可能出现的药物相互作用调整抗凝剂的剂量；⑨根据游离的苯妥英钠水平调整抗惊厥药的剂量。

步骤五：R＝再评估（Reassess）。重新评估老年患者在休息和活动时的心率、血压、血氧饱和度。同时，还需再评估其功能状态、认知状态、用药依从性和用药错误。

（资料来源：周郁秋，张会君.多种用药评估［M］.北京：人民卫生出版社，2019：33－34.）

三、风险评估

跌倒（坠床）
风险评估

常见的老年人并发症有跌倒、晕厥、疼痛等。

1. 跌倒的评估

跌倒是指突发、不自主、非故意的体位改变，倒在地面或比初始位置更低的平面上。跌倒可缩短老年人寿命，导致家庭社会负担增加，同时使医疗费用和护理费用增加，住院时间延长。因此，做好跌倒的评估预防，可以达到提高老年人生存质量和健康期望的目的。常用跌倒风险评估工具Morse跌倒评分见表2-8。

表2-8　Morse跌倒评分表

序号	症状	得分
1	患者曾跌倒	无＝0；有＝25
2	患者曾有2个或2个以上医学诊断	无＝0；有＝15
3	行走时需要辅助物	无/卧床休息/护士辅助＝0；拐杖/手杖＝15
4	留置静脉内置管	无＝0；有＝25
5	步态	正常/卧床休息/轮椅＝0；乏力＝10；损伤＝20
6	精神状况	正常＝0；过于自信＝15
总分		

注：评分为0~24分，零风险；25~45分，低度风险；大于45分，高度风险。
（资料来源：孙红，侯惠如.老年护理技能实训［M］.北京：科学技术出版社，2015.）

需要进行跌倒或坠床风险评估的老年人条件：大于65岁；曾经跌倒；肢体活动障碍，步态不稳的；听力下降、视力下降者；有神经病变者；贫血；体位性低血压；服用影响意识行为的药物，如镇静安眠药；营养不良，虚弱，头晕；缺少照顾；意识不清、睡眠障碍；等等。

2. 晕厥的评估

晕厥是大脑因一时性缺血、缺氧引起的短暂的意识丧失。晕厥与昏迷不同，昏迷的意识丧失时间较长，恢复较难。晕厥与休克的区别在于休克早期无意识障碍，周围循环衰竭症状较明显而持久。晕厥是临床常见的综合征，具有致残，甚至致死的危险，表现为突然发生的肌肉无力，姿势性肌张力丧失，不能直立及意识丧失。对晕厥老年患者不可忽视，应及时救治。

晕厥评估的要点是，应获得晕厥事件、心脏病和其他威胁生命病因的相关证据，以及能作为诊断依据的病史临床特性。具体包括如下几点。

（1）病史需关注发作前、发作时、发作末老年患者的背景情况。晕厥前的预感或晕厥与排尿、排便、疼痛刺激或见血相关，为反射性机制问题。晕厥与运动或心悸相关，表示为心脏病因。体位性晕厥提示直立性低血压。药物性晕厥是与心血管、神经、抗帕金森病药物相关的晕厥，药物间的交互作用导致晕厥的发生。

（2）身体评估需注意生命体征，包括直立和双侧血压的测量、心血管和神经系统的检查。心脏评估包括血容量、瓣膜病和节律紊乱。神经评估应注意寻找神经缺陷方面的关键特征，注意有无隐匿性出血体征。

（3）辅助检查包括四项：①心电图检查。所有晕厥老年患者均应做心电图检查，因心脏因素诱发的晕厥中有90%老年患者的心电图可出现异常。如果认为心律失常引发晕厥的可能性比较大，应做24 h动态心电图（holter）检测。②运动性检测。用于心肌缺血和由运动引起的心动过速或产生与运动相关的运动性晕厥，运动后晕厥与运动性晕厥不同，前者是由自主神经功能衰竭和反射性机制引起的。③心脏内的电生理。通过电刺激和监测发现晕厥前室性或室上性心动过速的传导异常情况。④头高斜位试验。广泛用于对不明原因晕厥患者的评估。检测通过改变老年患者的体位诱发心动过缓或低血压，导致老年患者重新产生晕厥症状事件，提示反射性晕厥。在检测中如果老年患者出现意识缺失，即使血压和心律不发生变化，也应考虑精神性障碍。

3.疼痛的评估

疼痛是一种令人不快的感觉，伴有实质上的或潜在的组织损伤，它是人的一种主观感受。慢性疼痛虽对各年龄阶段人群的生活质量均有较大影响，但是对老年人的影响尤为显著。因此，正确评估老年人的慢性疼痛显得尤为重要。

（1）数字评分法。数字评分法是使用疼痛程度数字评估量表（见图2-1）对老年患者的疼痛程度进行评估。将疼痛程度用0~10数字依次表示，0表示无疼痛，10表示最剧烈的疼痛。由老年患者自己选择一个最能代表自身疼痛程度的数字，或由医护人员询问患者：您的疼痛有多严重？由医护人员根据老年患者对疼痛的描述选择相应的数字。按照对应的数字将疼痛程度分为轻度疼痛（1~3），中度疼痛（4~6），重度疼痛（7~10）。

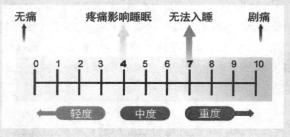

图2-1　疼痛程度数字评估量表

（2）面部表情评分法。面部表情评分法是由医护人员根据老年患者疼痛时的面部表情，对照面部表情疼痛评分量表（见图2-2）进行疼痛评估，适用于表达困难的患者，如儿童、老年人，以及存在语言文化差异或其他交流障碍的患者。

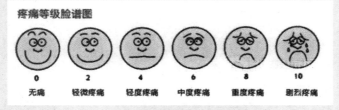

图2-2 面部表情疼痛评分量表

（3）语言评分法。语言评分法是让患者根据自身感受对疼痛进行描述，即采用语言评价量表（VDS）根据主诉疼痛的程度描述进行评分的方法，这种方法患者虽容易理解，但不够精确。具体方法是将疼痛划分为4级：①无痛；②轻微疼痛；③中度疼痛；④剧烈疼痛。

0级：无疼痛。

Ⅰ级（轻度）：有疼痛但可忍受，生活正常，睡眠无干扰。

Ⅱ级（中度）：疼痛明显，不能忍受，要求服用镇静剂，睡眠受干扰。

Ⅲ级（重度）：疼痛剧烈，不能忍受，需服用镇痛药物，睡眠受严重干扰，可伴自主神经紊乱或被动体位。

直通考证

单项选择题

1. 评估老年人照护需求时，收集资料的方法不包括（　　　）。

A. 交谈　　　　　　　B. 观察　　　　　　　C. 测量　　　　　　　D. 影像学检查

2. 关于体温的生理性变化，下列说法不正确的是（　　　）。

A. 运动可增加产热，使体温上升

B. 大量摄入高蛋白质食物可使产热增加

C. 当情绪激动时，体温可升高

D. 24 h之内，凌晨4~6时，体温最高，下午4~8时，体温最低

3. 关于体温测量下列说法正确的是（　　　）。

A. 老年人如无特殊情况，一般可以选择测量口腔温度

B. 肩关节受伤或消瘦不能夹紧体温计的老人不适宜测量腋温

C. 进食、饮水或面颊进行冷热敷时，应10 min后测量口温

D. 测量口温时，体温计应在10 min后取出

4. 健康成人，在安静清醒状态下，脉率为（　　　）。

A. 80~100次/分　　　B. 60~80次/分　　　C. 80~120次/分　　　D. 60~100次/分

5. 关于异常脉搏，以下说法错误的是（　　　）。

A. 成人安静清醒状态下，脉率超过120次/分为心动过速

B. 成人安静清醒状态下，脉率小于60次/分为心动过缓

C. 脉搏短绌是指同一单位时间内心率快于脉率

D. 发热时可出现心动过缓

6. 自理能力是指( )。

A. 老年人完成日常生活活动和利用日常服务设施的能力

B. 老年人自我照顾能力

C. 老年人完成日常生活活动能力

D. 老年人利用日常服务设施的能力

7. 对老年人进行生活自理能力评估的意义是( )。

A. 制订照护计划　　　　　　　　　　　B. 给予相应级别的生活照护和护理

C. 满足老年人日常生活需求　　　　　　D. 以上均对

8. 评估老年人基本日常生活活动能力的评估工具为( )。

A. 动态平衡能力测试表　　　　　　　　B. 简易智力状态检查量表(MMSE)

C. Barthel 指数评定量表　　　　　　　　D. 画钟试验

9. 对老年人进行生活自理能力评估前,应了解( )。

A. 肌力关节活动范围　　　　　　　　　B. 平衡性与协调性

C. 感觉　　　　　　　　　　　　　　　D. 以上均对

10. 对老年人进行生活自理能力评估时,不正确的选项是( )。

A. 评估可在实际生活环境中进行

B. 评估时老年人不能完成某个生活项目时,不可帮助完成

C. 如果某个项目比较困难,可暂停或换下一个项目

D. 评估可分期进行

11. 认知的功能主要包括( )。

A. 记忆、注意　　　B. 思维　　　　　C. 推理、智力　　　D. 以上均是

12. 以下哪项不是认知功能减退的主要表现( )。

A. 认知速度减慢　　B. 反应时间延长　　C. 长时记忆容量减少 D. 交往能力差

13. 对老年人进行认知能力评估的工具是( )。

A. MMSE 简易智力状态检查量表　　　　B. Barthel 指数评定量表

C. ADL 日常生活活动评定量表　　　　　D. IADL 功能性日常生活活动评定量表

14. 对老年人进行认知功能评定的意义是( )。

A. 早期发现老年性痴呆　　　　　　　　B. 及时给予老年人认知功能训练

C. 避免走失跌倒,延缓疾病进展　　　　D. 以上均对

15. 老年人认知功能障碍的分级为( )。

A. 一级、二级、三级　　　　　　　　　B. 轻度、中度、重度

C. A级、B级、C级　　　　　　　　　　D. 甲级、乙级、丙级

参考答案

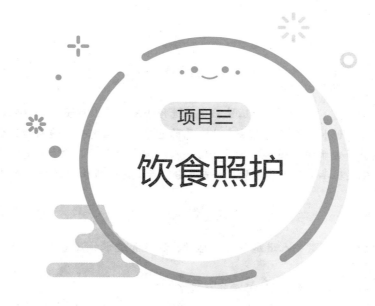

项目三

饮食照护

@ **项目导航**

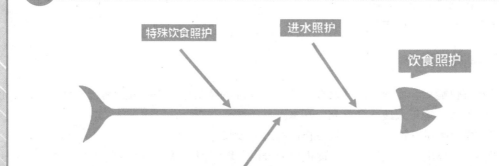

特殊饮食照护　　进水照护

饮食照护

进食照护

任务一
进水照护

任务导入

李爷爷，70岁。1年前因高血压性脑出血进行手术治疗，现虽意识清晰，但语言和运动功能还未恢复。他长期卧床，无法表达自己的意愿，生活完全不能自理，需要照护员帮助其喝水。李爷爷由于担心喝水后尿多，给别人增加麻烦，所以常常不愿喝水。中午查房时，照护员小张发现李爷爷嘴唇干裂应补充水分，于是通过吸管帮助李爷爷喝水。

任务目标

★知识目标：掌握老年人进水种类、总量、温度和进水的注意事项；熟悉老年人进水的重要性；了解水的来源。

★能力目标：能够为老年患者正确实施进水照护。

★素质目标：具备细心、耐心和责任心，逐步培养照护者吃苦耐劳的职业精神。

任务分析

水占人体质量的60%~70%，是维持人体正常生理活动的重要物质。人可一日无食，不可一日无水。人主要通过喝水、进食菜汤、果汁、食物和体内代谢生成水，然后通过消化道、呼吸道、皮肤和泌尿系统将水排出体外。

老年人由于机体老化，心肾功能下降，机体调节功能降低，所以容易发生脱水现象。另外，老年人由于担心呛咳、尿多导致频繁上厕所而不愿喝水，更容易发生缺水或脱水现象。因此，照护员要关注老年人水的摄入情况，经常向老年人解释喝水的重要性，督促、鼓励老年人少量多次饮水，以满足其生理活动需要。

老年人进水的相关要素如下。

一、种类

白开水不仅能稀释血液，降低血液黏稠度，促进血液循环，还能减少血栓发生的危险，预防心脑血管疾病，老年人最适合补充白开水。

豆浆中含有大量纤维素，能有效阻止糖的过分吸收。

酸奶易被人体消化和吸收，具有促进胃液分泌、增强消化功能的作用。

老年人适当喝少量鲜榨果汁，可以助消化、润肠道。

二、总量

老年人每日饮水量为2 000~2 500 mL，平均以1 500 mL为宜。心肾功能不全或水肿的老年人，应遵医嘱合理控制每日水的摄入量。

三、温度

老年人饮水的温度以温热不烫嘴为宜。

四、时间

日间摄取足够的水分，晚7时后应控制饮水，以免因夜间排尿次数增加而影响睡眠。

⚙ **任务实施**

进水照护流程见表3-1。

表3-1　进水照护流程

流程	操作要点
评估	★李爷爷，70岁，意识清楚，唇干裂，生活不能自理，需要帮助喝水 ★洼田吞咽能力评定1级（评定方法参考本项目知识链接）
准备	 物品准备 ★照护员：着装整洁、修剪指甲、洗净并温暖双手，解释目的 ★老年人：明白饮水重要性，自愿配合 ★物品准备：唇膏1支，茶杯或小水壶盛装1/2~2/3的温开水，准备吸管、汤匙及小毛巾
实施	★核对沟通：核对、确认老年人信息 ★照护员解释饮水时需要配合的动作等，取得老年人的配合 ★体位：协助老年人取半坐位或坐位，无法坐起者采用右侧卧位，面向照护员 ★测试水温：前臂试水温，以不烫为宜 ★协助饮水：将小毛巾围在老年人颏下，喂水时可借助吸管或汤勺。吸管饮水时，小口饮用，以免呛咳；汤勺喂水时，勺盛水1/3~2/3为宜，呛咳时应稍事休息再继续饮用 ★涂抹唇膏：清洁老年人口鼻，协助涂抹唇膏
整理	将水杯或水壶放回原处，洗手。记录老年人饮水次数和饮水量
注意事项	★开水放至温度适宜后，再递交老年人手中，或进行喂水，防止烫伤 ★老年人饮水后不能立即平卧，饮水过程要慢，以防止反流，发生呛咳误吸 ★对不能自理的老年人，每日分次定时喂水
SP评价	★首先认可：对照护者的耐心、专业、得体的关爱给予肯定 ★其次提出不足：是否保护隐私，是否有失误，能否耐心解释，能否得体照护老年人等提升点 ★最后给予鼓励：相信照护者只要用心、有爱心，一定能做得更好

任务评价   任务测试

 知识链接

评估老年人吞咽功能

一、评估老年人吞咽功能

洼田饮水试验是日本学者洼田俊夫提出的，分级明确清楚，操作简单，利于选择有治疗适应证的患者。

1.测试方法

患者取端坐位，喝下 30 mL 温开水，观察所需时间和呛咳情况。但是该检查根据患者主观感觉，要求患者意识清楚，并要求患者按照指令完成试验。

2.分级

1级（优）：能顺利地1次将水咽下。

2级（良）：分2次以上，能不呛咳地咽下。

3级（中）：能1次咽下，但有呛咳。

4级（可）：分2次以上咽下，但有呛咳。

5级（差）：频繁呛咳，不能全部咽下。

正常：1级，5 s之内。

可疑：1级，5 s以上或2级。

异常：3～5级。

3.减少误吸的3种条件

①帮助的人；②食物种类；③进食方法和时间。根据患者需要条件的多少及种类逐步分级，分为1~6级，级别越高吞咽障碍越轻，6级为正常。

1级：任何条件下均有吞咽困难和不能吞咽。

2级：3个条件均具备则误吸减少。

3级：具备2个条件则误吸减少。

4级：如选择适当食物，则基本上无误吸。

5级：如注意进食方法和时间基本上无误吸。

6级：吞咽正常。

二、吞咽障碍程度分级

吞咽障碍程度分为正常、轻度、中度、重度4个层面，从严重吞咽困难到正常吞咽功能共10级（以所能吞咽食物的种类及营养摄取途径为线索）。

1.重度（不能经口进食）。

①吞咽困难或不能吞咽，不适合做吞咽训练。

②大量误吸，吞咽困难或不能吞咽，适合做吞咽基础训练。

③如做好准备可减少误吸，可进行进食训练。

2. 中度（经口及辅助营养）

①作为兴趣进食可以，但营养摄取仍需非口途径。

②仅1~2顿的营养摄取可经口。

③3顿的营养摄取均可经口，但需补充辅助营养。

3. 轻度（可经口营养）

①如为能吞咽的食物，3顿均可经口摄取。

②除少数难吞咽的食物，3顿均可经口摄取。

③可吞咽普通食物，但需给予指导。

4. 正常

进食、吞咽能力正常。

任务二

进食照护

◎ 任务导入

　　杨奶奶，60岁，患糖尿病10年。她近期出现了视物模糊现象，做了一侧白内障手术，生活基本不能自理，需要协助进食。既往进食时，杨奶奶有过呛咳和被食物烫伤等，所以会担心、紧张、害怕进食。又到午饭时间，照护员小李需要帮助杨奶奶进餐。

☰ 任务目标

　　★知识目标：掌握老年人饮食的种类、总量、速度、温度和时间；熟悉软质、流质、半流质饮食适应证；了解老年人饮食的注意事项。

　　★能力目标：能为老年患者正确实施饮食照护；为缓解老年人紧张情绪，需做好心理疏导。

　　★素质目标：热爱老年护理专业，具备细心、耐心和责任心，逐步培养照护者吃苦耐劳的职业精神。

〞 任务分析

　　老年人进食与普通成年人相比，在食物的软硬、口味和吞咽、咀嚼及消化的能力方面均有很大不同。

　　老年人进食的相关要素如下。

一、种类

一般把老年人饮食分为基本饮食、治疗饮食和试验饮食3种，根据老年人咀嚼、消化能力及身体需要，又将基本饮食分为普通饮食、软质饮食、半流质饮食、流质饮食4类。

普通饮食适用于不需要特殊饮食的老年人；软质饮食适用于牙齿有缺失，消化不良，处于低热疾病恢复期的老年人，食物以软烂为主，如软米饭、面条等，菜肉应切碎煮烂，这样容易咀嚼、消化；半流质饮食适用于咀嚼能力较差和吞咽困难的老年人，食物呈半流质状态，如米粥、面条、馄饨、蛋羹、豆腐脑等；流质饮食适用于进食困难或采用鼻胃管喂食的老年人，食物呈流质状态，如奶类、豆浆、藕粉、米汤、果汁、菜汁等。

治疗饮食是在基本饮食的基础上，为某些疾病患者而设，以满足其营养素的搭配需求，因病种的不同而各有特点和要求，如高蛋白质饮食、低蛋白质饮食、高热量饮食、低盐饮食、少渣饮食等。

试验饮食是为配合临床检验而设的，在医护人员指导下方可进行。

二、总量

每天的进食量应根据上午、下午、晚上的活动量，均衡地分配到一日三餐中，主食"宜粗不宜细"，应适当增加粗粮的比例；蛋白质宜"量少质优"，优质蛋白质应占蛋白质总量的50%以上；脂肪宜"少"，但也不能过少；维生素和无机盐应充足，老年人要多吃新鲜瓜果、绿色蔬菜，增加钙、铁和维生素的摄入，注意减少盐的摄入。

三、速度

进食速度要慢，以防发生呛咳。若发生，应立即停止进食、进水，轻拍其背部，休息片刻。

四、温度

以温热不烫嘴为宜。

五、时间

一般早餐时间为 6~7 时，午餐时间为 11~12 时，晚餐时间为 17~19 时。

⚙ **任务实施**

协助进餐流程见表 3-2。

进食技术

表 3-2　协助进餐流程

流程	操作要点
评估	★杨奶奶，近期出现视物模糊，做了一侧白内障手术，目前害怕进食 ★照护员：正确评估老年人吞咽功能，需要帮助其进餐 ★解释目的，取得老年人理解和配合
准备	★照护员：着装整洁、规范洗手、戴口罩、举止端庄 ★物品准备：餐食、餐具（碗、筷、汤匙）、小毛巾、餐巾、吸管、牙刷及漱口用具、洗手用具，根据需要准备轮椅或床上支架（或过床桌）、靠垫、枕头、毛巾等 ★食物：易消化、软硬度、温度符合老年人的饮食习惯 ★环境：安静、整洁、光线充足、室温适宜、无异味
实施	★核对沟通：核对、确认老年人信息。照护员向老年人询问进食前是否需要大小便。根据需要协助排便，协助老年人洗净双手。解释进食时间和本次进餐食物，询问有无特殊要求 ★摆放体位：床上坐位，采用环抱方式协助老年人在床上坐起，将靠垫或软枕垫于老年人后背及膝下，保证坐位稳定舒适，床上放置餐桌 ★协助进食：鼓励能够自己进餐的老年人自行进餐，指导老年人上身坐直并稍向前倾，头向下垂，叮嘱老年人进餐时细嚼慢咽，不要边进食边说话，以免发生呛咳 ★侧卧位进食：采用可摇式床具时，将老年人床头摇起抬高至与床平面成30°角，照护员一手扶着老年人的肩部，另一手扶其髋部，协助老年人面向照护员，肩背部垫软垫或楔形垫。一般采用右侧卧位 ★对于不能自行进餐的老年人，由照护员喂食，需先用手触及碗壁估计食物温度。以汤匙喂食时，食物量为汤匙的1/3，每喂食一口需等老年人完全咽下后再喂食下一口 ★保持体位：进食完毕，协助其刷牙或漱口，用纸巾擦拭口角，并撤下餐巾及餐具。协助老年人保持进餐体位30 min后再卧床休息
整理	整理床单位，清理用物，洗手；记录喂食时间、喂食种类及数量、老年人喂食后的情况
注意事项	★与老年人沟通时态度要诚恳，要有耐心，表现出愿意随时满足老年人的照护需求，解除老年人因怕吃饭排泄物多、担心麻烦别人的后顾之忧 ★能够自己进食的老年人应鼓励其自己进食；嘱咐老年人进食时，身体坐直并稍向前倾 ★老年人进食后不能立即平卧，进食过程易慢，防止反流并发生呛咳、误吸 ★食物温度适宜，温度太高会发生烫伤，温度太低会引起胃部不适 ★对于吞咽困难的老年人，可将食物打碎成糊状 ★进食中如发生呛咳、噎食等现象，应立即处理急救，并通知医生
SP 评价	★首先认可：体贴、耐心，有爱心地照护患者 ★其次提出不足：给患者端饭不及时洗手，让患者感觉不舒服 ★最后给予总结鼓励：相信只要用心、有爱心，就一定会是很棒的照护员

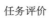

任务评价

任务测试

任务三

特殊饮食照护

　　李爷爷，78岁，4年前因脑病导致小脑萎缩。他长期处于卧床状态，生活完全不能自理，不能自主吞咽，需要照护员将食物、药物粉碎调理成流质状，经鼻胃管帮助进食、进水、进药。又到午餐时刻，照护员小王需要帮助李爷爷进食混合奶150 mL。

任务目标

　　★知识目标：掌握老年人鼻饲饮食的种类及特点；熟悉老年人治疗饮食的种类及适应证；了解老年人鼻饲饮食的注意事项。

　　★能力目标：能够为老年患者正确实施鼻饲饮食照护；为缓解老年人紧张情绪，需做好心理疏导。

　　★素质目标：热爱老年护理专业，具备耐心和责任心，逐步培养照护者吃苦耐劳的职业精神。

任务分析

　　老年人常患有各种慢性疾病，对某些种类的食物和营养素的摄入有较为严格的要求。另外，由于吞咽、咀嚼功能减退或由于疾病原因不能经口进食，为保证营养素的消化、吸收，促进其康复，则需要鼻饲进食，这样就需要照护员提供治疗饮食和合适的照护。

一、治疗饮食的种类及适应证

　　治疗饮食是在基本饮食的基础上，根据病情的需要，适当调整总热量和某些营养素，以达到治疗目的的饮食。老年人特殊饮食可满足老年人在疾病期间的营养要求，常见的有以下几种。

1. 高热量饮食

　　在两餐之间提供含有热量的饮料或点心，如牛奶、豆浆、鸡蛋等，每日供给总热量3 000 kcal左右。高热量饮食适用于患有甲状腺功能亢进症、高热、胆道疾病等病症的老年人。

2. 高蛋白质饮食

　　在基本饮食基础上增加蛋白质丰富的食物，如肉类、鱼类、蛋类、豆类等。蛋白质每日应达到每千克体重2 g，但总量不超过120 g。高蛋白质饮食适用于患有慢性消耗性疾病、严重贫血、肾病综合征或癌症晚期等病症的老年人。

3.低蛋白质饮食

每日饮食中的蛋白质含量不超过 40 g。低蛋白质饮食适用于患有急性肾炎、尿毒症、肝性脑病等病症的老年人。

4.高纤维素饮食

选择含纤维素多的食物，如芹菜、韭菜、新鲜水果、粗粮、豆类等。高纤维素饮食适用于患有便秘、肥胖症、高脂血症、糖尿病、心血管疾病等病症的老年人。

5.低纤维素饮食

选择含纤维素少的食物且少油，低纤维素饮食适用于易腹泻的老年人。

6.低盐饮食

每日可食用盐不超过 2 g，但不包括食物内自然存在的氯化钠。低盐饮食适用于患有心血管疾病、肾脏病、肝硬化（有腹水）、重度高血压等病症的老年人。

7.低脂肪饮食

少用油，禁止食用肥肉、蛋黄、动物脑等，每日脂肪摄入量不超过 40 g。低脂肪饮食适用于有肝胆疾病、高脂血症、动脉硬化、肥胖及腹泻等病症的老年人。

8.低胆固醇饮食

膳食中胆固醇含量在每天 300 mg 以内，少食用动物内脏、饱和脂肪、蛋黄、鱼子等。低胆固醇饮食适用于患有动脉硬化、高胆固醇症、冠心病等病症的老年人。

9.无盐、低钠饮食

无盐饮食即除食物内自然含钠量外，不放食盐烹调的饮食；低钠饮食即除无盐外，还需控制摄入食物中自然存在的钠量，每天控制在 0.5 g 以下，不仅禁食腌制食品，还应禁食含钠量多的食物和药物，如发酵粉（油条、挂面）、汽水（含小苏打）和碳酸氢钠药物等。无盐、低钠饮食适用于患心血管疾病、肾脏病、肝硬化（有腹水）、重度高血压等病症的老年人。

二、鼻饲进食

鼻饲法是指对不能经口进食者将鼻胃管自一侧鼻腔插入胃内，经管灌入流质食物、水和药物的方法，其目的是为昏迷、不能经口进食的患者提供食物、药物，以满足其营养和治疗的需要。由护士给予鼻胃管插入，照护员进行鼻胃管喂食。根据老年人的消化能力，判定身体需要鼻饲饮食的种类。常用鼻饲饮食种类可分为混合奶、匀浆混合奶和要素饮食 3 类。

混合奶是用于鼻饲的流质饮食，适用于身体虚弱、消化能力差的鼻饲老年人。其主要成分包括牛奶、豆浆、鸡蛋、藕粉、米粉、豆粉、浓肉汤、鸡汤、奶粉、新鲜果汁、菜汁等。主要特点是营养丰富，易消化、易吸收。

匀浆混合奶适用于消化功能好的鼻饲老年人，是将混合食物（类似正常膳食食物）用电动搅拌机搅拌打碎成均匀的混合浆液。其主要成分包含牛奶、豆浆、豆腐、煮鸡蛋、瘦肉末、熟肝、煮蔬菜、煮水果、烂饭、去皮馒头、植物油、白糖和盐等。主要特点是营养平衡、富含膳食纤维、口感好、易消化、配制方便。

要素饮食是一种简练精致的食物，含有人体所需的易于消化吸收的营养成分，适用于患有非感染性严重腹泻、消化吸收不良、慢性消耗性疾病的老年人。其主要成分包含游离氨基酸、单糖、主要脂肪酸、维生素、无机盐类和微量元素等。主要特点是无须经过消化过程即可直接被肠道吸收和利用，为人体提供热能及营养。

⚙ **任务实施**

鼻饲饮食照护流程见表 3-3。

表 3-3 鼻饲饮食照护流程

流程	操作要点
评估	★老年人：意识状态，自理能力及身体状况，心理状态，合作程度，有无鼻饲经历及此次鼻饲饮食种类 ★环境：清洁无异味、安静、舒适、安全、光线充足、适合操作
准备	物品准备 ★照护员：着装整洁、规范洗手、戴口罩 ★物品准备：灌注器或注射器（10 mL、20 mL 各 1 支）、治疗巾或毛巾 2 块、鼻饲饮食、温水、别针、皮筋或线、纱布、免洗洗手液
实施	★核对沟通：核对、确认老年人信息。照护员向老年人解释操作目的，即鼻饲进食的种类和量，鼻饲时需要配合的动作，以取得老年人的配合。对于不能进行有效沟通的老年人，照护员应自行核对以上信息 插入鼻胃管 ★摆放体位：根据老年人自理程度及病情采取舒适体位，对于上半身功能较好的老年人，照护员应协助老年人采取坐位或半卧位；对于平卧的老年人，照护员应将床头摇高或使用软枕将上半身垫起，使之与水平线成 30°角。在老年人颏下垫毛巾或治疗巾 ★插入鼻胃管：首先，应检查鼻胃管是否完好并妥善固定，插入的长度是否与鼻胃管标记的长度一致，如发现有管路滑脱，应立即通知医护人员处理。其次，检查鼻胃管是否在胃内，打开鼻胃管末端盖帽，将灌注器的乳头与鼻胃管末端连接并进行抽吸，有胃液或胃内容物被抽出，表明鼻胃管在胃内，推回胃液或胃内容物，盖好鼻胃管末端盖帽 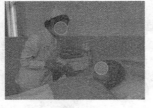 鼻饲进食 ★进行鼻饲：测试鼻饲饮食的温度，照护员应将鼻饲饮食少量滴在自己的手腕部，以感觉温热不烫手为宜。鼻饲饮食的温度一般为 38～40 ℃ ★照护员用灌注器从水杯中抽取 20 mL 温开水，连接鼻胃管向老年人胃内缓慢灌注，再盖好鼻胃管末端盖帽，温开水可以润滑管腔，防止鼻饲液附着于管壁

续表

流程	操作要点
实施	★照护员抽吸鼻饲饮食，每次 50 mL，在水杯中轻蘸灌注器乳头以去除外壁鼻饲饮食残渣，打开并连接鼻胃管盖帽，缓慢推注。灌注速度以老年人的反应及食物的浓度而定，灌注后立即盖好鼻胃管盖帽。再次抽吸鼻饲饮食，直至鼻饲饮食全部推注完毕 ★一般用抬高和降低灌注器来调节灌注速度，速度为 10~13 mL/min，推注时间以 15~20 min 为宜。每次鼻饲量不应超过 200 mL，2 次鼻饲间隔时间不少于 2 h ★鼻饲饮食灌注完毕，照护员用灌注器抽取 30~50 mL 温开水缓慢注入，冲净鼻胃管内壁食物残渣，防止食物残渣存积管腔内变质，引起胃肠炎，冲净后盖好鼻胃管盖帽 ★叮嘱并协助老年人进食后保持体位 30 min 再卧床休息，这样有利于食物的消化与吸收，以防喂食后食物反流引发误吸 ★封管固定：用胃管封塞住末端开口处并反折，用纱布包好，再用橡皮圈扎紧，用别针固定于衣领、大单或枕旁，防止食物反流及胃管脱落
整理	★整理床单位，清洗用物，将灌注器在流动水下清洗干净，用开水浸泡消毒后放入盘内，上面覆盖纱布备用，灌注器更换频率为每周 1 次 ★记录鼻饲时间、鼻饲的种类、数量及患者反应
注意事项	★对长期鼻饲的老年人，每日早晨、晚间应做口腔护理，保持口腔清洁，随时清理鼻腔，以保持通畅 ★长期鼻饲者应定期更换胃管，硅胶胃管每月更换 1 次，普通胃管每周更换 1 次，在晚间末次灌食后拔出，翌日早晨再从另一侧鼻孔插入 ★为防止鼻胃管阻塞，牛奶和果汁应分开灌注，防止发生凝块。鼻饲药物时应将药物研碎，溶解后再灌入 ★鼻饲饮食应现配现用，未用完的鼻饲饮食放冰箱保存需在 24 h 内用完。禁止鼻饲变质或疑似变质的食物
SP 评价	★首先，认可好的方面 ★其次，提出不足之处及需要改进的方面 ★最后，给予照护者鼓励和肯定

任务评价

任务测试

📝 **直通考证**

单项选择题

1. 照护喝水呛咳的失智老年人可以在水中加(　　)以增稠。

A. 牛奶类食品　　　　　B. 果汁类食品　　　　　C. 藕粉类食品　　　　　D. 菜汁类食品

2. 老年人喝水的水温应在(　　)。

A. 35~36 ℃　　　　　B. 36~38 ℃　　　　　C. 38~40 ℃　　　　　D. 40~42 ℃

3. 如果每天正常饮水量在 1 500~2 000 mL 时，小便次数 24 h(　　)。

A. 一般不超过 7 次　　　B. 一般不超过 8 次　　　C. 一般不超过 9 次　　　D. 一般不超过 10 次

4. 为不能自理的失智老年人喂饭时，为了避免呛咳或噎食，一般进餐一口量为常用餐勺的( )。

A. 满勺   B. 1/2 勺   C. 1/3 勺   D. 1/4 勺

5. 健康老年人每天食盐的摄入量应不超过( )。

A. 3 g   B. 4 g   C. 5 g   D. 6 g

6. 老年人每天蛋白质的摄入量应达到( )。

A. 0.8 g/kg   B. 1 g/kg   C. 1.2 g/kg   D. 1.5 g/kg

7. 鼻饲液现配现用，温度在( )，鼻饲量每次不超过( )。

A. 28~30 ℃，100 毫升/次   B. 38~40 ℃，100 毫升/次

C. 38~40 ℃，200 毫升/次   D. 28~30 ℃，200 毫升/次

8. 协助老年人进食前的护理评估内容包括( )。

A. 年龄、病情、营养状况、意识状态

B. 年龄、病情、营养状况、意识状态、自理能力、饮食习惯

C. 年龄、病情、营养状况

D. 年龄、病情、自理能力、饮食习惯

9. 协助老年人半坐位进食时应将床头抬高( )。

A. 20°~50°   B. 30°~50°   C. 40°~50°   D. 40°~45°

10. 协助老年人侧卧位进食时应将床头抬高( )。

A. 20°   B. 30°   C. 40°   D. 50°

11. 为防止老年人烫伤，食物的温度( )适宜。

A. 40℃左右   B. 50℃左右   C. 60℃左右   D. 70℃左右

12. 为老年人进行鼻饲注食时，需如何调整体位( )。

A. 摇高床头30°，头偏向照护员   B. 摇高床头50°，头偏向照护员

C. 摇高床头30°，头偏向一侧   D. 摇高床头50°，头偏向一侧

13. 鼻饲注食时，测试温度的位置为( )。

A. 手心   B. 手背   C. 手臂内侧   D. 手臂外侧

14. 鼻饲注食的食物温度为( )。

A. 37 ℃左右   B. 38 ℃左右   C. 39 ℃左右   D. 40 ℃左右

15. 鼻饲注食后正确的操作是( )。

A. 冲洗胃管壁，防止鼻饲食物残留

B. 冲洗胃管壁，防止鼻饲食物残留，胃管提高使水充分流入胃内

C. 脉冲式冲洗胃管壁，防止鼻饲食物残留

D. 脉冲式冲洗胃管壁，防止鼻饲食物残留，胃管提高使水充分流入胃内

16. 为防止老年人鼻饲注食后发生误吸，应保持半卧位( )。

A. 10 min   B. 20 min   C. 30 min   D. 40 min

参考答案

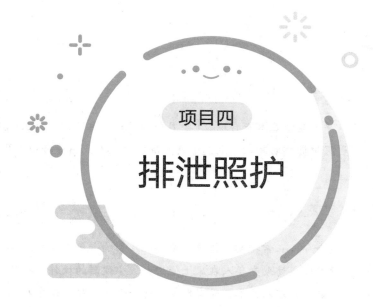

项目四

排泄照护

★ **课程思政**

中国援外医疗队的奉献精神，严谨态度和精湛医术让世界看
到了中国的大国担当，感受到了中国白衣战士的国际主义精神和
大爱情怀，是新时期白求恩精神的传承与弘扬。学习白求恩精神，
修医德、强医能、铸医魂，做新时代优秀的医务工作者。白求恩
精神诞生于战争年代，践行于救死扶伤的烽火前线，更发扬于和
平建设时期。

中国援外医疗队
的奉献精神

@ **项目导航**

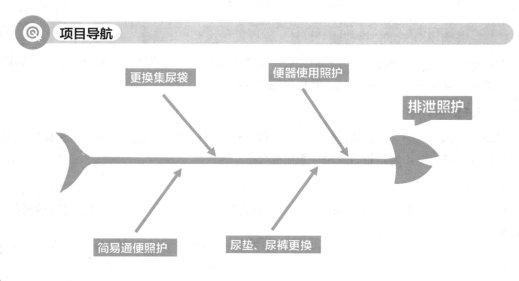

任务一
便器使用照护

◎ 任务导入

　　张爷爷，76岁，平日生活基本能自理。1个月前因脑出血住院治疗，出院后一直卧床，左侧肢体偏瘫，需要照护员协助其在床上大小便。请你给予专业指导并协助张爷爷完成床上使用便器。

≡ 任务目标

　　★知识目标：掌握老年人正常排便、排尿的重要性及影响老年人排尿、排便的因素。

　　★技能目标：能熟练掌握协助老年人在床上使用大、小便器的操作流程及注意事项。

　　★素质目标：尊老敬老，以人为本，爱岗敬业，吃苦耐劳，服务老年人。

" 任务分析

　　人体只有通过排泄才能将机体新陈代谢产生的废物排出体外，维持机体内环境的协调平衡。排泄是维持生命的必要条件，人体的排泄途径有皮肤、呼吸道、消化道及泌尿道，而且消化道和泌尿道是最主要的排泄途径，即排便和排尿。

　　老年人常因机体调节功能减弱，自理能力下降，或者因疾病而发生排泄功能异常。因此，照护员应理解和尊重老年人，根据老年人不同情况，满足其排泄的基本生理需要。

一、协助老年人正常排尿的照护措施

1. 遵从老年人正常的排尿习惯

　　若情况允许，应尽量协助女性采取坐姿、男性采取站姿进行排尿。自我放松对排尿非常重要，给老年人足够的时间放松自己，并提供隐蔽的环境。

2. 保证足够的液体摄入

　　对活动受限的老年人应鼓励每日摄入2 000~3 000 mL液体，进食含水量高的食物，增加尿量以稀释尿液，防止发生结石及泌尿系统感染。

3. 适当运动锻炼

　　运动能增强腹部和会阴部肌肉的力量，指导老年人收紧会阴部肌肉数秒，然后放松肌肉。每日数次，可以预防压力性尿失禁。

4．利用暗示诱导排尿

排尿是一种条件反射，可以采用听流水声或用温水冲洗会阴部等方法暗示以促使老年人排尿。

5．健康教育

对老年人及其家属进行有关排尿的知识及技巧的健康指导，帮助其认识维持正常排尿习惯的意义。

二、协助老年人正常排便的照护措施

1．提供隐蔽、宽松的排便环境

可行走或乘坐轮椅的老年人可以尽量协助其如厕排便；卧床老年人排便时应关闭门窗、拉上围帘，以保护老年人隐私。便后注意通风，保持空气清新。

2．养成良好的排便习惯

老年人应早睡早起，注意饮食习惯及结构调整，以预防便秘；有便意时应及时排便，逐渐养成规律排便的习惯。

3．选择合适排便姿势促进排便

尽量选择坐位排便，起身应缓慢，必要时需协助老年人如厕；不能下床排便的老年人可卧位排便，照护员需协助老年人在床上使用便器；蹲位时间不宜过久，起身要缓慢，有高血压、心脏病的老年人应避免蹲位排便，以免因血压变化或加重心脏负担而发生意外。

对于不能下床或因为疾病治疗原因卧床的老年人，照护员应协助其在床上使用便器进行大、小便。床上小便器包括女式便携式小便器（见图4-1）和男士便携式小便器（见图4-2）；床上大便器常使用塑料便携式大便器（见图4-3）。

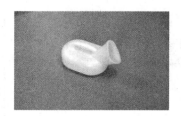 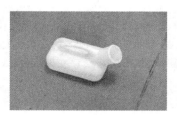 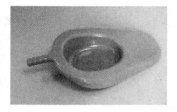

图4-1　女式便携式小便器　　　　图4-2　男士便携式小便器　　　　图4-3　塑料便携式大便器

⚙ **任务实施**

便器使用照护流程见表4-1。

表 4-1 便器使用照护流程

流程	操作要点
评估	★张爷爷，1个月前脑出血，出院后一直卧床，左侧肢体偏瘫，需要照护员协助在床上大小便 ★评估老年人的肌力及腰部活动情况、排便习惯 ★询问老年人是否需要排便，取得配合
准备	 物品准备 ★照护员：着装整洁、规范洗手、温暖双手、戴口罩 ★环境准备：安静、整洁，关闭门窗，拉上围帘或屏风遮挡，注意保暖，保护老年人隐私 ★物品准备：便盆、橡胶单（一次性护理垫）、卫生纸、小便器（男/女）、手套、洗手液，必要时备毛巾被
实施	★核对：核对姓名，请老年人配合 ★铺橡胶单（一次性护理垫）：老年人取左侧卧位，先铺一侧，再协助老年人取平卧位，一手托起老年人的臀部，另一手将其铺于老年人腰部和臀部位置 ★脱裤：脱裤子至膝部 ★男性小便器使用：老年人侧卧位，膝盖并拢，面向照护员，照护员戴上一次性手套，协助其将阴茎插入小便器的接尿口 ★女性小便器使用：老年人屈膝仰卧，双脚微分开，照护员将小便器开口边缘紧挨其外阴部，稳定支撑于床上，在会阴上部盖卫生纸防止尿液飞溅 ★排尿后撤下小便器，协助老年人穿好裤子，盖好被 ★能配合抬起腰部的老年人使用大便器：嘱其两腿屈膝（肢体活动障碍老年人应用软枕垫于膝下），一手托起老年人臀部20~30 cm高，另一手将大便器开口朝向足部放置于臀下 ★腰部不能抬起的老年人使用大便器：先协助其侧卧位，腰部放软枕支撑，再将大便器扣于臀部，协助老年人平卧，根据情况调整大便器置于合适位置处 ★抬起臀部，一手抬起老年人腰骶部，另一手撤除大便器 ★不能抬起臀部的老年人，一手助老年人侧卧，另一手扶大便器并取出 ★从前向后擦拭肛门，用温水清洗肛门并擦干，协助老年人穿好衣裤，撤下橡胶单（一次性护理垫）
整理	★整理物品，开窗通风，洗手 ★记录排便次数、量、颜色等
注意事项	★老年人排尿、排便时注意保暖、保护隐私 ★评估老年人的活动能力、肌力，及时与老年人沟通，取得配合 ★排尿、排便后观察其性状、量，发现异常及时报告
SP评价	★老年人对照护者的解释和护理操作表示理解并配合，对操作规范性、安全性很满意 ★是否有耐心、同理心，是否有感觉不太得体的方面需提出来 ★鼓励照护者更加专业，相信其一定是一个很好的照护者

任务评价　　　　　任务测试

知识链接

一、尿液的观察与评估

1. 尿量

尿量是反映肾脏功能的重要指标之一，正常成人 24 h 的平均尿量为 1 500 mL。可通过读取尿袋的刻度来评估老年人的尿量，24 h 尿量超过 2 500 mL，称为多尿，常见于糖尿病、尿崩症等。24 h 内尿量少于 400 mL 或每小时尿量少于 17 mL，称为少尿，常见于发热、休克、心力衰竭、肾衰竭等。24 h 尿量少于 100 mL 或 12 h 内无尿，称为无尿，常见于严重休克、急性肾衰竭或药物中毒等。

2. 尿液颜色

正常尿液为淡黄色、清亮透明，当其颜色异常时，常提示一些泌尿系统的疾病。深黄色尿液常提示老年人水分摄入不足，应该增加水的摄入量；尿液混浊，出现絮状物常提示泌尿系统感染；红色尿液常提示有活动性出血、泌尿系统感染或其他膀胱疾病；乳白色尿液并呈米汤样，常提示丝虫病。

3. 尿液气味

正常尿液有淡淡的尿素气味，久置后尿素分解产生氨，出现氨臭味。新鲜尿液有氨臭味，常提示慢性膀胱炎及尿潴留；有机磷农药中毒时，尿液有蒜臭味；糖尿病酮症酸中毒时，尿液有烂苹果气味。

二、影响老年人排尿的因素

老年人排尿受生理、心理及社会因素的综合影响。

1. 生理因素

（1）年龄。老年人膀胱肌肉张力减弱易尿频。

（2）性别。男性老年人易因前列腺增生出现排尿困难，女性老年人易因会阴部肌肉张力下降出现尿失禁。

（3）排尿习惯。排尿姿势、环境、时间均可影响排尿活动的进行。

（4）饮食。尿量的多少与液体的摄入量有直接关系，老年人应保证充足水量的摄入。

（5）疾病。老年人神经系统的损伤和病变，导致排尿反射的神经传导和排尿意识控制出现障碍可引起尿失禁；泌尿系统有结石、狭窄或肿瘤可导致排尿受阻。

（6）治疗和药物。手术或外伤可引起体液不足导致尿量减少；利尿剂可以增加尿量；等等。

2．心理因素

当老年人有紧张、焦虑、恐惧心理时可有尿频、尿急或尿潴留。听流水的声音给予心理暗示可以诱导其排尿。

3．社会因素

提供隐蔽的环境可利于老年人排尿。

三、粪便的观察与评估

1．次数与量

成人每日排便频率是1~3次。成人每日排便超过3次或每周少于3次且形状改变，称为排便异常。便秘时，排便次数减少，坚硬呈粟子样；消化不良或急性肠炎时，排便次数增多，可为稀便或水样便；直肠、肛门狭窄或肠道部分梗阻时，呈扁条状或带状。

2．颜色与形状

正常粪便呈黄褐色或棕黄色，柔软成形，有少量黏液。柏油样便，多见于上消化道出血；暗红色便，见于下消化道出血；白陶土色便，见于胆道梗阻；果酱样便，见于肠套叠、阿米巴痢疾；粪便表面有鲜红色血液，见于痔疮、肛裂、直肠息肉；白色米泔样便，见于霍乱、副霍乱。

3．气味

粪便的气味是蛋白质经细菌分解发酵而产生的，因膳食种类而异。粪便呈酸臭味，常见于消化不良；呈腐败味，常见于下消化道溃疡、恶性肿瘤；呈腥臭味，常见于上消化道出血、阿米巴肠炎。

四、影响老年人排便的因素

生理、心理及社会因素均可影响老年人的排便，应对相关影响因素进行评估。

1．生理因素

（1）年龄。老年人随年龄的增加，腹壁肌肉张力下降、胃肠蠕动减慢、肛门括约肌松弛等均可导致肠道控制能力下降而出现排便异常。

（2）个人排泄习惯。有规律的排便习惯和熟悉的环境等均能促进正常排便。

（3）饮食。合理的饮食结构与足量的液体是维持正常排便的重要条件。

（4）活动。各种原因所致长期卧床、缺乏活动时，可因肌肉张力减退而导致排便困难。

（5）疾病。肠道本身的疾病或其他系统的病变均可影响正常的排便。

（6）治疗和药物。某些治疗和检查会影响老年人的排便活动，如腹部、肛门或会阴部手术，会因肠壁肌肉的暂时麻痹或伤口疼痛而造成便秘。有些药物能治疗或预防便秘、腹泻的发生，如缓泻剂可刺激肠蠕动，促使排便；有些药物则可能干扰排便的正常形态，如长期服用抗生素，可使肠道正常菌群失调而引起腹泻，麻醉剂或镇静剂可使肠蠕动减弱而导致便秘。

2．心理因素

精神抑郁，身体活动减少，肠蠕动减慢可导致便秘；情绪紧张、焦虑，则可导致肠蠕动增加而引起腹泻。

3.社会因素

当老年人因排便功能障碍需要照护员帮助而感觉丧失隐私时，可能压抑便意导致便秘。

任务二

尿垫、尿裤更换

◎ 任务导入

张爷爷，78岁，失智老年人。患病6年，虽意识清楚，但无语言表达能力。目前已不能很好地控制大小便，卧床时需用尿垫，下床活动时需要使用尿裤。长期照护中心的小王在对张爷爷的照护过程中，需要更换尿垫、尿裤，促进老年人身体舒适。

≡ 任务目标

★知识目标：掌握尿失禁老年人、大便失禁老年人的照护措施；熟悉尿失禁的原因及分类。

★技能目标：学会尿垫、尿裤更换的操作流程；能对家属进行大小便失禁照护的正确指导。

★素质目标：尊老敬老，以人为本，爱岗敬业，吃苦耐劳，服务老年人。

❞ 任务分析

一、尿失禁

随着年龄的增长，人的泌尿系统功能减退，膀胱和尿道的括约肌收缩力下降，大脑皮层控制功能减退，或因疾病引起意识障碍，老年人出现尿失禁较常见。老年人尿失禁是指对排尿失去控制，尿液不自主地从尿道流出。

根据临床表现不同，可分为真性尿失禁、假性尿失禁（充溢性尿失禁）和压力性尿失禁。

1.真性尿失禁

真性尿失禁是指膀胱稍有一些存尿便会不自主地流出，膀胱处于空虚状态。可见于逼尿肌无抑制性收缩，因排尿反射活动失去大脑皮质控制的昏迷、截瘫老年人，以及其他因支配括约肌的神经损伤和疾病、手术或分娩造成括约肌损伤的老年人等。

2.假性尿失禁（充溢性尿失禁）

假性尿失禁，即膀胱内储存部分尿液，当膀胱充盈达到一定压力时，可不自主溢出少量尿液。当膀胱内压力降低时，排尿立即停止，但膀胱仍呈胀满状态而不能被排空。常见于创伤感染、肿瘤等原因引起脊髓初级排尿中枢活动受抑制，以及其他膀胱以下尿路梗阻，如前列腺增生、尿道狭窄等。

3．压力性尿失禁

由于尿道括约肌功能不全，一般情况下尚能控制排尿，但当咳嗽、打喷嚏或运动使腹肌收缩时，腹内压升高超过尿道阻力时，会不自主地排出少量尿液。多见于因膀胱括约肌张力降低，骨盆底部肌肉及韧带松弛的女性老年人。

二、大便失禁

大便失禁是指老年人肛门括约肌不受其意识控制，粪便不自主地排出。大便失禁常见于神经肌肉系统发生病变或损伤，如瘫痪、胃肠道疾病、精神障碍或情绪失调等。

三、照护措施

对于大小便失禁老年人的照护包括以下几个方面。

1．心理护理

大小便失禁会使老年人感到丧失自尊、困窘、自卑、抑郁，照护员应该尊重、理解老年人，给予老年人鼓励和安慰，帮其建立信心，积极配合护理，促进早日康复。

2．保持皮肤清洁干燥，预防压疮

（1）保持皮肤清洁的首选方法是及时更换污染的尿垫和衣被。

（2）保持会阴和臀部清洁：用温水洗净会阴和臀部，并用柔软的毛巾轻轻擦干。

（3）预防压疮：根据皮肤情况，定时按摩受压部位，可防止压疮发生。

3．重建排尿、排便功能

（1）排尿功能的训练是尿失禁老年人重要的康复措施，要帮助老年人养成规律的排尿习惯，最开始每隔 1~2 h 让老年人排尿 1 次，从膀胱上方用手掌轻柔持续向下按压，使膀胱受力后，尿液被动排出。坚持一段时间后，逐渐延长排尿间隔时间，逐渐促进老年人正常排尿功能的恢复。

（2）排便控制能力的训练要了解老年人排便的时间和规律，定时给予其便盆，促进老年人按时排便。

4．盆底肌及肛门括约肌锻炼

根据老年人个人情况采取立位、坐位或卧位训练，试做排尿或排便动作，先慢慢收紧盆底肌肉，再缓缓放松，每次 10 s 左右，连续 10 次，每日进行 5~10 次训练，以不觉疲乏为宜。病情许可的情况下，可做抬腿运动或下床走动，以增强腹部肌肉的力量。

5．摄入适量的液体

老年人心、肾功能良好，病情允许时，可鼓励老年人适当多饮水，液体的摄入量一般控制在白天 1 500~2 000 mL 为宜，以增加对膀胱的刺激，促进其排尿反射的恢复，预防泌尿系统感染；入睡前限制饮水，减少夜尿。

6. 外部引流

必要时应用接尿装置引流尿液。女性老年人可用女式小便器紧贴外阴部接取尿液，男性老年人既可用小便器接尿，也可用阴茎套连接集尿袋接取尿液，但此法不宜长时间使用，每天要定时取下阴茎套和尿袋，清洗会阴部和阴茎，并将局部暴露于空气中。

7. 留置导尿

（1）对长期尿失禁的老年人，可行导尿术留置导尿，避免尿液浸渍刺激皮肤发生破溃。定时夹闭和开放引流管，以锻炼膀胱壁肌肉张力，恢复膀胱的正常生理功能。

（2）对于不能自主控制排尿、排便的老年人，卧床时可以使用尿垫，下床活动时可以使用尿裤，并根据老年人大小便情况及时更换。

（3）对于长期卧床的老年人，要选择合适的尿垫，可以依据老年人的特点选择一次性纸尿垫、纸尿片、尿垫短裤或纸尿裤（见图4-4）等，这些护理用品具有吸水性强、对皮肤刺激性小、不限制活动、耐久性好的特点，但纸制品通气性较差，要注意做好皮肤的护理。

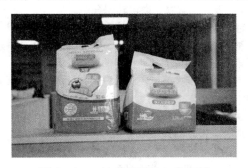

图4-4　一次性纸尿垫、纸尿裤

⚙ **任务实施**

尿垫、尿裤更换流程见表4-2。

表4-2　尿垫、尿裤更换流程

流程	操作要点
评估	★张爷爷，78岁，虽意识清楚，但不能很好地控制大小便，卧床时需用尿垫，下床活动时需要使用尿裤 ★解释目的：促进老年人的身体舒适，预防发生皮肤破损感染 ★评估：老年人意识清楚、能配合；查看皮肤有无压疮发生；了解老年人家属对使用尿垫、尿裤日常照护的认知程度 ★解释更换尿垫、尿裤的目的，取得老年人及家属的配合

流程	操作要点
准备	 物品准备 ★照护员：着装整洁、洗手并温暖双手、戴口罩 ★环境：安静、温暖、舒适、安全 ★物品准备：一次性尿垫、一次性尿裤、卫生纸、水盆、毛巾、温水（37~40 ℃）
实施	★尿垫更换 （1）核对：核对姓名，物品齐全，摆放合理 （2）沟通：向老年人及家属解释，取得其配合 （3）关闭门窗，注意保暖，保护老年人隐私，取左侧卧位 （4）掀开右侧盖被，用毛巾蘸温水擦拭右侧的臀部和会阴部，观察局部皮肤状况 （5）从右侧卷污染尿垫塞到臀下，铺干净的尿垫卷好 （6）协助老年人取右侧卧位，擦拭左侧的臀部和会阴部，观察局部皮肤。将臀下污染的尿垫撤下，放入污物袋 （7）将干净的一次性尿垫从老年人身下拉出铺平 （8）协助老年人取平卧位，整理床单位 ★尿裤更换 协助老年人取平卧位，解开尿裤两翼粘扣并展开，将污染尿裤前片从两腿间往后撤 ★皮肤清洁 （1）协助老年人取左侧卧位，将污染尿裤内面对折置于臀下，用温水和毛巾清洁右侧会阴部、臀部皮肤 （2）将清洁的尿裤内面向中心纵向对折置于老年人臀下，协助老年人取右侧卧位，撤下污染尿裤，放入污物袋 （3）用温水和毛巾清洁左侧会阴部、臀部皮肤 （4）打开铺平臀下清洁的一次性尿裤 （5）协助老年人取平卧位，将尿裤前端从两腿间向前、向上兜起，粘好尿裤两翼粘扣，整理尿裤边缘
整理记录	★协助老年人取舒适卧位，整理床单位及用物，洗手 ★记录排泄物情况、臀部及会阴部皮肤情况
注意事项	★给予老年人关心、尊重，缓解其使用尿垫、尿裤的焦虑、自卑心理 ★更换过程注意保暖和保护老年人隐私 ★清洁会阴部、臀部时注意检查局部皮肤状况，预防发生尿布疹和压疮 ★更换后观察排泄物形状、颜色、量、气味 ★及时对老年人家属进行老年人大小便失禁照护的健康指导

续表

流程	操作要点
SP 评价	★老年人及家属对所给予的解释和护理表示理解和满意，操作规范、安全 ★是否有耐心，是否有感觉不太得体的方面需提出来 ★鼓励照护者更加专业，相信其一定是一个很好的照护者

任务评价　　　　　　任务测试

 知识链接

一、老化对排尿的影响

泌尿系统包括肾、输尿管、膀胱和尿道，其主要功能是生成、输送、贮存和排出尿液。泌尿系统老化对排尿的影响主要有肾间质增加而肾小球数量随年龄增加却逐渐减少致肾功能衰减；输尿管收缩力减弱，易出现尿液反流；由于膀胱逼尿肌收缩无力，使膀胱既不能充满，又不能排空，导致残余尿量增多；女性尿道肌萎缩并纤维化，加之尿道腺分泌减少，易出现尿失禁及尿路感染；男性因前列腺肥大导致排尿困难。

二、老化对排便的影响

肠道是身体老化最快的地方。每天吃入的食物，在消化道（食道、胃、小肠、大肠）的停留时间长达1~3天，其中绝大部分的时间是在肠道（小肠、大肠）内消化吸收，食物吸收后的残渣（废物）最后转变成粪便，经由肛门排出体外。由于衰老使肠蠕动减慢，因此易出现便秘；老化对肛门括约肌的影响，可导致大便失禁。

任务三

更换集尿袋

 任务导入

王奶奶，80岁，患高血压25余年。她于1年前发生脑梗死，导致右侧肢体麻木无力，长期卧床，虽意识清楚，但不能控制大小便。目前使用留置导尿管，为避免发生尿路感染，照护员需要为王奶奶每周更换一次集尿袋。

任务目标

★知识目标：掌握留置导尿老年人的照护措施；熟悉更换集尿袋的注意事项。

★技能目标：能熟练操作更换集尿袋；能对老年人家属进行正确的健康指导。

★素质目标：尊老敬老，以人为本，爱岗敬业，吃苦耐劳，服务老年人。

任务分析

在老年人排尿异常中，尿失禁较常见，对于既不能正常排尿，也没有其他治疗方法导致长期尿失禁的老年人，可使用留置导尿管（见图4-5）。留置导尿是在导尿后仍将导尿管保留在膀胱内，持续引流尿液。常用于长期昏迷、瘫痪或前列腺增生、排尿困难的老年人。长期留置导尿管的老年人，一般橡胶导尿管每周更换1次，硅胶导尿管可每月更换1次；一次性集尿袋（见图4-6）每周更换1次，同时也需要结合老年人具体情况，有感染表现时及时更换，更换时应避免污染。

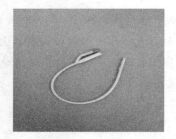

图4-5　橡胶留置导尿管

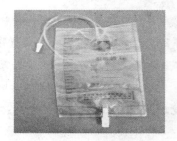

图4-6　一次性集尿袋

照护留置导尿老年人需注意以下几个方面。

一是保持引流管通畅，妥善固定引流管和集尿袋。

在为老年人翻身、活动身体、更换床单及衣物时，应注意防止导尿管脱落。

保证引流管长度，引流管尾端不能浸入尿液；集尿袋的固定位置不能超过膀胱高度，预防尿液反流发生感染。

二是防止泌尿系统感染。

妥善固定引流管和集尿袋，防止发生逆行感染。

保持会阴部清洁，每日用温水和毛巾擦拭会阴部，必要时每日2次用消毒棉球擦拭尿道口及周围皮肤。

让老年人摄取充足的水分，进行适当的活动，每日尿量维持在2 000 mL以上，达到冲洗尿道的目的。

观察尿液情况，发现尿液混浊、沉淀、有结晶应及时处理，每周检查尿常规1次。

三是训练膀胱反射功能。

定时夹闭，每4小时开放引流管1次，使膀胱定时充盈和排空，促进膀胱功能的恢复。

一次性集尿袋应每周更换1次，预防发生泌尿系统的感染；更换过程中应注意无菌原则，避免污染；在固定集尿袋时应注意引流管末端高度，要始终低于老年人会阴的高度，避免尿液逆流引起感染；更换后观察尿液的颜色、量、性状。

 任务实施

更换集尿袋流程见表4-3。

表4-3 更换集尿袋流程

流程	操作要点
评估	★王奶奶，长期卧床，不能控制大小便，照护员需要为她每周更换一次集尿袋 ★解释目的：预防发生尿路感染，对家属进行健康指导 ★评估：老年人意识清楚、能配合；检查导尿管是否脱出，管路是否通畅；了解家属对留置导尿老年人照护的认知 ★解释更换集尿袋的目的，取得老年人及其家属的配合
准备	物品准备 ★照护员：着装整洁、规范洗手、戴口罩 ★环境：安静、温暖、舒适、安全 ★物品准备：一次性无菌集尿袋1个、棉签、碘伏、清洁纸巾、一次性手套、止血钳、别针
实施	夹闭导尿管 ★核对检查：核对姓名，检查集尿袋的有效期及包装 ★沟通：尊重老年人及家属，取得其配合 ★戴一次性手套，暴露导尿管与集尿袋连接处，下面铺上纸巾 ★打开一次性集尿袋，置于铺好的纸巾上备用 ★用止血钳夹闭导尿管 ★分离导尿管与集尿袋 消毒 ★消毒：用碘伏给导尿管外口及周围消毒 ★将备好的集尿袋引流管接头插入导尿管中，手不可触及导尿管管口及周围 ★松开止血钳，观察尿液引流是否通畅 ★固定：用别针将集尿袋固定在床单上，长度与高度合适，引流管末端高度要始终低于会阴高度 处理集尿袋 ★观察尿液：观察集尿袋里尿液的性状和量 ★处理集尿袋：打开集尿袋底部的阀门，让尿液流入便器，将集尿袋置于医疗垃圾桶

续表

流程	操作要点
整理	★协助老年人取舒适卧位，整理床单位及用物，洗手 ★记录尿液的颜色、量、性状
健康教育	对患者家属做留置导尿老年人照护的相关健康指导：①保持引流管通畅，妥善固定引流管和集尿袋；②防止泌尿系统感染；③训练膀胱反射功能
注意事项	①检查用物有效期及质量 ②更换尿袋过程中应注意无菌操作 ③固定集尿袋时要注意长度与高度合适，引流管末端高度要始终低于会阴高度，防止尿液逆流引起感染 ④更换后观察尿液的颜色、量、性状，发现异常应及时报告患者就诊
SP评价	★首先认可：对照护者的耐心、专业、得体的关爱给予肯定 ★其次提出不足：是否保护隐私，是否有失误，能否耐心解释，能否得体照护老年人等提升点 ★最后给予鼓励：相信照护者只要用心、有爱心，一定能做得更好

任务评价　　　　　　　任务测试

 知识链接

一、导尿术

导尿术是在严格的无菌操作下，用无菌导尿管自尿道插入膀胱引流尿液的方法。既可以为尿潴留患者引流尿液减轻其痛苦，也可以用于留取未被污染的尿标本以做细菌培养、膀胱灌注化疗等，协助临床诊断和治疗。

二、尿潴留

尿潴留是指大量尿液存留在膀胱内而不能自主排出。主要表现为下腹胀痛，排尿困难，体检可见耻骨上膨隆，有囊状包块，叩诊呈浊音，有压痛。

尿潴留的常见原因如下。

1.机械性梗阻

膀胱颈部或尿道有梗阻性病变，如前列腺增生或肿瘤压迫尿道使排尿困难。

2.动力性梗阻

由排尿功能障碍引起，而膀胱、尿道并无器质性梗阻病变。

3.其他原因

其他原因引起的不能用力排尿或不习惯卧床排尿，包括某些心理因素，如焦虑使排尿不能及时进行。

三、尿潴留老年人的照护

1. 健康教育

指导老年人养成定时排尿的习惯。

2. 心理护理

针对老年人的心理状态给予解释和安慰，以缓解其窘迫及焦虑不安心理。

3. 提供隐蔽的排尿环境

关闭门窗，屏风遮挡，请其他人员回避，使老年人安心排尿。

4. 调整体位和姿势

病情许可应协助老年人以其习惯姿势排尿，如扶老年人坐起或抬高上身。

5. 诱导排尿

利用条件反射，让老年人听流水声或用温水冲洗会阴。

6. 中医疗法

可采用艾灸关元、中极穴方法，或针刺中极、曲骨、三阴交穴，刺激排尿。

7. 热敷、按摩

热敷、按摩可放松肌肉，促进排尿。

经上述处理仍不能解除尿潴留时，应配合医护人员行导尿术。

任务四

简易通便照护

⊙ 任务导入

高奶奶，85 岁，因子女在外地工作和老伴儿去世，现入住长期日间照护中心。她因有骨关节炎，平时活动少；因咀嚼功能差，饮食主要以流质为主。患习惯性便秘多年，一般每周 2 次，粪便干。现在有 5 天未排大便，自诉腹胀、腹痛，照护员需要使用简易通便技术来帮助高奶奶排便。

☰ 任务目标

★知识目标：掌握便秘老年人的照护措施；熟悉简易通便技术的分类；了解老年人发生便秘的原因及危害。

★技能目标：能熟练操作简易通便技术；能对老年人进行预防便秘的健康指导。

★素质目标：尊老敬老，以人为本，爱岗敬业，吃苦耐劳，服务老年人。

> **任务分析**

便秘是指正常的排便形态改变，排便次数减少（每周少于 3 次），排出过干、过硬的粪便，且排便不畅、困难。局部症状有腹部不适、食欲降低及恶心，全身症状有头晕、头痛、乏力、焦虑、坐卧不安等。便秘是老年人常见的消化系统异常，常给老年人造成一定的痛苦和精神负担，影响老年人的健康，生活中可见到因便秘导致心脑血管疾病的病情发生变化，严重的可致猝死。

一、老年人便秘的原因

（1）活动减少。

便秘照护

（2）食物中缺乏粗纤维。

（3）饮水量不足或食物过于精细。

（4）胃肠蠕动减慢。

（5）与一些疾病、治疗和药物的应用有关，如肠梗阻、恶性肿瘤等疾病，镇静止痛剂、麻醉剂、抗抑郁药、钙通道阻滞剂、泻药等药物。

二、简易通便技术

用简易的方法帮助有排便困难的老年人解除便秘。

1. 开塞露通便术

开塞露由 50% 的甘油或少量山梨醇制成，装于塑料胶壳内，每支 20 mL，每次使用 1 支。

2. 甘油栓通便术

甘油栓由甘油明胶制成，为无色透明或半透明栓剂，呈圆锥形。

3. 肥皂栓通便法

将肥皂削成圆锥状，底部直径 1 cm，长 3~4 cm，在热水中融化棱角后使用。

4. 人工取便法

对于由体力虚弱、腹部肌肉无力、便秘时间过长导致发生粪石嵌顿在肠内不易排出的，使用开塞露等各种通便方法均无效的，采取人工取便，以解除老年人的痛苦。

> **任务实施**

简易通便照护流程见表 4-4。

表 4-4　简易通便照护流程

流程	操作要点
评估	★高奶奶，5 天未排大便，自诉腹胀、腹痛。照护员需要使用简易通便技术来帮助其排便 ★解释目的：解除便秘；做预防便秘的相关健康指导 ★评估：老年人意识清楚、愿意配合；老年人对预防便秘的认知

流程	操作要点
准备	★照护员：着装整洁、规范洗手、戴口罩 ★环境：安静、温暖、舒适、安全 ★物品准备：开塞露（1支，20 mL）或甘油栓、肥皂栓、一次性手套、尿垫、卫生纸、便盆、剪刀
实施	★核对：核对姓名，说明目的，取得配合 ★关闭门窗，注意保暖和保护隐私 ★打开开塞露或备好甘油栓、肥皂栓，戴手套 ★将一次性尿垫垫于老年人腰及臀部下方 ★协助老年人取左侧卧位，裤子褪至大腿部 ★开塞露通便术 （1）左手分开老年人臀部暴露肛门，右手持开塞露球部 （2）挤少许药液润滑开塞露前部和老年人肛门处 （3）嘱老年人深吸气放松，将开塞露前端轻轻插入肛门（约3 cm） ★甘油栓通便术 （1）左手分开老年人臀部暴露肛门，右手持甘油栓较粗一端 （2）嘱老年人深吸气放松，将甘油栓细头轻轻插入肛门（3~4 cm） （3）褪出手套，置于污物袋 （4）轻揉数分钟，促进其融化，保留5~10 min通便 ★肥皂栓通便法 （1）左手分开老年人臀部暴露肛门，右手持肥皂栓细头轻轻插入肛门（3~4 cm）。褪出手套，置于污物袋 （2）嘱老年人尽量保留5~10 min通便 ★人工取便法 （1）将便盆置于一次性尿垫上，左手分开老年人臀部暴露肛门，右手食指涂润滑液润滑 （2）嘱老年人深呼吸，让肛门松弛 （3）用右手食指沿直肠的一侧轻轻插入，缓慢地由浅入深掏出嵌顿粪便，放于便盆 （4）取便完毕，脱去手套，用卫生纸擦净肛门
整理	★撤下一次性尿垫，整理床单位，清理用物，开窗通风，洗手 ★记录排便时间、量、颜色
注意事项	★检查开塞露、甘油栓、肥皂栓前端是否光滑，避免损伤肛周组织 ★操作动作要轻柔、缓慢 ★嘱老年人在操作5~10 min后再进行排便，老年人有便意时，可嘱其深呼吸、提肛 ★人工取便过程中注意观察老年人情况，一旦出现面色苍白、呼吸急促、全身大汗就应立即停止操作并及时处理 ★对患者做预防便秘的相关健康指导
SP评价	★首先认可：对照护者的耐心、专业、得体的关爱给予肯定 ★其次提出不足：是否保护隐私，是否有失误，能否耐心解释，能否得体照护老年人等提升点 ★最后给予鼓励：相信照护者只要用心、有爱心，一定能做得更好

任务评价　　　　　　　任务测试

 知识链接

一、便秘老年人的照护

帮助老年人认识正常排便的重要性，养成良好的排便习惯。每天固定时间排便，早餐后排便最佳，不随意使用缓泻剂或灌肠缓解便秘。

保证老年人安全的情况下，尽量为老年人提供单独隐秘的环境，满足其对排便时私人空间的需求，给予充裕的排便时间。

适当调整老年人排便姿势，卧床老年人可取坐位或床头抬高45°利于排便；对于需要手术的老年人可以在手术前有计划地训练其在床上使用便盆。

为老年人调整饮食结构，合理膳食。调整饮食结构是治疗便秘的基础，保证每天饮水量在1 500~2 000 mL，多吃富含膳食纤维的蔬菜、水果、粗粮等。

适当进行体力活动，可以散步、打太极拳等，每天有30~60 min活动和锻炼时间，以促进肠蠕动；卧床老年人可以适当进行床上活动，如进行肛门括约肌及盆底肌肉的锻炼。

进行腹部按摩：清晨或晚间排尿后取卧位，双腿屈膝，老年人自己或照护员用双手食指、中指、无名指相叠，沿结肠解剖位置由右向左顺时针按摩，右下腹—右上腹—左上腹—左下腹—耻骨上—右下腹，每次10圈，轻重和速度以自觉舒适为宜，可以刺激肠蠕动促进老年人排便。

对于严重便秘的老年人，可遵医嘱口服缓泻药物，或由照护员使用开塞露、甘油栓、肥皂栓进行简易通便，或人工取便，必要时采用灌肠法解除便秘。

照护便秘老年人的使用量表见表4-5。

表4-5　照护便秘老年人的使用量表

姓名：　　　　性别：　　　　年龄：

护理评估	诱因	□疾病：中风、神经性疾病、肠梗阻
		□活动：固定不动、缺乏运动
		□生活环境改变
		□习惯用轻泻剂或灌肠
		□饮食：液体量不足、进食量不足、膳食纤维不足

护理评估	便秘表现	☐ 硬、颗粒形大便		
		☐ 排便次数少于平常次数		
		☐ 排便用力且疼痛		
		☐ 肠蠕动音减少		
		☐ 可触摸到粪石硬块		
		☐ 表示直肠有饱胀感、压迫感		
护理诊断	排便形态改变：便秘			
护理目标	老年人能于照护者协助下规律排便，至少3天1次			
护理措施	☐ 给予隐私及舒适安全的环境			
	☐ 每天利用早餐后胃结肠反射，协助老年人养成正常排便习惯			
	☐ 增加膳食纤维的摄取，如绿色蔬菜、水果等，若无禁忌则适量多饮水			
	☐ 协助如厕，鼓励下床活动，无法下床者给予主动或被动运动			
	☐ 教导老年人增加腹肌张力运动，进行腹部按摩			
	☐ 定期观察进食量及听诊肠胃蠕动情况			
	☐ 评估缓泻剂使用频率、种类及数量，必要时与医师讨论给予软便剂或灌肠			
	☐ 怀疑有粪石时，协助挖出			
	☐ 必要时以润滑剂涂于肛门，减轻排便疼痛，保护肛门周围皮肤，避免皮肤破损			
	☐ 评估大便阻塞情形，观察并记录每次排便的量、颜色、性状与时间			
护理评价	☐ 目标已达到			
	☐ 部分目标未达到，分析原因			

（资料来源：参考金秋·重阳悦舍养老机构的养老服务内容。）

二、腹泻老年人的照护

老年人正常排便形态改变，频繁解出松散稀薄的黄便甚至水样便，这是腹泻的表现。大多是由消化系统疾病所致，其他如饮食不当或情绪紧张、焦虑等消化系统以外的疾病或原因也可以引起老年人腹泻。腹泻老年人在照护时应注意以下几点。

1.卧床休息

卧床休息可以减少肠蠕动。生活护理中给予老年人周到的照顾，如厕时根据老年人的需要进行必要的搀扶、清洁局部等；对不能下床的老年人应协助其在床上排便。

2.饮食护理

老年人腹泻会使肠黏膜充血、水肿，肠蠕动加快，消化吸收紊乱。因此，腹泻老年人宜少食多餐，食用无油少渣、清淡、易消化的流食，如米粉、细面条等。适当多饮白水或淡盐水，采用多次少量的方法，防止其脱水。禁食油腻、辛辣、生冷、坚硬、富含粗纤维的食物；为避免引起腹胀，牛奶、豆浆等也暂停饮用；对于腹泻特别严重的老年人可暂时禁食。

3. 皮肤护理

老年人每次便后都要用温水及时清洗会阴及臀部，在肛周涂油膏以保护局部皮肤，更换污染的衣物，保持老年人皮肤的清洁与干燥，以免因排泄物刺激局部皮肤发生损伤。

4. 密切观察

观察老年人有无口渴、尿少等脱水的表现并及时报告护士或医生。观察老年人排便的次数，粪便的颜色、量，有无脓血、黏液、寄生虫等，必要时留取样本送检。如疑为肠道传染病时应注意尽早隔离。

5. 用药护理

协助老年人遵医嘱进行药物治疗，观察效果及有无不良反应。

6. 促进舒适

老年人腹泻期间，注意腹部的保暖，减少不适，以利于恢复健康。

7. 健康教育

向老年人讲解有关腹泻的知识，指导老年人注意饮食卫生，养成良好的卫生习惯。

照护腹泻老年人的使用量表见表4-6。

表4-6　照护腹泻老年人使用量表

姓名：　　　　性别：　　　　年龄：

护理评估	诱因	□疾病：营养障碍、胃溃疡、肠道炎症、代谢及分泌疾病
		□压力或焦虑
		□食物：刺激性、渗透压过高
		□食物或器具不洁
	腹泻表现	□排便次数增加
		□肠蠕动音增加
		□松散、液状粪便
护理诊断	排便形态改变：腹泻	
护理目标	减少肛门周围刺激，维持皮肤完整性	
	维持体液电解质平衡，未出现电解质不平衡	

续表

护理措施	□ 避免不洁或过敏性食物,维持餐具清洁,接触者应注重洗手
	□ 鼻饲饮食应控制灌注速度,少量多餐,控制温度及浓度,避免食物污染
	□ 减少刺激性食物如辣、烟等
	□ 减少高纤维食物,如青菜、肉类等
	□ 避免油腻或含高脂肪食物
	□ 采取流质饮食,逐渐增加半固体、固体食物,必要时调整牛奶浓度
	□ 便后用温水轻拭,维持肛周皮肤的完整性
	□ 必要时给予凡士林或氧化锌局部保护皮肤并保持干爽
	□ 评估老年人有无脱水征象,如尿量、皮肤弹性、口腔黏膜等
	□ 补充体液和电解质
护理评价	□ 目标已达到
	□ 部分目标未达到,分析原因

(资料来源:参考金秋·重阳悦舍养老机构的服务内容。)

📝 直通考证

一、单项选择题

1. 老年人在床上使用便盆时应该( )。

A. 用屏风遮挡,保护隐私　　　　　　B. 护理人员离开房间

C. 开窗通风,以去除异味　　　　　　D. 为避免被子被污染可以把被子拿掉

2. 在床上使用便盆,仰卧位放置便盆时,照护员应该( )。

A. 老年人仰卧放松,一手托起老年人臀部 20~30 cm,另一手将便盆开口向头部放置于臀下

B. 老年人仰卧放松,一手托起老年人臀部 20~30 cm,另一手将便盆开口向足部放置于臀下

C. 老年人屈膝仰卧,配合抬臀,一手托起老年人臀部 20~30 cm,另一手将便盆开口向足部放置于臀下

D. 老年人屈膝仰卧,将便盆塞入老年人臀下

3. 在取出便盆时,照护员做法正确的是( )。

A. 嘱老年人配合抬起臀部直接去除便器

B. 臀部不能抬起的老年人,应一手扶住便盆,另一手协助侧卧,取出便盆

C. 臀部不能抬起的老年人,应一手抬起腰骶部,另一手去除便器

D. 老年人能配合抬起臀部,应一手扶住便盆,另一手协助侧卧,取出便盆

4. 活动受限的老年人为防止发生结石及泌尿系统感染，应鼓励每日摄入液体( )。

A. 1 500～2 000 mL　　B. 2 000～3 000 mL　　C. 2 500～3 500 mL　　D. 3 000～4 000mL

5. 老年人排便姿势的选择中，错误的是( )。

A. 建议老年人尽量选择坐位排便，起身应缓慢，必要时需协助老年人如厕

B. 不能下床排便的老年人可卧位排便，照护员协助老年人在床上使用便器

C. 蹲位排便时间不宜过久，起身要缓慢

D. 高血压、心脏病老年人发生便秘时为利于排便可以选择蹲位排便

6. 李奶奶，75岁，建议每日至少喝8杯水，且定时喝水。下列哪个时间段不适合多饮水( )。

A. 晨起醒来　　　　　B. 上午10时　　　　　C. 午睡醒来　　　　　D. 晚间睡眠前

7. 李爷爷，80岁，因长期尿失禁留置导尿管，下面保持导尿管错误的方法是( )。

A. 鼓励其多饮水

B. 维持尿道口清洁

C. 离床活动时嘱其将尿道管末端固定在腹部，高于膀胱位置

D. 集尿袋及时倾倒

8. 以下照护留置导尿管老年人做法不正确的是( )。

A. 持续引流，保持引流通畅　　　　　B. 每周更换集尿袋1～2次

C. 保证充足水分的摄入　　　　　　　D. 训练膀胱的反射功能

9. 为预防发生尿路感染，留置导尿的老年人( )。

A. 集尿袋固定时不得超过膀胱高度　　B. 保持会阴部清洁

C. 摄取充足的水分，进行适当的活动　　D. 以上都对

10. 如果老年人活动能力尚好，应尽量协助老年人到卫生间如厕，无特殊情况尽量( )。

A. 不选择使用坐厕椅　　　　　　　　B. 不选择使用小便器

C. 不选择使用纸尿裤　　　　　　　　D. 不选择使用便盆

11. 为了解决失智老年人便秘问题，应动员老年人( )。

A. 少喝水，适当活动，多吃富含纤维素的食物

B. 多喝水，减少活动，多吃富含纤维素的食物

C. 多喝水，适当活动，多吃富含纤维素的食物

D. 多喝水，适当活动，少吃富含纤维素的食物

12. 下列对尿失禁老年人的生活护理不正确的是( )。

A. 勤更换衣裤，保持皮肤清洁干燥　　B. 每日开窗通风

C. 帮患者穿上简单易脱的衣裤　　　　D. 不要翻动老年人

13. 张大爷，80岁，1年前发生脑梗死后长期卧床，上半身不能抬高，为其使用便盆时选择的体位是( )。

A. 左侧卧位　　　　　B. 俯卧位　　　　　C. 半坐卧位　　　　　D. 平卧位

二、多项选择题

1. 对老年人进行排泄指导，下列方法正确的是(　　)。

A. 进食富含粗纤维的食物，预防便秘　　　　B. 每日定时排便

C. 每天长跑　　　　D. 适当多饮水

2. 护理腹泻老年人时，下列做法正确的是(　　)。

A. 注意卧床休息　　　　B. 食用易消化、少渣少油的食物

C. 温水清洗会阴部，保护肛周皮肤　　　　D. 少饮水减少排便次数

3. 失智老年人异常如厕行为包括(　　)。

A. 随地大小便　　　　B. 大小便失禁　　　　C. 去厕所排便　　　　D. 大小便困难

参考答案

项目五

清洁照护

◎ **项目导航**

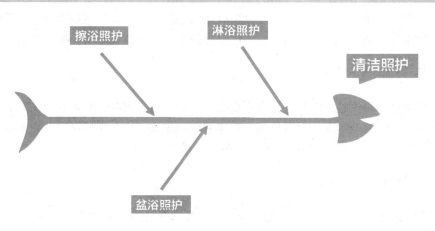

任务一

淋浴照护

 任务导入

　　刘奶奶，72岁，5年前被诊断为阿尔茨海默病。她目前生活不能自理且有认知障碍、言语障碍等表现，常常忘记发生的事情和人名，不能表达正确的观点。今日查房时，照护员发现刘奶奶小便时忘记去厕所，尿液污染了衣服和裤子，照护员需要根据刘奶奶的生活习惯，采取相应措施改善其身体清洁度。

任务目标

　★知识目标：了解身体清洁的重要性。
　★技能目标：能熟练帮助老年人用淋浴进行身体清洁。
　★素质目标：尊老敬老，以人为本，爱岗敬业，吃苦耐劳，遵章守法，自律奉献。

任务分析

　　皮肤是人体最大的器官，分为表皮、真皮和皮下组织3层，具有保护机体、调节体温、吸收、分泌、排泄及感觉等功能。完整的皮肤具有天然的屏障作用，可避免微生物入侵。皮肤的新陈代谢迅速，其代谢产物如皮脂、汗液及表皮屑等，能与外界细菌及尘埃结合形成污垢，并黏附于皮肤表面。因此，照护者应及时为老年人做身体清洁，清除皮肤污垢，提高皮肤抵抗力，增强其舒适感，预防皮肤感染的发生。

一、身体清洁的重要性

　　通过对身体表面的清洗及揉搓，不仅可以达到消除疲劳、促进血液循环、改善睡眠、提高皮肤新陈代谢和增强抗病能力的目的，还可以维护老年人的自我形象，提高自信。

二、身体清洁的要求

　　油脂积聚会刺激皮肤、阻塞毛孔或在皮肤上形成污垢。因此，照护者应指导老年人经常沐浴。对于容易出汗的老年人，应指导其常洗澡并保持皮肤干燥，这样可以防止皮肤因潮湿而破损；对于皮肤干燥的老年人，应指导其酌情减少洗澡次数。

三、清洁用品使用的指导

　　根据老年人皮肤状况（干性或油性）及个人喜好选择清洁用品和护肤用品。

四、老年人沐浴的种类

淋浴、盆浴、床上擦浴。

五、皮肤清洁的观察要点

皮肤颜色、温度、完整性、弹性、感觉、清洁度等。应注意环境因素，如室温、汗液量、皮脂分泌、水肿和色素沉着等对评估准确性的影响。

另外，还需注意老年人的意识状态，是否瘫痪或软弱无力，有无关节活动受限，需要完全协助还是部分协助，清洁习惯及对清洁用品的选择，老年人对保持皮肤清洁及相关知识的了解程度及需求等。用自己学到的知识熟练帮助老年人进行身体清洁、沐浴等操作。

 任务实施

淋浴照护流程见表5-1。

表5-1 淋浴照护流程

流程	操作要点
评估	★刘奶奶，生活不能自理且有认知障碍、言语障碍等表现，被尿液污染了衣服、裤子，需要协助其清洁身体并更换衣服 ★评估老年人意识清楚、能配合，适合淋浴 ★解释身体清洁的目的，取得老年人的配合
准备	 物品准备 ★照护者：着装整洁、洗净双手、戴口罩 ★老年人：理解、配合；搀扶或用轮椅协助老年人进浴室 ★环境：浴室地面有防滑垫，关闭门窗，室温在22~26 ℃ ★物品准备：淋浴设施，毛巾2条，浴巾1条，沐浴液1瓶，洗发液1瓶，清洁衣裤1套，梳子1把，座椅1把，吹风机1个
实施	★调节水温时，先开冷水龙头，再开热水龙头（单个水龙头由冷水向热水一侧调节），水温40 ℃左右为宜（伸手触水，温热不烫手） ★协助洗浴：协助老年人脱去衣裤（肢体活动障碍的老年人应先脱健侧衣裤，后脱患侧衣裤），协助老年人坐于洗澡椅上，双手握住扶手 ★清洁头发：叮嘱老年人低头闭眼，用花洒淋湿头发，将洗发液揉搓至有泡沫后涂于老年人头发上，用双手十指指腹揉搓头发，按摩头皮（力量适中，由发际向头顶部揉搓）。随时观察老年人有无不适，用花洒将头发冲洗干净 ★清洁身体：用花洒淋湿老年人身体，由上至下涂抹沐浴液，涂抹面部、耳后、颈部、双上肢、胸腹部、背臀部、双下肢，最后擦洗会阴、双脚。用花洒将全身冲洗干净，并用浴巾包裹并擦干老年人身体，用毛巾擦干头发，用梳子梳理头发 ★协助老年人更换清洁衣裤（肢体活动障碍的老年人应先穿患侧衣裤，后穿健侧衣裤），搀扶或用轮椅送老年人回床上休息

续表

流程	操作要点
整理	清洗浴室，清洗毛巾；记录老年人姓名、洗浴时间、不良反应
注意事项	★浴室地面应放置防滑垫，以防老年人滑倒 ★老年人洗浴时间不可过长，水温不可过高，以免发生虚脱 ★洗浴过程中应随时观察和询问老年人反应，如有不适应迅速结束操作，告知专业医护人员
SP评价	★老年人对所给予的解释和护理表示理解和满意，操作规范、安全 ★是否有耐心，是否有感觉不太得体的方面需提出来 ★鼓励照护者更加专业，相信其一定是一个很好的照护者

任务评价

任务测试

任务二
盆浴照护

🎯 任务导入

　　李奶奶，83岁，患冠心病10年。目前身体虚弱，行动不便，已卧床2周，意识清醒，四肢活动尚可，能够用语言进行交流。评估李奶奶进行全身清洁的方式，确定适合盆浴，并给予家属照顾指导。

≡ 任务目标

　　★知识目标：认识身体清洁的重要性。

　　★技能目标：能熟练帮助老年人用盆浴进行身体清洁。

　　★素质目标：尊老敬老，以人为本，爱岗敬业，吃苦耐劳，遵章守法，自律奉献。

❞ 任务分析

　　盆浴的作用有如下几个方面。

　　一是对于老年人或行动不便的人，盆浴更便捷。但盆浴需要注意保持容器卫生，防止感染；使用温水（一般42℃左右）盆浴；盆浴时间15 min左右，不宜过长。

　　二是盆浴可以使全身肌肉放松，缓解疲劳。

三是保持女性阴道 pH 值，解除异味、瘙痒、白带异常等症状。

四是泡盆浴还可温通经脉，祛除体内寒气、毒素，暖宫、缓解女性痛经。皮肤病患者还可在水中加入外用中药进行药浴，可有效减缓病情，起到保健、治疗的作用。

 任务实施

盆浴照护流程见表 5-2。

表 5-2　盆浴照护流程

流程	操作要点
评估	★李奶奶，患冠心病 10 年，身体虚弱，行动不便，卧床 2 周，意识清醒，四肢活动尚可，需要为其进行盆浴全身清洁 ★评估老年人的年龄、病情，意识清楚能配合 ★解释身体清洁的目的，取得老年人的配合
准备	★照护员：着装整洁、规范洗手、戴口罩 ★老年人：理解、配合；用轮椅协助或搀扶老年人进浴室 ★浴室：地面有防滑垫，关闭门窗，室温在 22～26 ℃ ★物品准备：盆浴设施，放防滑垫，毛巾 2 条，浴巾 1 条，沐浴液 1 瓶，洗发液 1 瓶，清洁衣裤 1 套，梳子 1 把，座椅 1 把，吹风机 1 个 ★放水调温，浴盆中放入 1/3～1/2 的水，水温约 40 ℃（手伸进水中，温热不烫手）
实施	★核对：携用物至老年人床旁；老年人理解、配合；搀扶或用轮椅送老年人进浴室 ★协助进入浴盆：盆内放置防滑垫，协助老年人脱去衣裤（肢体活动障碍者，应先脱健侧衣裤，后脱患侧衣裤），搀扶老年人进入浴盆坐稳（需要时将老年人抱入），嘱老年人双手握住扶手或盆沿 ★清洁头发：叮嘱老年人低头闭眼，用花洒淋湿头发，将洗发液揉搓至有泡沫后涂于老年人头发上，用双手十指指腹揉搓头发，按摩头皮（力量适中，由发际向头顶部揉搓）。随时观察老年人有无不适，用花洒将头发冲洗干净 ★清洁身体：浸泡身体后放掉浴盆中的水，由上至下涂抹沐浴液，涂抹面部、耳后、颈部、双上肢、胸腹部、背臀部、双下肢，最后擦洗会阴、双脚。用花洒将全身沐浴液冲洗干净，用浴巾包裹并擦干老年人身体，用毛巾擦干头发，用梳子梳理头发 ★协助老年人更换干净衣裤（肢体活动障碍的老年人应先穿患侧衣裤，后穿健侧衣裤），搀扶或用轮椅送老年人回床休息
整理	协助老年人采取舒适卧位；再整理用物，刷洗浴盆；记录老年人姓名、洗浴时间、不良反应
注意事项	★浴室地面、浴盆均应放置防滑垫，以防老年人滑倒 ★老年人洗浴时间不可过长，水温不可过高，以免发生虚脱 ★洗浴过程中随时观察和询问老年人反应，如有不适应迅速结束，告知专业医护人员 ★老年人单独洗浴时叮嘱老年人洗浴时不要锁门，可在门外把手上悬挂示意标牌。照护者应经常询问老年人是否需要帮助
SP 评价	★首先认可：对照护者的耐心、专业、得体的关爱给予肯定 ★其次提出不足：是否保护隐私，是否有失误，能否耐心解释，能否得体照护老年人等提升点 ★最后给予鼓励：相信照护者只要用心、有爱心，一定能做得更好

任务评价 任务测试

任务三

擦浴照护

◎ 任务导入

　　吴奶奶，76 岁，患脑血管病 10 年。目前右侧肢体瘫痪，长期卧床无法下床洗澡，精神状态尚好。为增强其身体舒适感，预防皮肤感染，遵医嘱对其进行床上擦浴。

☰ 任务目标

　　★知识目标：掌握床上擦浴的概念、目的、适应证、禁忌证、注意事项。
　　★技能目标：能熟练帮助老年人在床上用擦浴进行身体清洁。
　　★素质目标：尊老敬老，关心关爱老年人，并能与老年人进行有效沟通。

❞ 任务分析

　　床上擦浴是为了保持皮肤清洁，使老年人身体舒适，促进皮肤血液循环，增加其排泄功能，预防皮肤感染及压力性溃疡等并发症。观察老年人情况，提供疾病信息；活动肢体，防止肌肉挛缩和关节僵硬等并发症。它是可以很好地增强长期卧床患者舒适感的一项护理技能，适用于病情较重导致长期卧床活动受限、身体虚弱而不能自理的老年人。

⚙ 任务实施

　　擦浴照护流程见表 5-3。

表 5-3　擦浴照护流程

流程	操作要点
评估	★吴奶奶，患脑血管病 10 年，右侧肢体瘫痪，长期卧床无法下床洗澡，精神状态尚好，为增强身体舒适感，预防皮肤感染，遵医嘱对老年人进行床上擦浴 ★评估老年人意识清楚，能配合 ★解释身体清洁的目的，取得老年人的配合

流程	操作要点
准备	★照护者：着装整洁，规范洗手，戴口罩 ★协助老年人平卧于床上，关闭门窗，室温在 22~26 ℃ ★物品准备：浴盆 3 个（身体、臀部、脚），毛巾 2 条（臀部、脚），方毛巾 1 条，浴巾 2 条，沐浴液 1 瓶，橡胶单 1 块，清洁衣裤 1 套，暖瓶 1 个、污物水桶 1 个，必要时备屏风、指甲剪等
实施	★备齐用物携至床旁（多人同住一室，需用屏风遮挡）。脸盆内盛装 40~45 ℃温水，协助老年人脱去衣裤，盖好被子 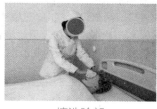擦洗脸部 ★擦洗脸部：①将一条浴巾铺于枕巾上，另一条盖于胸部，方毛巾浸湿后拧干，先横向对折再纵向对折，对折后用方巾 4 个角分别擦洗双眼的内眼角和外眼角；②洗净方毛巾并包裹在手上，洒上沐浴液依次擦拭额部、鼻部、面颊、颈部（额部由中间分别向两侧擦洗，鼻部由上向下擦洗，由鼻、唇、下巴向左右面颊擦洗，颈部由中间分别向两侧擦洗）。洗净方毛巾，同法擦净脸上沐浴液，再用浴巾沾干脸上的水分 ★擦拭手臂，暴露近侧手臂，浴巾半铺半盖于手臂上，用方毛巾包手，涂上沐浴液，打开浴巾由前臂向上臂擦拭，擦拭后用浴巾遮盖。洗净方毛巾，同样手法擦净上臂沐浴液，再用浴巾包裹、沾干手臂上的水分。将浴巾对折置于床边，放置脸盆于浴巾上，协助老年人将手浸于脸盆中，洗净并擦干。移至对侧，用同法擦拭另一侧手臂 ★擦拭胸部：将被子向下折叠暴露胸部，用浴巾遮盖胸部。将清洁的方毛巾包裹在手上，涂上沐浴液，打开浴巾由上向下擦拭胸部及两侧，注意擦净皮肤皱褶处（如腋窝、女性乳房下垂部位），擦拭后用浴巾遮盖。洗净方毛巾，同法擦净胸部沐浴液，再用浴巾擦干胸部水分 ★擦拭腹部：将盖被向下折至大腿根部，用浴巾遮盖胸腹部。将清洁的方毛巾包裹在手上，涂上沐浴液，打开浴巾下角暴露腹部，由上向下擦拭腹部及两侧，擦拭后用浴巾遮盖。洗净方毛巾，同法擦净腹部沐浴液，再用浴巾擦干腹部水分 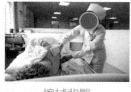擦拭背臀 ★擦拭背臀：协助老年人翻身侧卧，背部朝向照护员。被子上折暴露背臀部。将浴巾铺于背臀下，向上反折遮盖背臀部。将清洁的方毛巾包裹在手上，涂上沐浴液，打开浴巾暴露背臀部，由腰骶部分别沿脊柱两侧螺旋形向上擦洗全背。分别环形擦洗臀部，擦拭后用浴巾遮盖。洗净方毛巾，用同法擦净背臀部沐浴液，再用浴巾擦干背臀部水分 ★擦拭下肢：协助老年人平卧，盖好被子。暴露一侧下肢，浴巾半铺半盖。将清洁的方毛巾包裹在手上，涂上沐浴液，打开浴巾暴露下肢，另一手扶住下肢的踝部呈屈膝状，由小腿向大腿方向擦洗，擦拭后用浴巾遮盖。洗净方毛巾，同法擦净下肢沐浴液，再用浴巾擦干下肢上的水分。用同法擦洗另一侧下肢

流程	操作要点
实施	洗脚 ★洗脚：更换水盆（脚盆），盛装脚盆一半的 40~45 ℃温水。将被子的尾端向一侧打开暴露双脚，取软枕垫在老年人膝下支撑。脚下铺橡胶单和浴巾，水盆放在浴巾上，将老年人一只脚浸于水中，涂拭沐浴液，用专用脚巾擦洗脚部（注意洗净脚趾缝隙），洗后将脚放在浴巾上，同法清洗另一只脚。撤去水盆，拧干脚巾，擦干双脚，再用浴巾进一步擦干脚部水分 洗会阴 ★洗会阴：更换水盆（专用盆），照护员一手托起老年人臀部，另一手铺橡胶单和浴巾，将专用毛巾浸湿拧干。女性老年人：按顺序擦洗，由阴阜向下至尿道口、阴道口、肛门，边擦洗边转动毛巾，清洗毛巾后分别擦洗左右侧腹股沟部位。男性老年人：按顺序擦洗尿道外口、阴茎、包皮、阴囊、腹股沟和肛门。随时清洗毛巾，直至清洁无异味
整理	★撤去屏风，帮老年人盖好被子，整理用物，开窗通风 ★记录老年人姓名、洗浴时间、不良反应
注意事项	★老年人洗浴时间不可过长，水温不可过高 ★洗浴过程中随时观察老年人的反应，有不适迅速结束操作，告知专业医护人员
SP评价	★首先认可：对照护者的耐心、专业、得体的关爱给予肯定 ★其次提出不足：是否保护隐私，是否有失误，能否耐心解释，能否得体照护老年人等提升点 ★最后给予鼓励：相信照护者只要用心、有爱心，一定能做得更好

任务评价　　　　　　　任务测试

✎ **自主学习**

床上擦浴操作流程

床上擦浴自主学习任务单

口腔清洁操作流程

口腔清洁自主学习任务单

头发清洁操作流程	头发清洁自主学习任务单	卧床老年人更换床单操作流程	卧床老年人更换床单自主学习任务单
终末消毒操作流程	终末消毒自主学习任务单		

直通考证

一、单项选择题

1. 为右侧偏瘫老年人脱、穿衣服的顺序应是( )。

A. 先脱右肢，先穿右肢　　　　　　　B. 先脱右肢，先穿左肢

C. 先脱左肢，先穿右肢　　　　　　　D. 先脱左肢，先穿左肢

2. 老年人皮肤清洁的目的不包括( )。

A. 促进血液循环　　　B. 增强皮肤排泄　　　C. 观察病情　　　D. 预防过敏性皮炎

3. 为了改善老年人洗漱时间过长导致异常行为，应( )吸引老年人注意力的其他物品。

A. 不要在洗漱间放置　B. 要在洗漱间放置　C. 在洗漱间内增加　D. 在洗手间内装饰

4. 为了改善老年人反复发生异常行为，可采取( )进行改善。

A. 顺从方法　　　　　B. 批评方法　　　　　C. 转移方法　　　　D. 说服方法

5. 以下哪一项不是中度失智老年人常见异常洗澡行为表现( )。

A. 对洗澡认知障碍　　B. 不喜欢洗澡　　　　C. 顺利完成洗澡过程　D. 抗拒洗澡

6. 完成洗澡后应( )老年人，让老年人感到洗澡是很快乐的活动。

A. 说服　　　　　　　B. 教育　　　　　　　C. 训诫　　　　　　D. 赞美

7. 为了应对老年人将衣服穿错的行为，最好为老年人准备( )的衣服。

A. 舒适简单　　　　　B. 质地华贵　　　　　C. 紧身合体　　　　D. 饰品明显

8. 应对不恰当场合脱衣服的行为，要注意观察老年人( )。

A. 环境状况　　　　　B. 活动状况　　　　　C. 身体状况　　　　D. 家庭状况

9. 失智老年人认知功能不断下降，对环境的( )也随之下降。

A. 适应能力　　　　　B. 活动能力　　　　　C. 观察能力　　　　D. 研究能力

10. 失智老年人异常行为一旦发生就很难应对，( )反而使其行为加重。

A. 安抚理解　　　　　B. 好言相劝　　　　　C. 说服教育　　　　D. 强行制止

二、判断题

1. 在改善老年人洗漱异常行为时，仅保证老年人安全。　　　　　　　（　　）

2. 为了改善老年人拒绝洗漱的异常行为，当老年人完成洗漱后要给予赞美。（　　）

3. 协助老年人洗澡前要对其进行评估，在疾病和情绪不稳定时禁止操作。（　　）

4. 老年人皮肤干燥脱皮，为了清洁，洗漱时要用力搓揉皮肤。　　　　（　　）

5. 要理解老年人异常着装行为是疾病所致，并非老年人故意所为。　　（　　）

6. 即使老年人还能够自己穿衣服，照护者也要帮助其穿好。　　　　　（　　）

7. 老年人使用镇静或抗焦虑药物会导致膀胱肌肉松弛，引起尿失禁。　（　　）

8. 对于喜欢捡垃圾的失智老年人，当他的杂物累积到一定数量时，应进行一次清理。

　　　　　　　　　　　　　　　　　　　　　　　　　　　　　（　　）

参考答案

项目六

给药照护

◎ **项目导航**

外用给药

给药照护

口服给药

任务一

口服给药

◎ 任务导入

　　李爷爷，75 岁，患高血压 10 年。目前医嘱给药硝苯地平 10 mg，每天 2 次。肠溶阿司匹林，每天 1 片。阿伐他丁 20 mg，每天 1 片。他平日记性不好，总不记得按时服药。如今李爷爷感觉头痛、眩晕、心悸，去医院测血压 160／100 mmHg，医生嘱其坚持规律用药。

≡ 任务目标

　　★知识目标：了解协助老年人口服用药原则、老年人用药后不良反应的处理；影响老年人用药的常见原因、各类口服药使用后的观察要点、常见用药不良反应；了解常见口服剂型。

　　★技能目标：能协助老年人进行服药的重要操作，能观察用药后反应并初步处理。

　　★素质目标：尊老敬老，以人为本，爱岗敬业，吃苦耐劳，遵章守法，自律奉献。

❝ 任务分析

　　老年人口服给药包括经口腔途径吞服和舌下含服 2 种方式。通过口服给药，可以减轻疾病症状、治疗疾病、维持正常生理功能、协助诊断和预防疾病。但因口服给药吸收较慢，不适合急救用药。此外，对意识不清、呕吐频繁、禁食的老年人也不适合口服给药。用药时要注意避免盲目用药；调节饮食，控制饮酒；用药需个体化；掌握用药适应证，减少不良反应；用药应少而精，掌握好最佳的用药剂型、剂量及最佳用药时间。

　　老年人口服给药的原则包括如下几点。

　　一是按医嘱给药。

　　二是做好查对制度。①三查：备药时与备药后查，发药前查，发药后查。②八对：对床号、姓名、药名、浓度、剂量、方法、时间、药品有效期。③三注意：注意检查药物质量、注意药物间的配伍禁忌、注意观察用药后反应。

　　三是正确实施给药。①给药过程做到"五准确"：准确的患者、准确的药物、准确的时间、准确的药物剂量和浓度、准确的给药途径。②与老年人进行有效的沟通：指导老年人学习有关药物知识和自我保护措施。

　　老年人常用口服药的照护技术包括督促、协助老年人按时服用药物；观察老年人用药后的反应；对老年人进行健康教育及有关用药的指导。

⚙ 任务实施

口服给药流程见表 6-1。

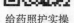

给药照护实操

表6-1 口服给药流程

流程	操作要点
评估	★李爷爷，患高血压10年，头痛、眩晕、心悸，血压160/100 mmHg。意识清楚，能自理，记忆力差，缺乏指导用药 ★服药目的：口服降压药经胃肠吸收入血，经血液循环到达全身，达到降低和控制血压的目的。为平稳控制血压，需要严格遵医嘱服药 ★老年人意识清楚、能自理；了解影响服药因素及需求；解释服药目的，取得老年人配合
准备	★照护者：着装整洁、规范洗手、戴口罩 ★老年人：理解、配合，取舒适体位 ★环境：安静、整洁、宽敞、通风好 ★物品准备：药物、药杯、水杯、吸管、温开水、服药单、洗手液
实施	★严格遵医嘱给药，核对姓名、药名、剂量、给药时间、给药途径，检查药品质量，备齐用物至老年人床旁 ★自理老年人服药：核对老年人姓名，向老年人解释服药时间、药物、服药的方法，可能出现的不良反应和应对方法等 ★半坐卧位：抬高床头30°~50°，背部靠软枕 分药盒 ★坐位：上身稍微前倾，下颌微向前。先喝一口温水，协助老年人将药放入口中，再喝水约100 mL，将药咽下后确认吞服 ★协助不能自理老年人服药：用吸管或汤勺给水，服药后再给水，确认吞服；协助擦净口周围，取舒适的体位 ★服药后再次查对服药是否正确，并记录 ★指导准确服药：可借助分药盒、定制闹钟等工具指导老年人按时按量服药 ★用药后观察药物疗效和不良反应，发现异常及时报告
整理	将物品放回原处，药杯洗净；记录老年人姓名、药名、剂量、给药时间、给药途径、不良反应及给药者签名；老年人未服药时，应及时报告并做记录
注意事项	★严格遵医嘱给药 ★对拒绝服药老年人要耐心解释，多沟通，解除其思想顾虑，督促其服药 ★老年人未服药时，应及时报告并做记录 ★用药后观察药物疗效和不良反应，发现异常及时报告、患者就诊
SP评价	★首先认可：对照护者的耐心、专业、得体的关爱给予肯定 ★其次提出不足：是否保护隐私，是否有失误，能否耐心解释，能否得体照护老年人等提升点 ★最后给予鼓励：相信照护者只要用心、有爱心，一定能做得更好

任务评价　　　　　任务测试

知识链接

一、老年人用药原则

1.小剂量原则

由于老年人特殊的药物代谢动力学特点，使用药物后可出现较高的血药浓度。《中华人民共和国药典》规定，60岁以上老年人用药剂量应为成年人剂量的3/4。因此，为了稳妥起见，临床上对老年人用药多采用小剂量原则，即从小剂量开始，然后缓慢增量，以获得更大疗效和更小不良反应为准则，评估每一位老年患者的最佳剂量，努力做到个体化用药。

2.用药个体化原则

临床上有许多因素可以影响药物的选择和药物的作用，诸如性别、年龄、个体差异、特异体质及机体所处的不同生理、病理状态等。由于老年人衰老的程度不同，患病史和药物治疗史不同，治疗的原则也有所差异，因此应当根据每位老年人的具体情况量身定制适合的药物剂量和给药途径，才能有效避免和减少药物不良反应的发生。如激素类药物可的松，必须由肝脏代谢为氢化可的松才能发挥疗效，故有肝病的老年人不应使用可的松，而应当直接使用氢化可的松。

3.择时原则

择时原则就是选择最佳的时间服药。根据时间生物学和时间药效学的原理，选择最合适的用药时间进行治疗，可以提高疗效和减少毒副作用、不良反应。因为许多疾病的发作、加重和缓解都具有昼夜节律的变化，如夜间容易发生变异型心绞痛、脑血栓和哮喘，类风湿关节炎常在清晨出现关节僵硬，而且药物代谢动力学也有昼夜节律的变化。因此，进行择时治疗时，主要根据疾病的发作时间、药物代谢动力学和药效学的昼夜节律变化来确定最佳用药时间（见表6-2）。

表6-2 老年人常用药物最佳用药时间

药物名称	用药时间
降压药	治疗高血压应在早、晚分别服用长效降压药；治疗杓型高血压应在早晨服用长效降压药
抗心绞痛药	治疗变异型心绞痛主张睡前服用长效钙通道阻滞药；治疗劳力性心绞痛应在早晨服用长效硝酸盐、β受体阻滞药及钙通道阻滞药
降糖药	格列本脲在饭前半小时用药；二甲双胍应在饭后用药
调节血脂药	晚上用药
平喘药	睡前用药
利尿剂	早晨用药
铁剂	晚饭后半小时用药

4.暂停用药原则

老年人在用药期间应密切观察，一旦出现新的症状，应考虑为药物的不良反应或是病情进展。前者应停药，后者则应加药。对于服药的老年人出现新的症状，停药受益可能大于加药受益。暂停用药原则是保证老年人用药安全最简单、有效的干预措施之一。

5. 饮食调节原则

多数老年人体内蛋白质比例降低，加之疾病、消瘦、贫血等原因均影响药物的疗效，应当重视食物的营养选择与搭配。另外，食物与药物之间的相互作用不容忽视，食物的成分及酸碱度均可影响药效，烟、酒、茶均对药效有一定影响。服用激素类药物时，摄取高蛋白质食物有利于减少糖皮质激素抑制蛋白质合成的不良反应。老年糖尿病患者若不注意调节饮食，药物治疗将达不到满意效果。

6. 人文关怀原则

关怀老年人，特别是关爱患病的老年人，可以增进护患间的互信关系，提高老年人用药依从性。准备专用药盒或小药瓶，将药物预先分放好，标注清楚药名和服药时间，便于老年人服用；建立服用药品的日程表和备忘卡，要进行用药依从性评价（见表6-3）。

表6-3 用药依从性的评价——Morisky用药依从性问卷（MMAS-8）

序号	问卷题目	备选答案
1	您是否有忘记用药的经历？	□是 □否
2	在过去的2周内，是否有一天或几天您忘记服药？	□是 □否
3	治疗期间，当您觉得症状加重或出现其他症状时，您是否未告知医生而自行减少药量或停止服药？	□是 □否
4	当您外出旅行或长时间离家时，您是否有时忘记随身携带药物？	□是 □否
5	昨天您服药了吗？	□是 □否
6	当您觉得自己的肿瘤已经得到控制时，您是否停止过服药？	□是 □否
7	您是否觉得要坚持治疗计划有困难？	□是 □否
8	您觉得要记住按时按量服药很难吗？	□从不 □偶尔 □有时 □经常 □所有时间

表6-3中1~7题的备选答案为"是""否"，答"是"记0分，答"否"记1分，其中第五题反向计分。第八题备选答案为"从不""偶尔""有时""经常""所有时间"，分别记1分、0.75分、0.50分、0.25分和0分。问卷满分为8分，得分<6分为依从性差，得分<8分为依从性中等，得分8分为依从性好。

二、影响老年人准确服药的原因分析

1. 用药方案复杂

老年人常患多种疾病，服药种类多，服药方案复杂，而老化导致老年人普遍记忆力减退，常常出现漏服或服错。用药种类和服药次数越多、方法越复杂、疗程越长，用药依从性就越低。

2. 药物剂型、规格、包装不当

如药片过大难以吞咽、过小不便抓取、标签字迹太小看不清楚、瓶盖及外包装难以打开等因素导致老年人服药困难。

3. 药物不良反应

老年人在使用药物过程中，可出现不同程度的不良反应，常因难以忍受而出现私自减量甚至停药的行为。

4. 缺乏用药指导

部分老年人文化程度低、理解能力差，看不懂或无法阅读药物使用说明书，不知如何用药，需要他人指导服药。

5. 药物吞咽困难

（1）生理性原因：消化液分泌减少，尤其是唾液减少；吞咽运动障碍，吞咽无力、咽下困难；食管肌肉蠕动减慢；反射迟钝，吞咽反射、收缩、蠕动不同步。

（2）病理性原因：脑血管病变后遗症；反流性食管炎、食管裂孔、食管狭窄等系统疾病。

（3）心理因素：精神过度紧张，抑郁症；思维、精神异常；情绪激动、躁动，情绪过于悲伤、思虑。

三、老年人服药照护方法

一是对有吞咽障碍及神志不清的老年人，一般通过鼻饲管给药。

二是对神志虽清楚但有吞咽障碍的老年人，咨询医生并得到许可后，将药研碎制成糊状物后再给予。未经医生许可不可研碎、掰开或嚼碎服用。

三是对有肢体功能障碍的老年人，帮助用健侧肢体服药，严重者送药到口。

四是对精神疾患、痴呆老年人需送药到口，张嘴确认咽下再离开。

五是掌握最佳服药时间，需空腹、饭前、饭后、睡前服用的药物需按要求服用，避免漏服、重复。

六是掌握各种用药方式，舌下片如硝酸甘油等应舌下含服，不可咀嚼、吞咽，服中不可饮用液体；口服胶囊应整粒吞服，不可嚼碎；控释片、缓释片及肠溶片不宜掰碎后服用。

七是需吞服的药物用温开水送服，不宜干咽或用茶水、饮料、牛奶等送服。

八是存在吞咽困难的老年人不宜选用片剂、胶囊剂，最好选用液体剂型，如冲剂、口服液等。胃肠功能不稳定的老年人不宜服用缓释片，因释放慢导致吸收量增加，易产生毒性。

四、老年人常见用药后不良反应

老年人用药后应对其用药反应进行观察并对不良反应及时进行处理。照护员协助给药前应了解老年人的病情、药物作用及可能出现的不良反应，用药后及时询问老年人的感受，观察老年人异常反应并及时报告处理。

常见用药后不良反应有以下几种情况。

1. 胃肠道反应

恶心、呕吐、腹痛、腹泻、便秘等。

2. 泌尿系统反应

血尿、排尿困难、肾功能下降等。

3. 神经系统反应

烦躁不安、头痛、乏力、头晕、失眠、抽搐、大小便失禁等。

4. 循环系统反应

心慌、面色苍白、眩晕、血压改变等。

5. 呼吸系统反应

胸闷、心悸、喉头堵塞感、呼吸困难、哮喘发作等。

6. 皮肤反应

皮炎、荨麻疹。

7. 全身反应

过敏性休克。过敏性休克的处理措施：①立即停药，马上通知医生和家属；②协助老年人平卧，头偏向一侧，保持呼吸道通畅，防止呕吐时窒息；③如果发生心跳、呼吸骤停，立即就地抢救，施行心肺复苏术，有条件时给予吸氧；④密切观察老年人呼吸、心跳、意识、尿量，做好病情变化的动态记录，注意保暖；⑤及时送往医院。

直通考证

一、单项选择题

1. 执行给药原则中，最重要的一项是（　　）。

A. 遵医嘱给药 　　　　　　　　　　B. 给药途径要准确

C. 注意用药不良反应 　　　　　　　　D. 给药中要经常观察疗效

2. 应避免与牙齿接触的药物是（　　）。

A. 止咳合剂 　　　B. 棕色合剂 　　　C. 硫酸亚铁 　　　D. 碳酸氢钠

3. 应放入冰箱内保存的药物有（　　）。

A. 地塞米松 　　　B. 青霉素 　　　C. 胎盘球蛋白 　　　D. 细胞色素

4. 服磺胺药物需多饮水的目的是（　　）。

A. 避免损害造血系统 　　　　　　　　B. 减轻服药引起的恶心

C. 避免影响血液酸碱度 　　　　　　　D. 避免尿中析出结晶

5. 照护者在协助老年人服药时应该注意核对，以下不属于核对内容的是（　　）。

A. 老年人姓名 　　　B. 给药途径 　　　C. 药物名称 　　　D. 药物作用

6. 下列老年人服药照护方法不正确的是（　　）。

A. 神志不清且吞咽障碍的老年人可以多喂水吞入

B. 对神志清楚且吞咽障碍的老年人，经医生许可才能将药物研碎制成糊状物后再给予

C. 对肢体功能障碍的老年人帮助用健侧肢体服药，严重者送药到口

D. 精神疾患、痴呆老年人，送药到口，张嘴确认咽下后再走

7. 协助老年人服药，不符合要求的是（　　）。

A. 根据医嘱给药 　　　　　　　　　　B. 做好心理护理

C. 鼻饲患者暂停发药 　　　　　　　　D. 非自理老年人要喂服

8. 关于老年人选药"六先六后"原则，以下说法不正确的是（　　）。

A. 先明确诊断，后用药 　　　　　　　B. 先非药物疗法，后药物疗法

C. 先老药，后新药   D. 先注射药，后口服药

9. 口服药一般用于送服的水温是( )。

A. 35 ℃   B. 40 ℃   C. 45 ℃   D. 50 ℃

10. 人体药物代谢的主要器官是( )。

A. 脑   B. 肺   C. 肾   D. 肝

11. 人体药物排泄的主要器官是( )。

A. 脑   B. 肺   C. 肾   D. 肝

(12~14题共用题干)罗奶奶，78岁，患高血压多年，总是不按时服用降压药，导致血压波动较大。

12. 分析罗奶奶未遵医嘱服药的原因是( )。

A. 用药方案复杂   B. 药的剂量、规格、包装不当

C. 药不良反应难以忍受   D. 记忆力下降

13. 指导罗奶奶服药时应注意( )。

A. 劝其服药   B. 介绍药物的作用

C. 解除其思想顾虑   D. 针对容易忘记的药物设计服药闹钟提醒

14. 照护罗奶奶服药后应该注意观察( )。

A. 咳嗽程度和伴随症状

B. 血压值，注意有无头晕、乏力、晕厥等现象发生

C. 食欲、恶心、呕吐程度

D. 心慌、出汗、嗜睡或昏迷等低血糖症状

二、多项选择题

1. 老年人用药常见不良反应有( )。

A. 精神症状   B. 尿潴留   C. 耳毒性   D. 药物中毒

E. 体位性低血压

2. 提高老年人用药依从性的方法有( )。

A. 反复强化老年人服药行为

B. 允许老年人根据情况适当调整药量

C. 建立良好护患关系

D. 药品标签上用醒目字标注

E. 用药方案简单易执行

参考答案

任务二

外用给药

 任务导入

    王爷爷，78岁。自昨天起眼睛发红，眼睛和鼻子都痒，流眼泪、鼻塞、流鼻液、头痛、

耳痛并流黄色分泌物。医生诊断为上呼吸道严重感染，需要协助：①左氧氟沙星滴眼液滴眼，每日3次，每次2滴；②富马酸酮替芬滴鼻液滴鼻，每日3次，每次2滴；③氧氟沙星滴耳液滴耳，每日3次，每次2滴。间断给予滴眼、滴鼻、滴耳。

任务目标

★知识目标：了解眼部外用药、鼻部外用药、耳部外用药；掌握眼、鼻、耳部外用药的使用方法和注意事项。

★技能目标：具备帮助老年人使用滴眼剂、眼药膏、滴鼻剂、滴耳剂的操作能力。

★素质目标：尊老敬老，以人为本，爱岗敬业，吃苦耐劳，遵章守法，自律奉献。

任务分析

外用给药是指以贴、涂、洗、擦、敷等方式作用于皮肤或五官，经局部吸收发挥药物作用的给药方法。常用的外用药有皮肤用药、滴耳剂、滴鼻剂、滴眼剂、腔道用药等。老年人常有眼、耳、鼻疾患，因此照护老年人使用外用药是照护员必备的一项技能。

使用外用药的基本要求如下。

第一，外用药均为灭菌制剂，保存时应盖紧瓶盖，置于通风、阴凉处。

第二，操作前注意手部卫生，按规范洗手，必要时戴医用手套。

第三，遵医嘱用药，认真核对姓名、药名、用法、给药途径、给药时间、药品质量和有效期。

第四，用药前指导老年人配合方法。

第五，用药时注意药剂开口不要触及老年人身体或非无菌物品，以免污染药物。

第六，数种药同时使用时，中间须间隔5~10 min。

第七，用药后观察用药局部及全身反应。

任务实施

外用药操作流程见表6-4。

表6-4 外用药操作流程

流程	操作要点
评估	★王爷爷，眼睛发红，眼睛、鼻子都痒，流眼泪、鼻塞、流鼻液、头痛、耳痛并流黄色分泌物，被诊断为上呼吸道严重感染，需要指导用药 ★沟通评估老年人的年龄，眼、鼻、耳情况，意识状态，自理水平；了解有无影响服药因素及用药需求 ★解释外用药目的，取得老年人配合

流程	操作要点
准备	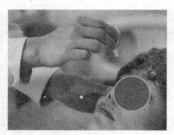 物品准备 ★照护者：着装整洁，洗净双手，戴口罩 ★老年人：理解、配合，取舒适体位 ★环境：安静、整洁，通风良好 ★物品准备：洗手液，药单，治疗盘内放眼药水或眼药膏、滴鼻药、滴耳药、消毒棉球或棉签，污物桶
实施	★核对：核对老年人姓名、药品名称、给药途径、用法、给药时间、药品质量和有效期。确认是左眼、右眼还是双眼用药 ★帮助老年人取坐位或仰卧位 ★清洁眼部：先用棉签拭净眼部分泌物，嘱老年人头略后仰，眼往上看 滴眼药 ★悬滴眼药水：照护员左手（或用干净棉签）向下轻轻拉眼睑并固定，右手持眼药水瓶、摇匀，距眼2~3 cm处将眼药水滴入下结膜内1~2滴；轻提上眼睑，使结膜囊内充盈药液 ★涂眼药膏：照护员左手（或用干净棉签）向下轻轻拉眼睑并固定，右手垂直向下挤少许药膏，呈细直线状，从外眼角方向顺眼裂水平挤在下穹隆处，再轻提上眼睑，使结膜囊内充盈药膏 滴鼻药 ★嘱老年人闭上眼睛，轻轻转动眼球，用干净棉签为老年人拭去眼部外溢药剂，将棉签放入污物桶；询问、观察老年人有无不适 ★清洁鼻腔：如有干痂，应先用温盐水清洗浸泡，待干痂变软取出后再滴药，滴药后保持仰位2 min ★滴入鼻剂：协助老年人取平卧位，头尽量向后仰，嘱咐老年人先吸气，滴入药液2滴，不要碰到鼻黏膜 ★轻揉鼻翼，使药液能均匀地渗入鼻黏膜 ★询问、观察老年人有无不适 滴耳药 ★帮助老年人取坐位或半坐卧位，头偏向一侧，用棉签将耳道分泌物清洗干净，用干棉签擦干。老年人如有耳聋、耳道不通或耳膜穿孔时，不应使用滴耳剂 ★滴入药液：左手将老年人耳郭向后上方轻轻牵拉，使耳道变直，右手持药瓶，掌根轻靠耳旁，沿耳道后壁滴5~10滴（或遵医嘱），药液入耳道后嘱老年人保持原体位 ★轻揉耳郭轻轻压住耳屏，使药液充分进入中耳，或用消毒棉球塞入外耳道口，以避免药液流出 ★询问、观察老年人有无不适

续表

流程	操作要点
整理	★整理用物，清洁污物，将物品放回原处，洗手 ☆记录老年人姓名、药物名称、给药方式、给药剂量、给药时间、用药后反应并签名
注意事项	★严格查对制度 ★白天宜用滴眼剂，眼膏宜临睡前涂敷，使用眼药水前应先混匀药液 ★鼻腔内有干痂时，先用温盐水清洗浸泡，变软取出后再滴药。若药水滴入口腔可将其吐出 ★老年人有耳聋、耳道不通、耳膜穿孔时不能使用滴耳剂；上药动作应轻柔，避免损伤黏膜 ★操作前洗净双手，防止交叉感染
SP评价	★首先认可：对照护者的耐心、专业、得体的关爱给予肯定 ★其次提出不足：是否保护隐私，是否有失误，能否耐心解释，能否得体照护老年人等提升点 ★最后给予鼓励：相信照护者只要用心、有爱心，一定能做得更好

任务评价　　　　　　任务测试

直通考证

一、单项选择题

1. 照护老年人使用滴眼药，为防止双眼交叉感染，应采取的措施是（　　）。

A. 核对评估　　　　B. 先健侧眼　　　　C. 先患侧眼　　　　D. 先病情较重侧

2. 照护员帮助老年人滴眼药水时，操作错误的是（　　）。

A. 先用棉签拭净眼部分泌物

B. 让老年人头略后仰，眼往上看

C. 左手拇指和食指将上下眼睑轻轻分开并固定

D. 将眼药水滴入后，让老年人睁开眼睛

（3～5题共用题干）范奶奶，眼睛红、肿、痒、痛，畏光，流眼泪，医生诊断为结膜炎，嘱左氧氟沙星滴眼液滴眼，每次1～2滴，每日3次。

3. 下列关于该药物的保存方法不正确的是（　　）。

A. 用后盖紧瓶盖　　　　　　　　　B. 置于光线充足处保存

C. 注意不要打湿标签　　　　　　　D. 药剂开口不要触及其他物品，以免污染

4. 照护员在帮助范奶奶使用眼药水之前应仔细核对，（　　）不属于核对的内容。

A. 老年人姓名　　　　　　　　　　B. 药物不良反应

C. 药品名称　　　　　　　　　　　D. 左眼、右眼还是双眼用药

5. 以下照护措施中不正确的是（　　）。

A. 协助老年人取仰卧位或坐位

B. 打开药物瓶盖，将瓶盖口向下放在桌子上

C. 干净棉签轻轻拉下眼睑并固定

D. 右手持眼药水瓶，距眼 2~3 cm 将眼药水滴入下结膜内 1~2 滴

6. 照护老年人使用滴鼻剂时，正确的操作是（　　）。

A. 帮助老年人取侧卧位 　　　　　　B. 滴药时头尽量向后仰

C. 趁呼气时滴入 　　　　　　　　　D. 瓶口紧贴鼻黏膜

7. 照护老年人使用滴鼻剂的操作注意事项中，错误的是（　　）。

A. 遵医嘱用药

B. 鼻腔内如有干痂，先用温盐水清洗浸泡

C. 滴药后保持仰位 10 min，有利于药物吸收

D. 如果药液流入口腔，可将其吐出

8. 照护老年人使用滴鼻剂时，有助于药物吸收的措施不包括（　　）。

A. 用药前清洁鼻腔 　　　　　　　　B. 准确滴入药物 1~2 滴

C. 滴药后轻轻揉按鼻翼两侧 　　　　D. 用药后保持头后仰位 1~2 min

9. 使用滴耳剂时，为使耳道变直，应将老年人耳郭轻轻牵拉向（　　）。

A. 上方 　　　　　　B. 下方 　　　　　　C. 后上方 　　　　　　D. 前上方

10. 为老年人滴耳药时，协助老年人（　　）。

A. 取俯卧位

B. 头偏向患侧

C. 用手指按压耳屏数次后用棉球塞入外耳道，以避免药液流出

D. 滴药完成后可立即走开

（11~13 题共用题干）王奶奶，66 岁，前几日洗头不小心耳朵进水，今天主诉左耳疼痛，有黄色分泌物流出，医嘱予以氧氟沙星滴耳液滴耳，每次 5~10 滴，每日 3 次。

11. 照护员告诉王奶奶使用滴耳液的目的是（　　）。

A. 消肿

B. 清洗耳道

C. 减少分泌物

D. 经皮肤吸收，发挥局部和全身作用，治疗疾病，缓解症状

12. 照护王奶奶使用滴耳液时正确的体位是（　　）。

A. 平卧

B. 站立位

C. 不限体位

D. 坐位，头偏向一侧，患侧耳在上，健侧耳在下

13. 照护王奶奶使用滴耳液的操作注意事项中，不正确的是（　　）。

A. 仔细核对瓶签、姓名等

B. 检查药水有无过期、变色、混浊、沉淀

C. 应洗净双手，防止交叉感染

D. 老年人出现耳膜穿孔时，可继续使用滴耳剂

二、多项选择题

1. 协助老年人给药是一项严谨的照护任务，从理论上看，对照护员的要求为（　　）。

A. 不需要学习，只需按照医嘱和说明书操作就可以

B. 应具备护士或养老护理人员资格证

C. 进行操作的过程中，注意个人卫生

D. 建立协助医疗服务管理监督考核办法

2. 失智老年人用药依从性改变且降低的原因有（　　）。

A. 老年人各系统发生生理改变，功能退化

B. 对药物缺乏全面了解

C. 老年人认知功能下降

D. 与失智老人沟通效果较差

三、判断题

1. 定期检查药物质量，凡没有标签或标签模糊，药物过期、变质、变色、混浊、发霉、沉淀现象的，均不能使用。　　　　　　　　　　　　　　　　　　　　（　　）

2. 老年人用药种类、服药次数越多，疗程越长，用药的依从性就越高。　（　　）

参考答案

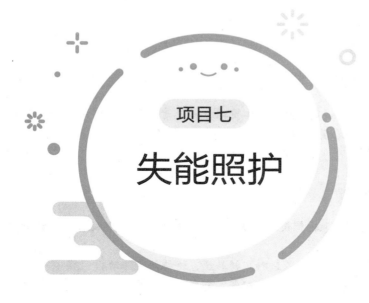

项目七

失能照护

@ **项目导航**

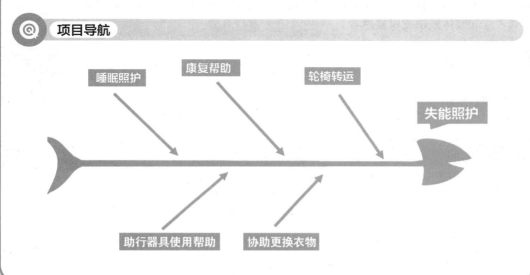

任务一

轮椅转运

任务导入

　　王奶奶，70岁，身高160 cm，体重48 kg，患者因脑梗死致左侧肢体偏瘫无法独立下床，需照护员协助。现在要进行户外活动，需要将王奶奶由床上转移到轮椅上，并用轮椅将王奶奶转运至户外。

任务目标

　　★知识目标：掌握轮椅使用方法、转运技巧并能够正确处理使用轮椅过程中的突发问题，保障患者安全。
　　★技能目标：协助老年人进行床椅转运、轮椅转运活动。
　　★素质目标：尊老敬老，吃苦耐劳，有良好的沟通能力。

任务分析

　　轮椅转移技术是指从轮椅到床上和从床上到轮椅间转移的护理技术。通过妥善安全的转移，可护送虽不能行走但能坐起的老年人外出检查或离床活动。轮椅不仅是肢体伤残者的代步工具，也是其进行身体锻炼的重要帮手。因此，轮椅转移技术是照护员必备的一项技能。

　　轮椅的类型有普通轮椅和特殊轮椅。普通轮椅由轮椅架、轮、刹车装置、坐靠垫、脚踏板和挡腿布构成。特殊轮椅是在普通轮椅的基础上发展的轮椅，包括截瘫老年人使用的站立轮椅、双下肢截肢的截肢用轮椅、电动轮椅等。

　　使用轮椅的基本条件如下：①步行功能严重减退者、截瘫、骨折、瘫痪和痛症患者。②遵医嘱禁止走动者以及双下肢不能负重、因心脏疾患需减轻体力消耗者。③脑性瘫痪者。④年老体弱者。⑤肢体残缺或康复患者。

任务实施

轮椅转运操作流程见表7-1。

轮椅转运

表7-1　轮椅转运操作流程

流程	操作要点
评估	★沟通并评估老年人的意识状态、身体状况、理解和配合程度等 ★解释目的、方法和注意事项，取得老年人配合

流程	操作要点
准备	★照护者：着装整洁，洗净双手，戴口罩 ★老年人：理解操作目的及注意事项，能主动配合 ★环境：宽敞，地面平坦，移开障碍物 ★物品准备：轮椅、别针、毛毯、软枕
实施	 固定轮椅 上轮椅 ★检查：检查轮椅性能，将轮椅推至床旁 ★核对：核对床号、姓名等；解释目的、方法，获得老年人的配合并协助老年人坐轮椅 （1）放置轮椅：椅背与床尾平齐或成45°角，固定轮椅 （2）扶老年人坐起，协助其穿衣、穿鞋袜 （3）下床：护士双手环抱老年人腰部，嘱老年人将双手置于护士肩上，协助其慢慢下床 （4）上轮椅：协助老年人移向轮椅，嘱其扶着轮椅的扶手并尽量向后坐 （5）翻踏板：翻转脚踏板，将老年人的脚放至其上 （6）盖毛毯：根据需要加盖毛毯 （7）确定老年人无不适后，放松制动闸，推车前行 ★协助老年人下轮椅 （1）固定轮椅：将轮椅推至床尾，椅背与床尾平齐或成45°角，固定轮椅 （2）解释：向老年人解释下轮椅过程，取得老年人配合 （3）松毛毯：有毛毯者松开取下 （4）下轮椅：面对老年人两腿前后放置并屈膝，让老年人双手放于照护者肩上，扶老年人腰部站起，转身坐向床沿 （5）协助上床：协助老年人脱去鞋子、外衣，躺好盖被
整理	整理用物，将轮椅放回原处，洗手；记录，操作者签名
注意事项	★注意安全，在推轮椅行进的过程中，推车下坡时应减慢速度，过门槛时应翘起前轮，使老年人的头、背后倾，并嘱其抓紧扶手，以防发生意外 ★寒冷季节注意保暖 ★转运过程中随时观察老年人有无不适及病情变化
SP评价	★首先认可：对照护者的耐心、专业、得体的关爱给予肯定 ★其次提出不足：是否保护隐私，是否有失误，能否耐心解释，能否得体照护老年人等提升点 ★最后给予鼓励：相信照护者只要用心、有爱心，一定能做得更好

任务评价　　　　　　　　任务测试

任务二
协助更换衣物

◎ 任务导入

王奶奶，68 岁，身高 167 cm，体重 60 kg。她患有冠心病、帕金森病。今日查房，照护者为其翻身时发现裤子被尿湿，照护者需根据老年人的肢体情况为其更换衣物。

☰ 任务目标

★知识目标：了解老年人衣着特点，以及衣服的选择与搭配原则。

★技能目标：能熟练帮助老年人进行穿脱衣物操作。

★素质目标：尊老敬老，以人为本，爱岗敬业，吃苦耐劳。

❞ 任务分析

老年人身体由于发生脊柱弯曲、关节硬化等生理变化，身体各部位长度变短，活动范围减少甚至活动受限。老年人的体质和年轻人的差别也较大，所以老年人的着装更要讲究。正确地为老年人选择衣物，及时协助老年人更衣，对于提升老年人身体的舒适度、提升自信、改善健康状况有着很大的帮助。照护者需掌握老年人穿着应具有的特点，为老年人选择及搭配衣物等相关知识，以及协助老年人更换开襟衣服、穿脱套头上衣、更换裤子等服务技能。

一、帮助老年人更衣的重要性及要求

老年人着装不仅要美观、保暖，更要舒适、健康。有些老年人由于年老体弱，自理能力下降，需要照护员协助穿脱衣裤。因此，照护者应掌握快捷适宜的穿脱方法，可避免老年人受凉，同时减轻照护劳动强度。老年人选择合适的服装穿着不仅感觉舒适，而且对健康大有益处。老年人穿着应具有实用、舒适、整洁、美观 4 个特点。

1. 实用

衣着有保暖防寒的作用。老年人对外界环境的适应能力差，许多老年人冬季畏寒、夏季畏热。因此，老年人在穿着上首先要考虑冬装求保暖，夏装能凉爽。

2. 舒适

衣着应力求宽松舒适，柔软轻便，利于活动。在面料选择上，纯棉制品四季适宜，而夏季选用真丝、棉麻服装舒适、凉爽、透气。

3. 整洁

衣着整洁不仅使老年人显得神采奕奕，也有利于身体健康。内衣及夏季衣服更应常换常洗。

4．美观

根据老年人自身文化素养、品位来选择适宜的服装。款式上要简洁明快、方便穿着较为适合。

二、老年人衣物的选择及搭配

1．袜子

老年人应选择棉质的松口袜子。袜口过紧会导致血液回流欠佳，足部肿胀不适。袜子勤换洗有利于足部健康。

2．鞋子

老年人应选择具有排汗、减震、安全、柔软、轻巧、舒适等特点的鞋子，大小要合适。日常行走可选择有适当后跟的布底鞋，运动时最好选择鞋底硬度适中、有点后跟、前部翘一点的运动鞋。少穿拖鞋，若居室内穿着拖鞋，也应选择长度和高度能将足部包满整块鞋底、后跟在2~3 cm的拖鞋。

⚙ 任务实施

协助老年人穿脱衣物的技术要点见表7-2。

表7-2 协助老年人穿脱衣物技术

流程	操作要点		
评估	★王奶奶，体重60 kg。患有冠心病、帕金森病。生活不能自理，需要更换衣服裤子 ★评估老年人意识状态、身体状况、受压局部皮肤和会阴部皮肤情况等 ★照护者向老年人解释操作的目的和方法，以取得配合		
准备	★照护者：着装整洁，洗手，戴口罩 ★老年人：如病情允许，首先安置坐位，其次为卧位 ★环境：关闭门窗，调室温，必要时用屏风遮挡 ★物品准备：清洁的开襟上衣，裤子		
实施	★评估手腕肌力和配合程度，活动腕关节、膝关节、踝关节	★协助脱裤子，松开裤带，褪下裤子，鼓励老年人配合	★协助穿裤子，动作轻柔，穿上清洁裤子
	实施前评估	协助脱裤子	协助穿裤子

续表

流程	操作要点		
实施	★协助脱上衣：先脱近侧后脱远侧；肢体障碍时，先脱健侧后脱患侧 协助脱上衣	★协助穿上衣：先穿远侧后穿近侧；肢体障碍时，先穿患侧后穿健侧 协助穿上衣	★协助老年人盖好被子 实施后照护
整理	整理用物，记录更换时间，不良反应等		
注意 事项	★动作轻柔，关心爱护老年人，不可生拉硬拽 ★更衣可与温水擦浴、会阴护理等同时进行 ★根据老年人生活习惯，每周更换内衣 3~4 次、外衣 1~2 次。每次更衣时协助患者坐在床上更换衣服，防止因站立不稳而发生跌倒		
SP 评价	★首先认可：对照护者的耐心、专业、得体的关爱给予肯定 ★其次提出不足：是否保护隐私，是否有失误，能否耐心解释，能否得体照护老年人等提升点 ★最后给予鼓励：相信照护者只要用心、有爱心，一定能做得更好		

任务评价　　　　　　　　任务测试

任务三

康复帮助

◎ **任务导入**

孙爷爷，65 岁，高血压病史 10 年。半月前脑出血，术后出现右侧肢体无力，不能站立，开步困难，并伴有右侧口角歪斜、口齿不清，目前认知功能良好，查体配合。现遵医嘱对孙爷爷进行床上活动训练和步行训练。

任务目标

★知识目标：了解肢体功能障碍床上活动训练方法及步行训练的原则；熟悉康复知识和康复方法知识。

★技能目标：能协助指导老年人床上良肢摆放、桥式运动、床上翻身、卧坐转移训练、下床步行训练的操作；能指导并协助功能障碍老年人实施康复服务。

★素质目标：培养尊老敬老、爱岗敬业、吃苦耐劳的职业精神；具有爱心、关心、耐心、细心和责任心的职业道德。

任务分析

脑卒中是一种慢性疾病，需要日复一日、有耐心地治疗。根据瑞典物理治疗师Signe Brunnstrom的观点，康复训练应按运动发育顺序进行，从反射到随意运动控制，再到功能活动。很多有功能障碍的老年人常以床上活动或是室内活动为主。因此，尽可能减少脑损伤并尽快顺利地过渡到下一个康复阶段，是这个时期的处理原则，应积极采取康复措施预防失用症、并发症的出现。

一、床上活动训练

脑卒中的老年人因肢体功能障碍，有段时间是长期卧床的。长期卧床的老年人容易出现痉挛、压疮等并发症。可以通过良肢位的摆放防止痉挛的出现，通过翻身训练预防压疮和肺部感染。一旦老年人能熟练完成桥式运动，就可以随意地抬起臀部并使其处于舒适的位置，进而减少压疮的发生。桥式运动有利于老年人提高骨盆对下肢的控制和协调能力，是成功进行站立和步行训练的基础。

二、步行训练

步行训练是指恢复独立或辅助步行能力的训练方法，目的是提高患者的步行能力。步行训练时需注意如下几点：①加强安全防护，防止意外。②根据病情需要选取拐杖，双拐长度要相等，拐杖上的螺丝要旋紧。③两点步法使行走速度加快，适用于双腿病情较轻的患者，三点步法适用于一腿不能负重者，四点步法适用于双腿软弱无力的患者。④练习各种步法行走时，尽量做到步幅均匀、步速适中和身体正直。⑤各种训练最好在镜子前进行，以便自我观察和矫正。⑥下肢肌力训练、关节活动度训练以及良好的站立平衡与协调训练是步行训练前必须进行的训练与准备。

 任务实施

功能训练操作见表7−3。

表 7-3 功能训练操作

流程	操作要点
评估	★孙爷爷半月前脑出血,术后右侧肢体无力,开步困难,右侧口角歪斜,口齿不清,认知良好,查体配合 ★解释床上活动训练和步行训练的目的、方法,以获得老年人的配合;交代注意事项
准备	★照护者:着装整洁,态度亲近,规范洗手,戴口罩 ★老年人:理解、配合,取舒适体位 ★环境:安静、整洁、宽敞、通风好 ★物品准备:床、枕头、手杖
实施	1.床上活动训练 (1)桥式运动:训练时两腿之间可夹持枕头或其他物体 ①老年人仰卧,双腿屈曲,然后伸髋、抬臀并保持,为桥式双桥运动形式 ②老年人仰卧,患侧腿屈曲,健侧腿伸直,然后伸髋、抬臀并保持,为桥式单桥运动形式 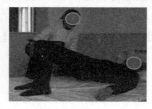 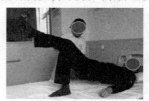 双桥运动形式　　　　　　　　　　　　　单桥运动形式 (2)床上翻身 ①向患侧翻身:放好患侧的上肢和手,健侧腿屈膝,向患侧转动头和颈,健侧上肢和手伸向患侧,旋转躯干、腰部、骨盆并把健腿跨到患侧 ②向健侧翻身:放好患侧的上肢和手,将健侧腿插于患侧腿下方,把头和颈转向健侧,健手抓住患手,转向健侧,躯干、腰部、骨盆和患腿转向健侧 ③老年人不论是转向患侧还是健侧,都应先转头和颈,然后正确地连续转肩和上肢、躯干、腰部、骨盆及下肢,让床边留有足够的空间给老年人翻身,确保翻身后的安全和舒适;翻身后要确保患侧肩部有足够支撑 (3)卧坐转移训练 ①转向患侧卧位,健腿帮助患腿将小腿放于床外,用健手和上肢支撑坐起,移动躯干到直立坐位,并保持直立坐位平衡 ②从健侧卧位坐起对老年人来说比较容易,并且也比较安全,但是可能引起患侧肢体的"协同运动",甚至有可能造成患侧忽略,故常用患侧坐起的训练方法 2.步行训练 (1)三点步健手持杖步行训练:先伸出手杖,再迈出患肢,最后迈出健肢 (2)两点步健手持杖步行训练:行进时手杖与患足同时迈出,然后迈出健足 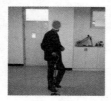 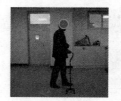 三点步健手持杖步行　　　　　　　　　两点步健手持杖步行

续表

流程	操作要点
整理	★整理用物，协助老年人取舒适体位，做健康宣教，洗手 ★记录训练内容、效果及训练过程中的问题与处置等并签名
注意事项	★充分取得老年人的配合，训练过程中做好安全防护 ★对拒绝训练的老年人要耐心解释，多沟通，解除其思想顾虑
SP评价	★首先认可：对照护者的耐心、专业、得体的关爱给予肯定 ★其次提出不足：是否保护隐私，是否有失误，能否耐心解释，能否得体照护老年人等提升点 ★最后给予鼓励：相信照护者只要用心、有爱心，一定能做得更好

任务评价

任务测试

知识链接

（1）失能老年人是指因年迈虚弱、残疾、生病、智障等原因失去日常生活自理能力而需要他人帮助的老年人。失能是指因外伤、疾病、发育缺陷或精神因素造成明显的身体功能障碍，以致不同程度地丧失正常生活、工作和学习能力的一种状态。

（2）老年人功能障碍的影响因素有以下几点。①生理因素。随着年龄增加，老年人身体器官衰老，导致失能风险增高。②疾病因素。老年人是各种慢性疾病的高发人群，疾病状态使老年人长期处于功能障碍状态。③心理、社会因素。大脑功能退化、社会参与度低等，可导致老年人认知功能障碍、心理障碍等。

（3）老年人常见的功能障碍表现包括以下几方面。①肢体障碍。如偏瘫、肌张力障碍、共济失调、平衡协调障碍等。②言语功能障碍。如失语和运动性构音障碍等。③吞咽障碍。如进食和饮水功能障碍等。④排尿、排便障碍。如尿潴留、尿失禁，便秘、大小便失禁等。⑤视觉功能障碍。如双眼视力低下等。⑥听觉功能障碍。如双耳听觉下降等。⑦认知功能障碍。如注意力障碍、记忆减退、知觉障碍、定向障碍、失语、失认、失用等。⑧心理—精神障碍。如焦虑、抑郁、孤独等。

（4）老年人康复服务的原则：①明确功能障碍的种类、程度和特点；②评估老年人各种合并疾病对康复的影响；③综合考虑多方因素，制定合理的康复目标；④制订简单的、科学的、安全的康复训练计划；⑤充分利用适当的辅助器具；⑥确保生活与康复的安全。

（5）老年人康复服务实施包括以下几方面。①老年人功能障碍的评定。包括运动功能、感觉功能、平衡与协调能力、言语功能、认知功能、心理情绪状态、生活自理能力、心肺功能、社会参与能力等的评定。②老年人功能障碍的康复内容。包括物理治疗（PT）、作业治疗（OT）、言语与吞咽治疗（ST）、假肢与矫形器、辅助器具、心理治疗、康复教育等。

任务四
助行器具使用帮助

任务导入

李奶奶，75岁，患有帕金森病，手脚僵硬，行动迟缓。医生建议其使用步行器，在使用过程中应有人陪伴，防止摔跤等意外发生。照护部王主任在查房时嘱照护者在李奶奶使用步行器时给予帮助、指导并做好辅具安全检查工作。

任务目标

★知识目标：了解助行器的种类、性能及要求，老年人使用助行器具的观察要点。

★技能目标：能正确协助老年人使用助行器，并能处理使用过程中的突发问题，保障老年人安全。

★素质目标：操作过程耐心、体贴，体现尊重与人文关怀。

任务分析

助行器具一般是支撑老年人走路，让其走路更方便的工具，能够起到辅助人体支撑体重、保持平衡和行走的作用。助行器具的使用既能稳身健步，减少并发症的发生，又可以提高老年人的生活自理能力，改善生活质量，同时节省体力和人力，减轻照护者的负担。助行器具的使用也能帮助老年人改善心理状态，提高自信心。

一、助行器具的种类、性能及要求

助行器具主要分为手杖、拐杖、步行器三类。

1. 手杖

根据手杖的结构和功能可以分为单足手杖、多足手杖、直手杖、可调式手杖、带座式手杖、多功能手杖和盲人手杖等。其中，单足手杖适用于握力好、上肢支撑能力强的老年人。多足手杖包括三足和四足，支撑面积较广而且稳定。

2. 拐杖

拐杖指依靠前臂或肘关节扶持帮助行走的工具。分为普通木拐杖、折叠式拐杖、前臂杖、腋杖和平台杖。前臂杖又称洛式杖，可单用也可双用，适用于握力较差、前臂力量较弱，但又不必使用腋杖者。腋杖稳定，用于截瘫或外伤严重的老年人，包括固定式和可调式。平台杖又称类风湿杖，主要将前臂固定在平台式前臂托上，适用于关节严重损伤的类风湿老年人或手有严重损伤而不能负重者，由前臂负重。

3. 步行器

步行器是用来辅助下肢功能障碍者（如偏瘫、截肢、全置换术后等）步行的工具。可以起到保持平衡、支撑体重和增强上肢伸肌肌力的作用。常见的有框架式助行器（两轮式、三轮式、四轮式）、截瘫助行器、交替式助行器。框架式助行器支撑力强，便于老年人站立和行走，其支撑面积大，稳定性好，使用时老年人需两手扶握左右两侧，于框架当中站立行走。截瘫助行器需要根据老年人的具体情况制作配置。交替式助行器适用于各种原因导致的第四胸椎以下完全性或更高节段不完全性脊髓损伤的老年人。

二、老年人使用助行器具的观察要点

检查助行器具是否完好，把手有无松动，助行器具与地面接触的橡胶是否牢固，可调高度的助行器具调节卡扣是否锁紧等。

三、高度选择

1. 手杖高度

老年人站立时，肘关节屈曲 15°~30°，腕关节背伸，小趾前外侧 15 cm 处至背伸手掌面的距离即为手杖的适当高度。站立困难时可仰卧位测量。

2. 拐杖高度

身高减去 41 cm 的长度为腋杖的高度，站立时大转子的高度为把手的位置。

3. 步行器高度

老年人直立，双手握住助行器把手，肘关节屈曲 15°~30° 时的高度为宜。

四、识别异常情况并及时报告

老年人活动后如出现下肢肿胀、紫斑等情况，应注意调整步态、减少活动时间并及时通知护士和医生。若老年人主诉持拐下地后手腕无力，不能持物，则应注意有无臂丛神经受压，并及时通知护士和医生。

⚙ **任务实施**

步行器的使用方法及评估要点见表 7-4。

表 7-4 步行器的使用方法及评估要点

流程	操作要点
评估	★李奶奶，患有帕金森病，手脚僵硬，行动迟缓，医生建议其使用步行器，照护者在李奶奶使用步行器时给予帮助、指导并做安全检查工作 ★提前与老年人沟通，取得理解和配合要求 ★评估老年人的年龄、病情、意识状态、自理水平，行走的意愿 ★解释活动目的，取得老年人家属配合

流程	操作要点	
准备	★照护者：着装整洁，规范洗手，戴口罩 ★老年人：按季节着装，身穿合适长度的裤子及防滑的鞋子 ★环境：安静，光线充足，无障碍物，地面干燥，没有水迹 ★物品准备：合适的助行器具	
实施	★备齐用物至老年人床旁，核对并做好解释 解释	★检查步行器：检查步行器是否完好，螺丝是否有松动，支脚垫是否完好适用，高度是否适合 检查
	★照护者边演示边讲解使用步行器的步行方法。向老年人说明配合要点，取得配合 演示	★四步法：适用于双下肢步行功能障碍 三步法：适用于单下肢步行功能障碍 方法
	★三步法：双手同时将步行器向前移动一步（25~30 cm），患肢抬高后迈出。双手臂伸直以支撑身体（患肢遵医嘱决定承重力量），迈出健肢与患肢平行。重复上述步骤前进 ★四步法：步行器一侧向前移动一步（25~30 cm），对侧下肢抬高后迈出，落在步行器的两后腿连线水平附近。然后使步行器另一侧向前移动一步，迈出另一下肢。重复上述步骤前进	
整理	整理用品，记录训练过程及结果	
注意事项	★每次使用助行器时需站立片刻，确保无头晕、心慌、出汗等不适。若出现时，可稍微坚持站立片刻或坐下休息 ★行走时要慢，防止跌倒，保证老年人安全，注意老年人病情变化 ★平地使用，路面不平时禁止使用 ★首次行走由照护者指导并陪伴，下床时间不超过 30 min ★助行器禁止上下楼梯 ★操作全过程要耐心、体贴，体现尊重和人文关怀，及时疏导和安抚老年人不良情绪并保护老年人安全	

续表

流程	操作要点
SP 评价	★老年人对所给予的解释和护理表示理解和满意，操作规范、安全 ★是否有耐心，是否有感觉不太得体的方面需提出来 ★鼓励照护者更加专业，相信其一定是一个很好的照护者

步行器使用技术

帕金森病患者步态训练

任务评价

任务小结

任务五

睡眠照护

◎ 任务导入

张爷爷，74岁，有高血压、糖尿病病史，他于1周前入住一家养老机构。近期，张爷爷睡眠质量差，入睡困难，夜间经常做梦，常在凌晨两三点惊醒，醒后无法再入睡直到天亮，一晚只能睡2~3 h。白天张爷爷出现了头晕、体乏、精神不振、兴趣缺乏、易躁易怒的症状，晚上因害怕失眠不愿意上床就寝。照护员需要采取相关措施来促进张爷爷的睡眠。

≡ 任务目标

★知识目标：掌握睡眠障碍老年人的照护措施；熟悉老年人睡眠障碍的表现及相关影响因素；了解老年人睡眠的特点。

★技能目标：掌握老年人睡眠照护的操作流程及注意事项；能对老年人进行促进睡眠的健康指导。

★素质目标：尊老敬老，以人为本，爱岗敬业，吃苦耐劳，服务老年人。

〃 任务分析

睡眠是机体所必需的过程，有解除疲劳、恢复精神、增强免疫力和促进疾病康复的重要作用。老年人的睡眠易受各种因素影响，照护员需要改善老年人睡眠环境，帮助其养成良好的睡眠习惯；细心观察老年人的睡眠情况，协助其找出发生睡眠障碍的原因并进行干预，提高老年人的睡眠质量，促进老年人健康。

随着年龄的增长，老年人大脑皮层功能减弱，新陈代谢减慢，机体结构和功能的退化使其睡眠功能也会退化。

一、老年人睡眠的特点

（1）早睡早醒。

（2）夜间觉醒较多。老年人的睡眠易受声、光、温度及自身疾病影响，睡眠不连续。

（3）总睡眠时间减少。老年人由于新陈代谢减慢，睡眠时间平均减少 1~3 h，为 6~7 h。

（4）深度睡眠减少，入睡期和浅睡眠增多。老年人年龄越大，睡眠越浅。

二、老年人睡眠障碍

睡眠障碍是由于生物、心理、躯体疾病、神经系统疾病、精神疾病等一系列因素所导致的睡眠量不正常，对睡眠中出现异常行为表现，以及睡眠和觉醒正常节律性交替紊乱表现的总称。睡眠障碍分为器质性睡眠障碍和非器质性睡眠障碍，常见的非器质性睡眠障碍又包括睡眠失调和异常睡眠。

睡眠障碍是老年人最常见的问题之一，是威胁老年人身心健康的重要因素，长期反复睡眠障碍不仅使老年人易出现头晕、心慌、烦躁、反应迟钝、记忆力下降、免疫力降低，还会影响老年人原发病的治疗和康复，加重或诱发某些躯体疾病，如肿瘤、心脑血管疾病、糖尿病等。

老年人并非睡眠需要减少，而是其睡眠能力减退。老年人睡眠障碍常见的表现如下。

（1）入睡困难。上床后持续 30 min 以上不能入睡，或想睡却很清醒而难以入睡。

（2）睡眠浅，睡眠易中断。睡眠过程中一夜醒多次，没有熟睡的感觉。

（3）彻夜不眠。夜间虽卧床睡眠却意识清醒，感觉一夜迷迷糊糊。

（4）有效睡眠时间短。超过 1 个月夜间有效睡眠时间短，每晚少于 6 h，白天倦怠。

（5）早醒。天没亮就醒或醒来以后再也无法入睡。

（6）多梦。夜间经常做梦，一般不留记忆或对梦境有断断续续不完整的记忆。

三、影响老年人睡眠的因素

1. 生理因素

如老年人夜尿、内分泌的变化，脑缺血缺氧、葡萄糖供给不足等影响脑细胞的代谢，这些都易影响老年人的睡眠。

2. 心理、社会因素

老年人离退休后生活得不适应、操心子女生活等，容易导致紧张焦虑、难以入睡、睡眠中多梦、睡眠质量差。

3. 疾病因素

躯体疾病造成的疼痛、不适会影响睡眠。有些老年人因患病采取被动体位，或未按时得到翻身，使老年人长时间处于一种卧位造成肌肉疲劳，难以入眠。部分老年人患病时，留置输液导管、各种引流管造成牵拉不适也影响睡眠。肿瘤老年人出现疼痛是最不愉快的感受，尤其影响睡眠，应遵医嘱给予止痛药。其他精神疾病，如抑郁症、焦虑症也可导致睡眠障碍。

4．药物、食物影响

老年人常有需要长期药物治疗的疾病，很多药物会影响老年人睡眠，如老年人因服用安眠药物易养成习惯性、依赖性，而且一旦产生机体耐受性就会使睡眠障碍加重。食物中含有易引起老年人兴奋难入睡的物质，如咖啡、浓茶，睡前 4~5 h 不要饮用，而牛奶、肉类、豆类等食物富含催眠作用的 L–色氨酸，建议老年人适当摄入。

5．环境影响

居室环境的通风、温度、噪声、光线及床具是否舒适，可影响老年人睡眠。老年人原来生活环境的改变，如老年人的卧室、卧具发生变化，或入住养老院、医院后因多人同居一室而互相干扰，都会影响老年人睡眠或造成睡眠障碍。

四、解决老年人睡眠障碍的措施

1．促进老年人睡眠环境的舒适

（1）调节室内温度和湿度。一般夏季温度保持在 22~25 ℃，相对湿度在 60%~70%；冬季室温可在 18~22 ℃，相对湿度以 55%~65% 为宜。

（2）通风换气。老年人睡觉前 1 h 可以通风 10 min，去除室内异味和污浊的空气，避免对流风，注意老年人保暖，防止受凉。

（3）保持安静，光线要暗。照护员要走路轻、操作轻、关门轻、说话轻。老年人睡前关闭大灯，适当开启壁灯或地灯；选用遮光性较好的深色窗帘。

2．促进老年人身体的舒适

（1）做好老年人个人卫生清洁工作。睡前洗漱、清洁会阴部和臀部、排空大小便等。

（2）整理床铺、被服舒适。床铺高度 40~50 cm，以适合老年人上下床为宜。被褥薄厚随季节调整，松软适中、平整舒适。芯枕软硬适中并且透气，一般以头放在枕头上压缩至 6~9 cm 为宜。

（3）协助老年人采取舒适的睡眠姿势。确保各引流管通畅不受压，并根据病情选择合适卧位，如心力衰竭老年人可以取半坐卧位以减少回心血量，减轻呼吸困难。

3．促进老年人养成良好的睡眠习惯

（1）饮食指导。晚餐不要吃得太饱或太少，睡前不宜吃零食，不宜多饮水或吃含水分多的水果，忌喝咖啡、浓茶等。平时注意补充富含钙、锌、镁、维生素的食物，睡前喝热牛奶促进睡眠。

（2）适当运动。身体情况允许的老年人，白天可以进行适当的小强度体育活动，如比较适合的气功、饭后或睡前散步、打太极拳、慢跑等，但睡前 1 小时应停止剧烈运动，以免过度兴奋、疲劳影响睡眠。

（3）作息规律。每天按时起床、按时睡觉，可以适当午睡 30 min，但午睡时间不宜过长。通过睡前半小时泡脚、洗热水澡、听优美舒缓的音乐、按摩放松等建立入睡条件反射，同时避

免睡前在床上看电视、手机、书等。

4．促进老年人心理放松

多关心老年人，耐心倾听老年人讲述睡前未完成的事情或不愉快的事情，调节老年人思想和情绪，转移老年人对失眠的注意力，帮助老年人缓解心理压力，获得良好的睡眠。

5．辅助睡眠的药物护理

根据老年人睡眠情况适当使用安眠药、镇静药，注意观察其不良反应，是否有抑制呼吸、降低血压、影响肠蠕动的表现，应尽量减少使用以免引起药物依赖。

⚙ 任务实施

睡眠照护流程见表7-5。

表7-5　睡眠照护流程

流程	操作要点
评估	★张爷爷，有高血压、糖尿病病史，1周前入住养老机构。近期，张爷爷睡眠质量差，入睡困难，夜间经常做梦，常在凌晨两三点惊醒，醒后无法再入睡，直到天亮，一晚只能睡2~3 h ★睡眠照护的目的：促进老年人睡眠，对老年人做促进睡眠的相关健康指导 ★评估老年人的年龄、身体、心理状况、睡眠状况及老年人睡眠环境 ★向老年人讲解即将进行促进睡眠的方法，取得老年人配合
准备	★照护员：着装整洁，规范洗手，戴口罩 ★环境：安静、清洁、舒适、温湿度适宜 ★物品准备：洗手液、记录单、笔，必要时备毛毯、便器
实施	★核对沟通：核对姓名，尊重老年人，取得配合 ★布置睡眠环境 （1）通风：睡前1 h打开老年人卧室窗户，通风10 min再关闭门窗 （2）调节室内温湿度 （3）关闭电视，拉上窗帘 ★协助老年人睡眠 （1）找出影响老年人睡眠障碍的原因，并给予心理护理 （2）协助老年人取舒适卧位，盖好盖被 （3）关闭大灯，打开夜灯 （4）将呼叫器置于枕边，必要时在床旁放置便器 （5）轻关门，退出房间 ★观察老年人睡眠 （1）定时巡视老年人，观察其睡眠状况 （2）观察老年人一般睡眠状况：入睡时间、觉醒时间和次数、睡眠质量、总睡眠时长等 （3）观察老年人有无异常睡眠情况：入睡困难、睡眠呼吸暂停、夜间阵发性呼吸困难、睡眠一觉醒节律障碍等 （4）观察结束后，轻走退出房间，轻关门

续表

流程	操作要点
整理	★清理用物，洗手 ★记录老年人睡眠时间及情况：根据巡视情况记录老年人一般睡眠情况、有无异常睡眠表现、是否采取药物助眠等，发现任何异常情况应及时处理
注意事项	★通风换气，去除室内异味和污浊的空气时应避免对流风，注意老年人的保暖 ★枕头软硬适度，高度合适，枕头舒适高度以6~9 cm为宜 ★夜间巡视老年人时应走路轻、关门轻 ★对身体状况不佳或有异常睡眠情况的老年人应加强观察和巡视，发现异常应及时处理 ★详细记录老年人睡眠情况
SP评价	★首先认可：对照护者的耐心、专业、得体的关爱给予肯定 ★其次提出不足：是否保护隐私，是否有失误，能否耐心解释，能否得体照护老年人等提升点 ★最后给予鼓励：相信照护者只要用心、有爱心，一定能做得更好

任务评价

任务测试

🔗 知识链接

睡眠日记是失眠研究方法之一，是主观性睡眠评估的"金标准"。老年人通过睡眠日记可记录自己的睡眠行为模式、受睡眠影响的日间状况。通过分析睡眠日记，可直观掌握老年人的睡眠信息，对于失眠障碍的诊断和评估各种治疗的效果具有重要参考价值。

✏️ 直通考证

一、单项选择题

1. 协助老年人坐轮椅或下轮椅时，要(   )。

A. 打开所有轮子 B. 让患者自行移动 C. 锁住所有轮子 D. 不能顶住椅背

2. 轮椅转运前需要评估老年人的(   )。

A. 年龄   B. 体重

C. 意识、肌力、肌张力   D. 皮肤黏膜情况

3. 用轮椅转送老年人时，如何做到安全转运(   )。

A. 头颈部控制不良的患者，可使用颈托

B. 躯干不能保持平衡者，可采用腰带将其固定

C. 保持正确，舒适体位

D. 臀部压疮患者可使用坐式轮椅转移

4. 照护员用轮椅转运老年人前应评估轮椅的(　　)。

A. 安全性能　　　　　　B. 座高　　　　　　C. 座宽　　　　　　D. 生产厂家

5. 将老年人从床上移向轮椅时，推轮椅到床旁与床边缘(　　)。

A. 成30°角或与床尾平行　　　　　　B. 成40°角或与床尾平行

C. 成45°角或与床尾平行　　　　　　D. 成50°角或与床尾平行

6. 使用轮椅时应根据(　　)选择适合老年人的轮椅。

A. 老年人的不同年龄、不同体型、不同身体状况

B. 老年人的不同性别、不同体型、不同身体状况

C. 老年人的不同身份、不同性别、不同身体状况

D. 老年人的不同年龄、不同身份、不同婚姻状况

7. 协助老年人上下轮椅时，应先(　　)脚踏板。

A. 装上　　　　　　B. 拆下　　　　　　C. 翻起　　　　　　D. 打开

8. 下列对轮椅安全移动照护目的描述正确的是(　　)。

A. 护送不能行走但能坐起的老年人入院、出院、检查、治疗或室外活动

B. 增进恢复期老年人的体力，作为下地活动前的过渡

C. 让家属熟知轮椅的正确使用方法

D. 以上都对

9. 李爷爷，68岁，高血压病史12年。他于1周前因情绪激动，突发右侧肢体无力、活动障碍、语言不清。遵医嘱为李爷爷进行卧坐转移训练，下列说法不正确的是(　　)。

A. 向健侧坐起比较容易　　　　　　B. 向患侧坐起比较容易

C. 可以使用辅助器具　　　　　　D. 向健侧坐起比较安全

10. 下列使用手杖步行的方法正确的是(　　)。

A. 三点步行法：健手持杖—手杖—健腿—患腿

B. 两点步行法：健手持杖—手杖和健腿—患腿

C. 三点步行法：健手持杖—手杖—患腿—健腿

D. 三点步行法：健手持杖—健腿—患腿—手杖

E. 以上都不对

11. 患者，男性，75岁，2个月前突发头晕、头痛，继而左侧肢体瘫痪，CT检查为大脑右侧出血60 mL，经手术治疗后遗留左侧肢体偏瘫，不能活动，生活不能自理。查体：神志清晰，精神欠佳，血压90/60 mmHg，患肢肌力0级，健足站立平衡功能1级。诊断：①脑出血；②左侧肢体迟缓性偏瘫。该患者进行步行训练时，可采用的训练方法是(　　)。

A. 患手持杖四点步行法　　　　　　B. 健手持杖三点步行法

C. 患手持杖两点步行法　　　　　　D. 健手持杖四点步行法

E. 以上都不对

12. 老年人睡眠障碍最常见的是(　　)。

A. 夜游症　　　　　　　　　　B. 嗜睡症

C. 失眠症　　　　　　　　　　D. 睡眠—觉醒节律障碍

13. 关于睡眠障碍老年人的饮食指导不正确的是(　　)。

A. 晚餐不要吃得太饱或太少，睡前不宜吃零食

B. 睡前喝热牛奶促进睡眠

C. 睡前保证充足水分的摄入

D. 适当多食富含L-色氨酸的食物

14. 对老年人睡眠环境的布置中，正确的是（　　　）。

A. 夜间不关大灯，预防跌倒

B. 睡前避免通风换气，以防受凉

C. 保持室温冬夏恒定不变

D. 减少噪声，走路轻、关门轻

二、多项选择题

1. 以下哪种情况适合使用轮椅转运？（　　　）

A. 步行功能严重减退者、截瘫、骨折、瘫痪和痛症患者

B. 遵医嘱禁止走动者、双下肢不能负重、因心脏疾患需减轻体力消耗者

C. 脑性瘫痪

D. 肢体残缺，长期病或康复患者

2. 普通轮椅由（　　　）构成。

A. 轮椅架、轮　　　　　B. 刹车装置　　　　　C. 坐靠垫　　　　　D. 脚踏板和挡腿布

3. 老年人睡眠受哪些因素的影响？（　　　）

A. 生理因素　　　　　B. 心理、社会因素　　　C. 疾病、药物因素　　　D. 饮食、活动因素

4. 观察睡眠障碍老年人睡眠情况时，照护员应该（　　　）。

A. 尽量减少巡视，以免打扰老年人睡眠

B. 观察入睡时间、觉醒时间和次数、睡眠质量、总睡眠时长等一般睡眠状况

C. 观察有无入睡困难、睡眠呼吸暂停、夜间阵发性呼吸困难、睡眠—觉醒节律障碍等异
　　常睡眠情况

D. 关门轻、走路轻

参考答案

项目八

危急应对

姚许，2000 年出生，空军某部战士，驻鄂部队抗击武汉新冠肺炎疫情运力支援队驾驶员。

"我身上的军装，是沉甸甸的责任与担当！如果必须有牺牲，请让我来，我愿做那个守护者！"

@ **项目导航**

烧烫伤照护

跌倒照护

危急应对

压疮照护

异物卡喉照护

任务一
跌倒照护

任务导入

　　王奶奶，76岁，有高血压、冠心病病史。日常生活能自理，老伴儿去世后，她入住养老机构。某天王奶奶淋浴时在浴室跌倒，照护员及时发现，进行评估处理，经检查除右脚受伤外未造成其他严重后果。照护员需要对其跌倒后进行正确评估处理并指导王奶奶预防跌倒。

任务目标

　　★知识目标：掌握老年人跌倒的预防措施、处理措施；熟悉老年人跌倒的危险因素；了解老年人跌倒的危害。
　　★技能目标：掌握老年人跌倒的判断、处理方法，能对老年人进行预防跌倒的健康教育。
　　★素质目标：尊老敬老，以人为本，爱岗敬业，吃苦耐劳，服务老年人。

任务分析

　　老年人随着年龄的增长出现平衡能力下降、下肢乏力、步态不稳、视觉减退、反应变慢等生理变化，再加上药物的不良反应等，均使老年人容易发生意外跌倒。老年人跌倒大多发生在浴室、厕所、厨房、卧室等室内环境，少数发生在室外环境。

　　跌倒是我国65岁以上老年人发生伤害、死亡的首位原因，老年人跌倒死亡率随年龄的增加而上升，跌倒后轻者可导致软组织损伤，重者可导致老年人因脑血管意外等原因直接死亡，或因骨折及其他损伤导致老年人活动障碍或长期卧床，继而容易并发肺部感染、压疮等导致老年人死亡。老年人跌倒后的恐惧心理会影响其日后的活动能力，使其活动范围受限，严重影响他们的身心健康。

一、跌倒的危险因素

　　导致老年人跌倒的危险因素很多，包括外在因素和内在因素。

1. 外在因素

　　（1）环境因素。①室内因素。沐浴时地面湿滑；昏暗的灯光；不平坦的路面，有障碍物；家具高度和摆放位置不合适，沙发过软或凹陷；楼梯台阶、走廊及卫生间没有扶手，蹲式便器；不合适的鞋子、过大过长的裤子和不适宜的行走辅助工具等。②室外因素。台阶和人行道缺乏修缮，雨雪天气、拥挤等都可能引起老年人跌倒。

（2）活动因素。行走和变换体位时老年人易发生跌倒。

（3）社会因素。老年人是否独居、与社会的交往和联系程度、老年人的受教育和收入水平、卫生保健水平、享受社会服务和卫生服务的途径也可以影响老年人跌倒的发生率。

2. 内在因素

（1）生理因素。①步态和平衡功能受损。步态的稳定性下降和平衡功能受损是引发老年人跌倒的主要原因。老年人行走缓慢、步幅变短、行走不连续、脚抬的高度受限，使其发生跌倒的风险大大增加。②中枢神经系统退行性变。中枢神经系统的退行性变使老年人的智力、肌力、肌张力、感觉、反应速度、协调能力下降，使跌倒的发生率增加。③感觉系统功能下降。老年人常伴有不同程度的视觉障碍和听觉障碍，难以看到或听到有关跌倒危险的警告提醒，从而增加了跌倒的危险性。老年人的触觉降低也会增加跌倒的危险性。④骨骼肌肉系统改变。老年人骨骼肌肉的退化和损坏也是引发跌倒的常见原因。骨骼肌肉系统功能的退化使老年人举步时抬脚不高、行走缓慢、不稳，导致跌倒危险性增加。如老年人骨质疏松最严重的后果就是跌倒后发生骨折。

（2）病理因素。①心脑血管疾病。高血压、心律失常、充血性心力衰竭、体位性低血压、脑血管缺血性疾病、椎基底动脉供血不足等均可导致老年人头晕、体力不支而易发生跌倒。②神经系统疾病。如癫痫、帕金森病、眩晕症、小脑功能不全的老年人平衡能力较差，容易跌倒。③感官系统疾病。如白内障、青光眼、视网膜退行性病变、视网膜动脉阻塞，因感知困难使步态不稳而易发生跌倒。④运动系统疾病。如颈椎病、类风湿性关节炎、骨质疏松症、运动器官损伤或畸形，致使老年人活动障碍或肌力减弱而易发生跌倒。⑤泌尿系统疾病。因尿频、尿急、尿失禁等症状而匆忙去洗手间，排尿性晕厥等也会增加老年人跌倒的危险性。

（3）药物因素。随着年龄增长，老年人对药物的敏感性和耐受性发生改变，老年人的神志、精神、视觉、步态、平衡等方面易受药物影响而引起跌倒。如抗焦虑药、抗抑郁药、降压药、血管扩张药和抗心律失常药、降糖药、镇痛药、抗帕金森病药等，其中抗抑郁药引发老年人跌倒的危险性最大。

（4）心理因素。焦虑、恐惧、抑郁等心理会削弱老年人的注意力，使其对环境危险因素的感知和反应能力下降。其他如不服老、不愿意麻烦别人也是老年人发生跌倒危险的心理因素。

二、跌倒的预防措施

老年人跌倒并不完全是意外，而是多种潜在危险复杂交互作用的结果。因此，对风险意识全面识别是有效防范老年人跌倒的前提和基础。

1. 保证环境安全，指导日常生活

环境安全对预防跌倒非常重要，要帮助老年人熟悉居住环境，加深对方位、布局、设施的记忆。家具摆放固定合理；确保地面干燥，灯光照明适宜；走廊两侧、厕所均安有扶手；厕所安装坐便器；浴室地面铺防滑垫；物品收纳保证过道无杂物；穿着合适的衣裤避免绊倒；热水瓶、拖鞋、便器等生活常用物品应摆放在老年人方便使用的位置。

2. 进行跌倒危险因素的评估

医院和养老机构常采用跌倒（坠床）危险因素评估表（见表 8-1）对老年人进行评估，总分≥ 4 分的老年人，照护员应该特别注意防范其跌倒发生。

表 8-1 老年人跌倒（坠床）危险因素评估

序号	老年人跌倒（坠床）危险因素	分值
1	年龄≥ 70 岁	1
2	最近一年曾有不明原因跌倒（坠床）史	2
3	阿尔茨海默病	2
4	意识障碍	1
5	烦躁不安	4
6	肢体残缺或偏瘫	1
7	移动时需帮助	1
8	视力障碍	2
9	听力障碍	1
10	体能虚弱	2
11	头晕、眩晕、体位性低血压	2
12	不听劝告或不寻求帮助	1
13	服用影响意识或活动的药物，如镇静安眠剂、降压药、利尿剂、降血糖药、镇痉抗癫剂、麻醉剂、止痛剂	1~2
合计		

3. 重视疾病的防治

积极治疗高血压、糖尿病等老年慢性病，控制血压、血糖，帮助老年人识别发病的前驱症状及规律，及时休息。有高血压的老年人起床、变换体位时要动作缓慢。

4. 合理使用药物，观察药物不良反应

尽量减少使用易引起跌倒的药物，必须使用时要做好用药宣教，注意观察，预防跌倒。

5. 关爱老年人，做好心理护理

多关心老年人，鼓励老年人坚持体育锻炼，保持精神愉悦；多鼓励有肢体活动障碍的老年人，减少老年人对活动时发生跌倒的恐惧。

⚙ **任务实施**

跌倒照护流程见表 8-2。

表8-2 跌倒照护流程

流程	操作要点
评估	★王奶奶，有高血压、冠心病病史，日常生活能自理，老伴儿去世后，入住养老机构。某天王奶奶淋浴时在浴室跌倒，照护员及时发现 ★跌倒应对的目的：评估、处理跌倒后的老年人，做预防老年人跌倒再发生的健康指导 ★评估老年人的意识、年龄、性别、身体、心理状况 ★安慰老年人，给予心理支持
实施	★意识不清老年人救助 （1）紧急求助：拨打急救电话 （2）止血包扎：有外伤、出血时应立即止血、包扎 （3）保持呼吸道通畅：有呕吐的老年人，将其头偏向一侧，并清理口、鼻腔分泌物，保持呼吸道通畅 （4）抽搐救助：将抽搐老年人移至平整软地面或身体下垫软物，防止碰、擦伤，必要时在其牙间垫硬物防止舌头咬伤，不要硬掰抽搐肢体，防止肌肉、骨骼损伤 （5）胸外心脏按压：对呼吸、心跳停止的老年人应立即进行胸外心脏按压、人工呼吸等急救措施 （6）搬动：保证平稳，尽量平卧 ★意识清醒老年人救助 （1）询问：老年人跌倒情况及对跌倒过程是否有记忆。能记起且伤情轻的老年人，搀扶或用轮椅转运至床上休息；如老年人不能记起，可能为晕厥或脑血管意外，应立即拨打急救电话 （2）止血包扎：有外伤、出血时应立即止血、包扎，皮肤有瘀斑的老年人可进行局部冷敷 （3）询问老年人有无剧烈头痛，口角歪斜、言语不利、手脚无力等提示脑卒中的情况，若有则不可立即扶起，需立即拨打急救电话 （4）查看老年人有无肢体疼痛，畸形、关节异常、肢体位置异常等提示骨折的表现，若有或无法判断，则不要随便搬动，以免加重病情，并立即拨打急救电话 （5）查询老年人有无腰、背部疼痛，双腿活动或感觉异常及大小便失禁等提示腰椎损害表现，若有或无法判断，则不要随便搬动，以免加重病情，并立即拨打急救电话 ★预防跌倒方法 （1）起床"3个半分钟"：嘱老年人起床时变换体位缓慢，床上躺半分钟，床上坐半分钟，双腿下垂床边再坐半分钟，最后下床站立 （2）预防跌倒健康教育：简单平衡操锻炼 第一节：嘱老年人先一条腿站立，站立时间从1数到10，然后用另一条腿站立计数，可根据老年人情况延长时间，练习10次 第二节：嘱老年人坐在椅子上，先向左转再向右转活动；嘱老年人双手臂外展，用其右手碰左足，左手碰右足，练习10次 第三节：嘱老年人坐在椅子上，从地上拿起物体举高，然后放回原地，练习10次 第四节：老年人站立于餐桌旁，嘱老年人从餐桌上慢慢拿起物体放到餐椅上，然后再放回餐桌上，练习10次
整理 记录	★清理用物，洗手 ★记录老年人跌倒的评估、老年人伤情及锻炼情况

续表

流程	操作要点
注意事项	★发现老年人跌倒后，不要急于扶起，要先判断老年人情况再进行处理 ★胸外心脏按压时要注意按压部位正确，避免发生肋骨骨折、损伤大血管等情况 ★救护过程应注意观察老年人意识状态、病情变化 ★做好易致老年人跌倒的环境因素评估和管理，减少老年人跌倒的风险
SP评价	★首先认可：对照护者耐心、专业、得体的关爱给予肯定 ★其次提出不足：是否保护隐私，是否有失误，能否耐心解释，能否得体照护老年人等提升点 ★最后给予鼓励：相信照护者只要用心、有爱心，一定能做得更好

任务评价　　　　　　　　任务测试

 知识链接

一、老年人跌倒后易发生骨折的部位

老年人跌倒后易发生骨折的部位见表8-3。

表8-3　老年人跌倒后易发生骨折的部位

跌倒情况	受伤情况
头部着地	头部外伤、颅内血肿，警惕继发性血肿 鼻腔和外耳道有分泌物流出，警惕颅底骨骨折
臀部着地	易发生髋部股骨颈骨折，表现为剧烈疼痛、肿胀、不能行走或跛行
向前扑倒	易发生上肢前臂骨折、股骨干骨折、髌骨骨折，表现为局部肿胀、疼痛、破损和功能障碍
侧身倒地	易发生上肢骨折、肋骨骨折、颜面骨骨折

二、老年人跌倒后的自救方法

背部先着地时，弯曲双腿，挪动臀部，移动到床旁或椅子旁，平躺，盖好毯子做好保暖，如有条件向他人求救。

无人救助时，平躺休息，待体力准备好后，尽力使自己向椅子方向翻转身体，调整成俯卧位。

双手支撑地面，抬高臀部，弯曲膝关节，面向椅子跪立，双手扶住椅子慢慢站立，然后坐下，寻求帮助。

任务二
异物卡喉照护

⊙ **任务导入**

高爷爷，80岁，患阿尔茨海默病6年，住在某养老机构。元宵节时，其女儿带汤圆来看望高爷爷，吃汤圆的时候高爷爷突然出现脸涨得通红，很快面色青紫、双眼圆睁、双手乱抓喉部，表情极为痛苦。照护员赶到后，需要立即判断出老年人异物卡喉，并进行紧急救护。解除老年人异物梗阻后指导高爷爷及其女儿预防异物卡喉的发生。

☰ **任务目标**

★知识目标：掌握老年人异物卡喉的识别方法及处理措施；熟悉老年人异物卡喉的危险因素；了解海姆立克急救法的原理。

★技能目标：掌握不同情形时老年人异物卡喉的处理方法，能对老年人进行预防异物卡喉的健康教育。

★素质目标：尊老敬老，以人为本，爱岗敬业，沉着冷静，救助老年人。

❞ **任务分析**

异物卡喉常见于老年人，尤其是患有阿尔茨海默病、中风的老年人，异物进入气道后大多停留在气管，比较小的异物可以卡在支气管。异物卡喉是一种十分凶险的急症，因临床表现与冠心病类似，容易被误诊而延误抢救的最佳时机。发生异物卡喉，轻者可引发肺部感染，重者直接导致窒息死亡。因此，必须快速准确识别，争分夺秒地实施救护。

一、老年人易发生异物卡喉的原因

正常人吞咽的时候，会厌软骨可以上下摆动并准确地盖住气管入口，以确保食物不进入气管而是顺利滑入食管；同时，异物进入气管时正常人还会引发机体产生保护性咳嗽反射，直到将异物顺利咳出。老年人易发生异物卡喉的原因是多方面的，包括如下几种。

一是随着年龄增长，老年人的咀嚼能力、吞咽能力退化，加上疾病导致的脑萎缩、脑神经反射功能减退，导致老年人吞咽障碍、吞咽活动不协调，会厌反应能力不灵活，从而使其在吞咽时关闭不全。

二是有认知症的老年人咳嗽反射会减弱、迟钝，即使有异物进入，也不能将其顺利咳出。

三是精神障碍的老年人受幻觉妄想支配，出现行为紊乱，常常出现暴饮暴食、抢食和狼吞虎咽等现象。食物咀嚼不充分及强行快速吞咽容易导致大块食物堵塞呼吸道。同时，老年人在服用抗精神类的药物后也会有一定的不良反应，如出现吞咽困难，使老年人出现饥饿感及不知饥饱而抢食的精神症状等。

四是老年人在进食一些软腻、滑溜、小的食物时，如汤圆、年糕、地瓜、果冻、荔枝、花生、葡萄等易发生异物卡喉，应减少或避免食用。

五是卧床老年人平卧于床上进食时，食管处于水平位，若进食太干或太黏稠的食物，吞服时易被黏附于喉部引起梗阻。其他情况还可见于老年人发生呕吐物误吸或痰液堵塞。

六是进食过快、吞食过快、饮酒过量、边进食边说话、进食时大笑、注意力下降等也容易导致老年人发生异物卡喉。

二、及时、准确识别老年人发生异物卡喉

异物可以引起气道部分或完全梗死，表现为突然的剧烈呛咳、反射性呕吐、声音嘶哑、呼吸困难、紫绀等。

1. 特殊表现

当发生异物被吸入气道时，老年人会感到极度不适，常常不由自主地将手呈V形紧贴于颈前喉部，这是国际通用的气道梗阻救助手势，同时目光恐惧，张大嘴巴，露出痛苦的表情。注意与心绞痛进行鉴别，心绞痛发作时老年人往往会捂着胸、咬着牙、皱着眉，通常不会咳嗽，面色苍白。

2. 气道不完全阻塞

老年人发生气道不完全阻塞时，常表现为呛咳不止、呼吸困难、面色青紫，皮肤、甲床和口腔黏膜发绀、恶心呕吐等。张口吸气时，可以听到异物冲击性的高调声音。

3. 气道完全阻塞

老年人发生气道完全阻塞时，多是因较大的异物堵住喉部、气道处，气道梗死的特殊表现为不能说话、不能咳嗽、不能呼吸，面色灰暗，呈青紫色，迅速出现窒息，昏迷倒地，甚至呼吸、心脏骤停。

三、为老年人正确实施异物卡喉急救技术

1. 疏通呼吸道同时拨打急救电话

立即清除口、咽部的食物，迅速用筷子、牙刷、压舌板等分开口腔并清除口腔内积食，清醒的老年人可以用上述物品催吐；不清醒的或催吐无效的老年人，应立即用食指、中指伸向口腔深部，将食物掏出。

2. 鼓励咳嗽

当老年人出现轻度气道梗阻的症状时，鼓励其用腹部的力量用力咳嗽，照护者不要盲目拍背，以免干扰人体正常的保护性咳嗽反射。

3. 拍背法

如果老年人通过咳嗽无法将异物排出，照护者可以嘱老年人坐下并上身前倾，照护者用一只手挡住老年人的前胸，用另一手的掌根部在老年人肩胛骨之间向内、向上并用力冲击，一共5次，每秒钟1次，同时鼓励老年人同步咳嗽。

4. 海姆立克急救法

当照护员无法用手指取出异物，咳嗽、拍背法均无效时，应立即采用海姆立克急救法排出进入气道的异物，保持呼吸道通畅。照护员环抱老年人，向其上腹部快速施压，造成膈肌突然上升，胸腔压力骤然增加，将异物冲出，恢复气道通畅。该急救法又被称为"生命的拥抱"或"人工咳嗽"。

⚙ 任务实施

异物卡喉照护流程（海姆立克急救法）见表8-4。

表8-4 异物卡喉照护流程（海姆立克急救法）

流程	操作要点
评估	★高爷爷，患阿尔茨海默病6年，吃汤圆时突然出现脸涨得通红，很快面色青紫、双眼圆瞪、双手乱抓喉部，表情极为痛苦 ★异物卡喉照护的目的：识别、救助异物卡喉老年人；异物卡喉预防的健康指导 ★评估老年人的年龄、性别、意识、身体状况 ★安慰老年人，给予心理支持
准备	★意识清醒老年人：取站立位，身体前倾，头部略低、张嘴；照护员站于其身后 ★意识不清老年人：取仰卧位，头偏向一侧；照护员跪于其大腿两侧
实施	 立位腹部冲击 立位胸部冲击 老年人自救	★意识清醒老年人救助 （1）立位腹部冲击：照护员站在老年人身后，双臂分别从两腋下前伸并环抱老年人，一手握空心拳，拳眼顶于老年人脐上方两横指处，另一手从前方包住此拳（剪刀、石头、布），双手向内、向上快速冲击5次，可以反复实施，直至阻塞物排出为止 （2）立位胸部冲击：对于极度肥胖的老年人，拳眼置于老年人的胸骨中部，避开肋骨缘及剑突 （3）老年人自救：无他人在场时老年人自救的手法相同，也可选择将腹部压在坚硬、突出物体（如桌角、椅背、栏杆等）上，可配合用力咳嗽

流程	操作要点
实施	 卧位腹部冲击 卧位胸部冲击	★意识不清老年人救助 （1）卧位腹部冲击：照护员两腿分开跪于老年人大腿外侧，双手叠放用手掌根顶住腹部正中线、脐上两横指处，快速地向内、向上冲击，连续 5 次，重复操作若干次后检查口腔，如异物已被冲出，迅速用手指取出 （2）卧位胸部冲击：对于极度肥胖的老年人，可使用胸部冲击法，位置同胸外按压部位（胸骨中下 1/3 交界处、两乳头连线中点） （3）若老年人发生心脏骤停，清除气道异物后应立即实施心肺复苏
整理	★清理用物，洗手 ★记录老年人异物卡喉后的身心状况
注意事项	★发生异物卡喉时，用手指抠出或其他办法无效时，紧急使用海姆立克急救法 ★把握胸腹部冲击力度，避免胸腔、腹腔内脏破裂和肋骨骨折等 ★救护过程注意观察老年人意识状态、病情变化 ★必要时救助后及时转送医院继续诊治观察
SP评价	★老年人及家属对所给予的解释和护理表示理解和满意，操作规范、安全 ★是否有耐心，是否有感觉不太得体的方面需提出来 ★鼓励照护者更加专业，相信其一定是一个很好的照护者

任务评价　　　　　　　　　任务测试

 知识链接

一、海姆立克急救法

海姆立克急救法是由美国医生亨利·海姆立克发明的，又称海姆利希急救法、海氏急救法。他看到每年有数千人因异物堵塞呼吸道导致无法呼吸死亡后，从 1972 年开始研究迅速帮助患者排出异物的方法，经过 2 年努力终于发明了这种急救法。1974 年，一位老人用餐时，鸡块卡在了喉部，呼吸困难生命重危，她 70 岁的邻居刚刚在报上看到了这个急救方法，便采用此法进行抢救，即获成功。美国医学会以他的名字命名了这套方法，即"海氏急救法"，并大力推广。在推广后的 4 年（1975—1979 年）时间里，海姆立克急救法挽救了 3 000 多人的生命，成为全世界抢救气管异物梗阻患者的标准方法。

海姆立克急救法的原理是通过向气道梗阻者上腹部快速施压，造成膈肌突然上升，胸腔压力聚然增加，利用肺部残留气体形成气流，排出进入气道的异物，保持呼吸道通畅。把人的肺部设想成一个气球，气管就是气球的气嘴儿，当气嘴儿被阻塞时，可以用手快速捏挤气球，气球受压使球内空气上移，从而将出口的阻塞物冲出。

二、指导易发生气管异物梗阻风险的老年人进食注意事项

①进食时老年人尽量取坐位，上身前倾 15°。

②卧床老年人进餐后，不要过早放低床头。

③对于进食慢的老年人不要催促，鼓励少食多餐、细嚼慢咽。

④对于易发生呛咳的老年人，喂饭间隙可用汤匙将少量食物送至舌根处让老年人吞咽，待老年人完全咽下，张口确认无误后再送入第二口食物。

⑤频繁呛咳严重的老年人应停止进食。

任务三

烧烫伤照护

◎ 任务导入

李奶奶，73 岁，患有阿尔茨海默病，因敷热水袋导致右膝关节烫伤。李奶奶烫伤后在家中外用烫伤膏 5 天，入院时右膝关节皮肤已大面积红肿、破溃。在老年人群体中，这种由于取暖不当造成的烫伤频频发生，需要判断其属于哪种类型的烫伤，造成烫伤的原理是什么。

▤ 任务目标

★知识目标：掌握低温烫伤的定义，识记引起烧烫伤的常见原因、不同烧烫伤程度的临床表现；掌握烧烫伤的照护技术、急救处理措施、预防措施。

★技能目标：掌握烧烫伤照护操作技术。

★素质目标：爱心、细心、责任心，尊老敬老，遵章守法，自律奉献。

❞ 任务分析

一、定义及分类

1. 烧伤

泛指由热力、电流、化学物质、激光、放射线等造成的组织损伤。

2．高温烫伤

由高温液体、高温蒸气、高温固体等引起的组织损伤称为高温烫伤。在生活中以沸水烫伤、烧热的金属烫伤最为常见。

3．低温烫伤

皮肤长时间接触高于体温的低热物体，如电热毯、暖宝宝、理疗器、热水袋等，导致表层组织脱水较慢且热容量大，使热能蓄积并向深部传导从而引起的烫伤。引起低温烫伤的因素有2个：一个是热力，另一个是时间。人体在接受外部热量时，以42~45 ℃为宜，接触70 ℃的温度持续1 min，皮肤就可能被烫伤；当皮肤接触近60 ℃的温度持续5 min以上时，也有可能造成烫伤，这种烫伤就被称为"低温烫伤"。低温烫伤在冬季高发，约占冬季烫伤的1/3，其中又以老年人居多。

二、导致烧烫伤的原因

1．生理因素

随着年龄增长，老年人机体出现一系列衰退性的变化，免疫力下降，对内外环境的适应能力降低。其视觉、听力减退，肢体平衡协调能力下降，感知能力下降，皮肤变薄、弹性减弱，老年人一旦感觉到皮肤疼痛或有烧灼感时，往往已经造成皮肤烫伤了。比如，老年人由于行动不便或视力衰退，在生活中容易不小心碰倒热水瓶、热水杯而引起烫伤。

2．病理因素

患有或合并糖尿病、脉管炎、周围神经病变、中风后遗症等心血管疾病和长期卧床的老年人，因血管神经病变，对周围环境温度调节功能变差，对热损害感知和防御能力下降，沐浴或泡脚时容易出现烫伤。

3．环境因素

居家老年人由于条件有限或受生活习惯影响，室内物品摆放杂乱，房间照明设备差，没有正确使用取暖及炊具设备等都是引起老年人烧烫伤的因素。

4．主观因素

老年人生病时更倾向于中医理疗，如中医拔罐、针灸、艾灸等，当理疗器温度过高或操作技术不当时都会造成烧烫伤的发生。

三、烧烫伤的临床表现

根据烧烫伤的轻重，可以分为Ⅰ度、Ⅱ度、Ⅲ度烧伤，具体临床表现见表8-5。

表8-5 烧烫伤程度及临床表现

烧烫伤深度		组织损伤	临床表现	预后
红斑性	Ⅰ度	表皮浅层	皮肤红斑、干燥、灼痛，无水疱	3~7 天脱屑痊愈

烧烫伤深度		组织损伤	临床表现	预后
水疱性	浅Ⅱ度	表皮全层、真皮浅层	红肿明显，疼痛剧烈，有大小不一的水疱，疱壁薄，创面基底潮红	1~2周内愈合，多有色素沉着，无瘢痕
	深Ⅱ度	真皮深层	水肿明显，痛觉迟钝，拔毛痛，水疱较小，疱壁较厚，创面基底发白或红白相间	3~4周愈合，常有瘢痕形成和色素沉着
焦痂性	Ⅲ度	皮肤全层，皮下、肌肉或骨骼	痛觉消失，创面无水疱，干燥如皮革样坚硬，呈蜡白或焦黄色甚至炭化，形成焦痂，痂下可见树枝状栓塞的血管	3~4周后焦痂自然脱落，愈合后留有瘢痕或畸形

1. 全身性损伤

小面积、浅度烧烫伤无全身症状，大面积重度烧烫伤后48 h内易发生低血容量性休克，主要表现为口渴、脉搏细弱、血压下降、皮肤湿冷、尿量减少、烦躁不安等。感染发生后可出现体温骤升或骤降，呼吸急促、心率加快、创面骤变，白细胞计数骤升或骤降，其他如尿素氮、肌酐清除率、血糖、血气分析都可能发生变化。

2. 吸入性损伤

吸入性损伤又称呼吸道烧伤，是烧伤的独有表现。吸入性损伤是指吸入火焰、蒸汽或化学性烟尘、气体等引起的呼吸系统损伤。其致伤因素为热力或燃烧时烟雾中的化学物质，如一氧化碳、氰化物等，这些化学物质能引起局部腐蚀和全身中毒。多见于头面部烧伤的患者，面、颈、口鼻周围常有深度烧伤创面，鼻毛烧毁，口鼻有黑色分泌物；有呼吸道刺激症状，咳炭末样痰，呼吸困难，声音嘶哑，肺部可闻及哮鸣音，多死于吸入性窒息。

⚙ **任务实施**

烫伤照护流程见表8-6。

表8-6 烫伤照护流程

流程	操作要点
评估	★李奶奶，患有阿尔茨海默病，入住某养老机构。生活能自理，拿热水壶向杯子里倒开水时，不慎烫到左手背，导致Ⅰ度烫伤，请立即为其进行烫伤照护 评估 ★迅速帮助老年人脱离危险环境，注意观察和询问老年人有无不适 ★评估烫伤面积、深度、皮肤颜色，询问老年人感受并做好老年人的心理护理 ★立刻电话通知医护人员并报告老年人受伤情况

流程	操作要点
准备	 用物准备 ★照护者：着装符合要求，必要时洗手、戴口罩及手套 ★物品准备：治疗车、弯盘、盆内盛冷水、毛巾、烫伤膏、棉签、记录单、医疗垃圾桶、生活垃圾桶 ★向老年人解释操作的过程，取得老年人配合
实施	 冷水浸泡 ★将盛有冷水的盆放在床边椅上，立即将老年人受伤部位浸泡在冷水中，冷水必须没过受伤部位 ★陪伴并安慰老年人，"冷却治疗"期间要注意保暖，以免着凉。随时更换冷水，时间一般为 30 min，最短不可少于 5 min，水温不能低于 5 ℃ 涂烫伤膏 ★冷却后用小毛巾轻轻擦干水渍，涂抹烫伤膏，涂药时询问老年人有无不适并做好心理护理 沟通安抚 ★询问老年人有无其他需要，并协助老年人取舒适卧位。盖好盖被，拉上床挡。告知医护人员所采取的处理措施，请医生进一步处理并通知家属
整理	★用物按规定分类处理，七步洗手法洗手 ★记录烫伤时间、原因、烫伤面积、烫伤程度，记录处理过程及老年人感受
注意事项	★"冷却治疗"在烫伤后立即进行 ★浸泡时间越早（5 min 内），水温越低（不能低于 5 ℃）效果越好，避免冻伤 ★若烫伤部位非手足，"冷却治疗"时要将受伤部位用毛巾包好，再在毛巾上浇水或用冰块冷敷 ★若伤处水疱已破则不可浸泡，以防感染，可用无菌纱布或干净手帕包裹冰块冷敷伤处周围，并立即报告、患者就医
SP 评价	★首先认可：对照护者的耐心、专业、得体的关爱给予肯定 ★其次提出不足：是否保护隐私，是否有失误，能否耐心解释，能否得体照护老年人等提升点 ★最后给予鼓励：相信照护者只要用心、有爱心，一定能做得更好

任务评价　　　　　　　任务测试

🔗 知识链接

一、烧烫伤急救处理措施

1. 离

迅速脱离热源，火焰烧伤应立即脱离火场。告知老年人脱去燃烧衣物，就地翻滚或入水池灭火，忌奔跑或用手扑打火焰；也可就近用非易燃物品（如棉被、毛毯）浇水后覆盖，以隔绝空气法灭火。

2. 冲

一旦烫伤后出现红肿、水疱，应立即用冷水持续冲洗或浸泡烫伤部位 30 min，最短不得少于 5 min，以伤处离开冷水不感到疼痛为止，这样既可减轻疼痛，又可防止余热继续损伤组织（见图 8-1）。浸泡时间越早（5 min 内），水温越低（不能低于 5 ℃以免冻伤）效果越好。如果没有自来水，井水、河水也可以使用。若烫伤部位非手足，"冷却治疗"时要将受伤部位用毛巾包好，在毛巾上浇冷水或用冰块冷敷，不可把冰块直接放在伤口上，以免冻伤皮肤及软组织。不可用针刺破水疱，若水疱已破则不可浸泡，以防感染，可用无菌纱布或干净手帕包裹冰块冷敷伤处周围，并立即报告、患者就医。

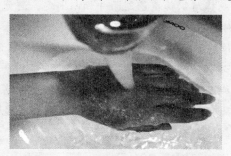

图 8-1　冲

3. 脱

首先，若衣服和皮肤粘在一起则在给其充分冲洗和浸湿后，在冷水下小心除去衣物，切勿撕拉、强行剥去衣物，以免加重损伤。其次，烧烫伤后该部位及邻近部位会肿胀，要在尚未肿胀前去除戒指、手表、皮带、鞋子或其他紧身衣物等，以防止肢体肿胀后无法去除，造成血运不畅，出现更严重的损伤（见图 8-2）。

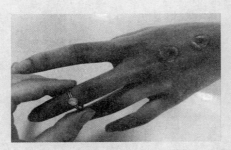

图8-2 脱

4.泡

对于疼痛明显者可持续浸泡在冷水中30 min（见图8-3），但对于大面积烧伤的老年人，要注意浸泡时间和水温，以免造成体温下降过度。此时，浸泡的主要作用是缓解疼痛，而在极早期的冲洗能够减轻烧伤程度，十分重要。

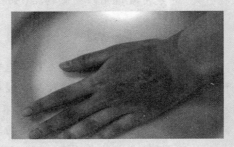

图8-3 泡

5.盖

用无菌或干净的纱布或棉质织物覆盖创面并加以固定，避免创面受压，防止创面再损伤和污染（见图8-4）。对于颜面部烧伤，宜采用坐姿或半卧位姿势，将无菌或清洁的纱布在口、鼻、眼、耳等部位剪洞后盖在面部。不可用创可贴，因为烧烫伤后周围组织肿胀，创可贴粘太紧会造成血运不畅，出现更严重损伤；不可在伤处涂抹香油、牙膏、香灰、蚯蚓与泥土混合物、醋、花椒面、凡士林等，此类物品可能造成伤口细菌感染，并有可能加重损伤深度；避免用酱油及有色药物涂抹，以免影响对烧伤深度的判断。烧烫伤严重时需及时入院就诊，以免延误最佳的治疗时机。

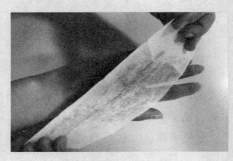

图8-4 盖

6.送

如果是Ⅱ度烧烫伤需尽快就医处理；如果是Ⅲ度烧烫伤或Ⅱ度、Ⅲ度烧烫伤面积较大，脱离热源环境后，应立即送医处理。

二、烧烫伤其他护理措施

（1）安慰和鼓励老年人保持情绪稳定。

（2）烧伤的老年人避免过多饮水，以免发生呕吐及水中毒，可适量口服淡盐水或烧伤饮料。

（3）保持呼吸道通畅。火焰烧伤后呼吸道受热力、烟雾等损伤，可引起呼吸困难、呼吸窘迫，应特别注意保持呼吸道通畅。若老年人心跳、呼吸停止，应立即就地实施心肺复苏术。

（4）妥善转送。病情较轻即可转送，烧伤面积较大者，如不能在伤后1~2 h内送到附近医院，应在原地积极做抗休克治疗，待休克控制后再转送。

三、烧烫伤的预防措施

（1）室内环境明亮，房间整洁不杂乱，物品摆放合理，地下无电线等牵绊。时刻注意排查可能存在的烧烫伤隐患。比如，老化的煤气灶、老化松动的电器插座接头、不稳定的热液装置。在保证老年人安全的情况下，可按照老年人的喜好及习惯对房间进行布置。

（2）严格遵守家电的使用方法，是预防意外烧烫伤的重要环节，如微波炉、电暖器等。使用电器时，反复告知老年人注意事项并定期检查电器是否完好无损。

（3）正确处理可能引起火灾事故的意外事件，比如，煤气泄漏时应及时关闭总闸门并开窗通风，切忌打开电器开关（包括电灯、排风扇等），也不要在现场拨打手机。

（4）尽可能采用空调及暖气供暖，避免使用煤球炉、电热毯、热水袋等取暖，特别是独居的老年人、有感知障碍的老年人及患糖尿病等的老年人。若只能使用热水袋，应先加冷水，再加热水，试过水温后再使用，水温一般不要超过50 ℃。使用时在外面包裹一块毛巾并注意更换位置，以防引起烫伤，使用时装1/2~2/3的热水即可。

（5）泡脚时，先调水温再泡脚，水温维持在39~42 ℃即可，每次泡脚不要超过30 min。

（6）洗澡时，水温调节在45 ℃左右再洗。

（7）房间内若需要使用蚊香时，应使用专用蚊香器并放在安全的地方。

（8）改变容易引起意外烧烫伤的不良生活习惯。比如，老年人躺在床上吸烟时常因困倦睡着，烟头引燃被褥烧伤；冬季长时间使用电热装置，如暖宝宝，睡着后引起低温烫伤。

（9）行动不便的老年人严禁吸烟，不要在其附近存放火柴、打火机等，家人及照护员要经常检查。

（10）老年人使用热疗法时，首先应注意温度不要过高，时间不宜过长。其次，告知老年人在没有经验的情况下，不要轻易尝试有风险的理疗保健操作，如拔火罐、艾灸等，这些操作很容易引起皮肤烧烫伤，有时甚至是深度烧伤。

任务四
压疮照护

任务导入

李奶奶，女，80岁。体温36.4℃，脉搏70次/分，呼吸18次/分，血压140/80 mmHg。神志清楚，精神尚可，既往有糖尿病、高血压病史。3个月前患脑梗死后左侧肢体瘫痪，长期卧床。护士晨间护理时发现老人骶尾部皮肤发红，大小为3 cm×2 cm，未破溃。请你给予专业的预防压疮照护。

任务目标

★知识目标：了解压疮的发生原因、好发部位，正确判断压疮的分级及预防方法。

★技能目标：能协助老年人翻身，掌握皮肤护理等操作技能，能判断压疮分级并初步处理。

★素质目标：拥有良好的沟通技巧，具备分析问题、解决问题的工作能力，在操作过程中尊重、爱护老年人，培养同理心。

任务分析

压疮即压力性损伤，是指机体局部组织持续受压，导致血液循环障碍，局部持续缺血、缺氧、营养不良而致软组织溃烂和坏死。导致压疮发生的常见原因有局部组织长期受压，潮湿因素，医疗措施使用不当，机体营养不良等。

一、好发部位

压疮多发生于受压和缺乏脂肪组织保护、无肌肉包裹、肌层较薄的骨骼隆起处。因体位不同，受压点就不同，易发部位亦不同。

1. 仰卧位

易发于枕骨粗隆、肩胛骨、肘部、骶尾部、足跟。

2. 侧卧位

易发于耳郭、肩峰、肘部、髋部，膝关节的内外踝、内外侧。

3. 俯卧位

易发于面颊、耳郭、肩部、女性乳房、男性生殖器、髂嵴、膝部及足趾。

4. 坐位

易发于肩胛部、肘部、坐骨结节。

二、观察要点

一是重点查看骨隆突处和受压部位的皮肤情况，有无潮湿、压红、水疱、破溃、感染等。

二是观察老年人躯体活动能力，有无肢体活动障碍，大小便失禁等。

三是观察局部皮肤状态，有无缺血、缺氧、循环不良现象，如使用石膏、夹板、约束带等医疗措施导致血运障碍。

四是观察全身状态，有无意识障碍、消耗性疾病、过度肥胖或消瘦等。

三、预防压疮发生的方法

绝大多数压疮是可以预防的，精心科学的护理可将压疮的发生率降到最低。在工作中应做到"七勤"，即勤观察、勤翻身、勤按摩、勤擦洗、勤整理、勤更换、勤交班。交班过程中应详细交代患者局部皮肤情况。

1. 避免和解除局部长期受压

（1）经常变换体位，间歇性地解除局部承受的压力。协助老年人定时翻身，一般情况下2 h翻身1次，必要时每30 min翻身1次。

（2）保护骨隆突处和支持身体空隙处。易受压部位可用软枕、海绵垫等垫起，使受压处得以缓解。病情严重者在条件允许时，可用气垫床、翻身床等，以缓解局部受压情况。

（3）正确使用石膏、绷带及夹板固定。对使用石膏、绷带及夹板固定的老年人，随时观察末梢皮肤的颜色，温度变化，适当调整松紧度或加衬垫。

2. 避免潮湿、摩擦因素的刺激

保持皮肤清洁、干燥，对大小便失禁、出汗及分泌物多的患者应及时擦洗清洁；保持床铺被褥清洁、干燥、平整、无皱褶、无渣屑；不可使用掉瓷或有裂损的便器，使用便器时应协助患者抬高臀部，并可在便盆上垫软纸或棉垫，以防擦伤皮肤；移动患者时要避免损伤皮肤。

3. 促进局部血液循环，改善局部营养状况

（1）适当运动。对于长期卧床的患者，每天应进行主动或被动的全范围关节运动，维持关节的活动性和肌肉的张力，促进肢体的血液循环。

（2）定期温水擦浴，按摩受压部位周围。用温水擦洗皮肤，保持皮肤清洁无汗液。按摩受压部位皮肤，用力由轻到重，再由重到轻，做环形按摩。

4. 加强营养，增强机体抵抗力

给予高蛋白质、高纤维素、高矿物质食物，必要时少食多餐。不能进食的患者应使用鼻饲或静脉营养补充。

四、压疮分级

压疮分级具体评分标准见表8-7。

表8-7　Braden压疮评分表

评分内容	评估计分标准				评分
	1分	2分	3分	4分	
感知能力	完全受限	大部分受限	轻度受限	无损害	
潮湿程度	持续潮湿	常常潮湿	偶尔潮湿	罕见潮湿	
活动能力	卧床	坐椅子	偶尔步行	经常步行	
移动能力	完全受限	非常受限	轻微受限	不受限	
营养摄取能力	非常差	可能不足	充足	丰富	
摩擦力和剪切力	存在问题	潜在问题	不存在问题	—	

1. 压疮评分分级

轻度危险15~16分，中度危险13~14分，高度危险≤12分。

2. 压疮评分内容具体描述

（1）感知能力。①完全受限：由于意识水平下降或用镇静药后，或体表大部分痛觉能力受限所致，对疼痛刺激无反应。②大部分受限：虽对疼痛有反应，但只能用呻吟、烦躁不安表示，不能用语言表达不舒适，或痛觉能力受损大于1/2体表面积。③轻度受限：虽对指令性语言有反应，但不能总是用语言表达不舒适，或有1~2个肢体感受疼痛或不舒适的能力受损。④无损害：对指令性语言有反应，无感觉受损。

（2）潮湿程度。①持续潮湿：每次移动或给患者翻身时，几乎总是看到皮肤被分泌物、尿液等浸湿。②常常潮湿：皮肤频繁受潮，床单至少每班更换1次。③偶尔潮湿：皮肤偶尔潮湿，要求额外更换床单大约每天1次。④罕见潮湿：皮肤通常是干的，床单按常规时间更换。

（3）活动能力。①卧床：被限制在床上。②坐椅子：步行活动严重受限或不能步行活动，不能耐受自身的体重或必须借助椅子或轮椅活动。③偶尔步行：白天偶尔步行但距离非常短，需借助辅助设施或独立行走，大部分时间在床上或椅子上。④经常步行：白天清醒时在室外步行每天至少2次，室内步行至少每2 h 1次。

（4）移动能力。①完全受限：在没有人帮助的情况下，患者完全不能改变身体或四肢的位置。②非常受限：偶尔能轻微改变身体或四肢的位置，但不能经常改变或独立地改变体位。③轻微受限：尽管只是轻微改变身体或四肢的位置，但可经常移动且独立进行。④不受限：可独立进行主要的体位改变，且经常随意改变。

（5）营养摄取能力。①非常差：从未吃过完整的一餐；每天吃两餐或蛋白质较少的食物；摄取水分较少或未将汤类列入食谱作为日常补充；禁食流质饮食或静脉输液大于5天。②可能不足：罕见吃完一餐；一般仅吃所供食物的1/2；蛋白质摄入仅包括每天3人份肉类或日常量；偶尔吃加餐或接受较少量的流质软食或鼻饲饮食。③充足：大多数时间所吃食物大于1/2所供食物；每天所吃蛋白质达 4 人份；偶尔少吃一餐，但常常会加餐；在鼻饲或全胃肠外营养（TPN）期间能满足大部分营养需求。④丰富：每餐均能吃完或基本吃完；从不少吃一餐；每天常吃至少 4 人份的肉类；不要求加餐。

（6）摩擦力和剪切力。①存在问题：需要协助才能移动患者；移动患者时皮肤与床单表面没有被完全托起会发生摩擦力；患者坐床上或椅子上时出现向下滑动；肌肉痉挛，躁动不安时会产生持续存在的摩擦力。②潜在问题：很费力地移动患者会增加摩擦；在移动患者时，皮肤可能有某种程度上的滑动去抵抗床单、椅子、约束带或其他装置所产生的阻力；在床上或椅子上的大部分时间都能保持良好的体位，但偶尔有向下滑动。③不存在问题：在床上或椅子上能够独立移动；移动期间有足够的肌力完全抬举身体及肢体；在床上和椅子上都能保持良好的体位。

 任务实施

预防压疮照护流程见表 8-8。

压疮照护

表 8-8　预防压疮照护流程

流程		操作要点
评估	评估	★评估老年人的年龄、病情、意识状态、营养状况、活动能力、自理水平等，了解有无压疮的危险因素 ★目的：保持皮肤清洁、完整，促进血液循环，预防受压部位出现压疮，使原有皮肤损害得到改善或痊愈 ★解释：取得老年人配合
准备	用物准备	★环境：安静、整洁、宽敞、通风好 ★照护者：着装整洁，规范洗手，戴口罩 ★物品准备：护理车、50%酒精、无菌碗、消毒棉球、敷料、无菌镊子 2~3 把、翻身卡、注射器、透明贴、毛巾、大浴巾（2 条）、脸盆（内盛 50~52 ℃热水）、污物盘等
实施	备物并解释 ★备齐用物至老年人床旁，核对、做好解释	协助并检查 ★协助翻身、检查受压皮肤情况　叠毛巾 ★叠毛巾：内盛 50~52 ℃热水

续表

流程	操作要点		
实施	 清洁皮肤 ★清洁皮肤；清洁、按摩背部皮肤	 按摩手法 ★按摩手法：用大拇指和大鱼际自下而上环形按摩背部	 SP评价 ★SP老师评价
整理	整理物品，垃圾分类，记录并签名		
注意事项	★不得使用气圈类装置 ★不得使用烤灯 ★不得使用凡士林、氧化锌膏等油性剂 ★不得频繁、过度清洁皮肤 ★观察老年人反应，发现异常及时报告、患者就诊		
SP评价	★首先认可：对照护者的耐心、专业、得体的关爱给予肯定 ★其次提出不足：是否保护隐私，是否有失误，能否耐心解释，能否得体照护老年人等提升点 ★最后给予鼓励：相信照护者只要用心、有爱心，一定能做得更好		

任务评价　　　　　　　任务测试

 知识链接

压疮处理指引

压疮处理的原则如下：①明确引起压疮的原因。②排除或减少引起压疮的危险因素。③根据整体病情或预后评估临床目标，确定治疗方案。

压疮处理标准见表8-9。

表8-9　压疮处理标准

压疮分期	局部处理	综合处理
可疑的深部组织损伤	谨慎处理，不能被表象所迷惑 取得患者及家属的同意 严禁强烈和快速地清创 早期可用水胶体敷料，使表皮软化	经常评估患者，向患者和家属做健康教育及心理护理，使其主动参与护理

压疮分期	局部处理	综合处理
Ⅰ期	透明贴、水胶体或泡沫敷料保护 换药间隔：7~10天或敷料自然脱落	减压护理：①气垫床、水垫、海绵垫、软枕头、翻身垫等。②定时翻身，间歇解除身体各部位的压力，是预防及治疗压疮最有效的措施。③掌握翻身技巧，避免拖、拉、推等动作 加强营养，改善全身状况
Ⅱ期	创面渗液少：水胶敷料，如透明贴、溃疡贴、安普贴、薄形多爱肤等 创面渗液多：藻酸盐-水胶体敷料/泡沫敷料外敷 换药间隔：3~5天 水疱的处理 小水疱：注意保护，可用水胶体敷料 大水疱：无菌注射器抽出疱内液体，早期保留疱皮，用透明贴或溃疡贴等水胶体敷料外敷	
Ⅲ期、Ⅳ期	黑色期：机械清创或外科清创，或自溶清创后充分引流（藻酸盐、脂质水胶体）+高吸收性敷料外敷 换药间隔：1~2天 黄色期：清创，水凝胶/水胶体糊剂、藻酸盐类敷料+高吸收敷料或水胶体敷料或纱布外敷 换药间隔：2~3天 红色期：水胶体糊剂+高吸收性敷料或水胶体敷料外敷 换药间隔：3~5天 窦道（潜行）： 渗出液多者用藻酸盐填充条+高吸收性敷料或纱布外敷 渗出液少者用水胶体糊剂+吸收性敷料或纱布外敷	需更换治疗方案的情况 创面加深或变大 创面上渗出液变多 伤口在2~4周内没有明显改善迹象 伤口出现感染迹象 治疗方案执行有困难
不可分期	清创是基本的处理原则 足跟部稳定的干痂予保留	

局部处理注意事项：

（1）严格遵守无菌操作原则

（2）可用生理盐水涡流式冲洗创面（不主张创面过多地使用消毒液）、伤口边缘至周围5 cm区域，干燥后用敷料封闭伤口

（3）如怀疑伤口有感染，不能用密闭性湿性愈合敷料

📝 **直通考证**

一、单项选择题

1. 防止老年人跌倒的注意事项中，错误的是（　　）。

A. 居家时为了舒适穿拖鞋

B. 卫生间坐便器旁安装扶手

C. 地面平整，无杂物，避免湿滑

D. 变换体位时动作应缓慢

2. 女性老年人，68岁，有高血压、脑血管病史，早上起床时感觉头晕、视力模糊、站立不稳，坐下休息片刻可以缓解，应该告知老年人(　　)。

A. 立即服用降压药

B. 起床"3个半分钟"：床上躺半分钟，床上坐半分钟，双腿下垂床边坐半分钟

C. 睡前保证充足水分的摄入

D. 正常现象，不用在意

3. 对于跌倒老年人，怀疑有腰椎骨折时正确的搬运方法是(　　)。

A. 一人搬运法　　　　B. 两人搬运法　　　　C. 三人搬运法　　　　D. 四人搬运法

4. 老年人进食时发生异物卡喉，照护者正确的处理方式是(　　)。

A. 立即送往医院救治　　　　　　　　B. 呼叫其他人员来帮忙

C. 立即使老年人去枕平卧　　　　　　D. 疏通呼吸道同时拨打急救电话求助

5. 老年人进食完成后突然意识虽清晰，但不能说话、不能咳嗽，应该如何处理？(　　)

A. 让老年人反复用力吞咽　　　　　　B. 无须处理

C. 使用海姆立克急救法　　　　　　　D. 立即平卧

6. 当老年人发生异物吸入气道时，国际通用的气道梗阻救助手势是(　　)。

A. 捂着胸、咬着牙、皱着眉

B. 不由自主地将手呈V形紧贴于颈前喉部

C. 面色青紫

D. 呼气性呼吸困难

7. 老年人烫伤照护中的第一步是(　　)。

A. 询问老年人感受　　　　　　　　　B. 脱离危险环境

C. 观察烫伤程度　　　　　　　　　　D. 立即将烫伤部位放在冷水中

8. 烫伤冷却治疗时间为(　　)。

A. 10 min　　　　　　B. 20 min　　　　　　C. 30 min　　　　　　D. 40 min

9. 冷却治疗的水温不能低于(　　)。

A. 5 ℃　　　　　　　B. 4 ℃　　　　　　　C. 3 ℃　　　　　　　D. 2 ℃

10. 冷却治疗时间不能少于(　　)。

A. 5 min　　　　　　B. 8 min　　　　　　C. 10 min　　　　　　D. 15 min

11. 烫伤部位非手足时，冷却治疗时需要(　　)。

A. 用毛巾将受伤部位包好，在毛巾上浇水或用冰块冷敷

B. 在受伤部位用冰块冷敷

C. 在受伤部位浇冷水

D. 在受伤部位浇冷水或用冰块冷敷

12. 床上擦浴时水的温度需调到(　　)。

A. 50~52 ℃　　　　　B. 45~50 ℃　　　　　C. 40~45 ℃　　　　　D. 30~40 ℃

E. 28~32 ℃

13. 皮肤按摩可选用的乙醇浓度是(   )。

A. 20%～30%   B. 40%   C. 50%   D. 75%

E. 95%

14. 压疮发生的原因不包括(   )。

A. 局部组织长期受压   B. 使用石膏绷带衬垫不当

C. 肌肉软弱萎缩   D. 全身营养缺乏

E. 局部皮肤经常受排泄物刺激

15. 男性老年人，65岁，因脑血栓后遗症长期卧床，生活不能自理，入院时发现其骶尾部皮肤发红，去除压力无法恢复原来肤色，照护员使用50%乙醇按摩局部皮肤的作用是(   )。

A. 消毒皮肤   B. 润滑皮肤   C. 去除污垢   D. 促进血液循环

E. 降低局部温度

16. 男性老年人，55岁，因外伤致截瘫，照护员告知患者家属应预防压疮，尤其是骶尾部更易发生。家属在进行局部皮肤按摩时，不正确的做法是(   )。

A. 用掌心紧贴皮肤   B. 手掌蘸少许50%乙醇

C. 力量由轻至重，再由重至轻   D. 按向心方向按摩

E. 按摩3～5 min

二、多项选择题

1. 老年人跌倒的危险因素包括(   )。

A. 神经系统、骨骼肌肉系统的老化

B. 心脑血管、帕金森等疾病

C. 服用降压药、抗抑郁药等

D. 居住环境中楼梯、走廊、卫生间未安装扶手

2. 救助意识清醒的跌倒老年人时，照护员应该(   )。

A. 立即搀扶老年人回病床

B. 评估有无外伤、出血并及时包扎处理

C. 检查有无肢体疼痛、畸形、关节异常、肢体位置异常等骨折情况

D. 检查有无剧烈头痛、口角歪斜、言语不利、手脚无力等脑卒中情况

3. 老年人发生异物卡喉的危险因素包括(   )。

A. 抢食、暴饮暴食   B. 咀嚼能力、吞咽能力退化

C. 进食注意力不集中、说笑   D. 呕吐物误吸、痰液堵塞

4. 救助异物卡喉老年人时，照护员应该(   )。

A. 对于意识清醒老年人可站其身后，双臂分别从两腋下前伸环抱老年人

B. 一手握空心拳，拳眼顶于老年人脐上方两横指处，另一手从前方包住此拳向内、向上用力

C. 对于意识不清醒的老年人，应两腿分开跪于老年人大腿外侧，双手叠放用手掌根顶住腹部正中线、脐上两横指处向内、向上冲击

D. 指导老年人自救时可选择将腹部压在坚硬、突出物体(如桌角、椅背、栏杆等)上向内、向上冲击

5. 为卧床老年人进行床上擦浴时,正确的操作是( )。

A. 依次擦洗眼、额、面颊、鼻翼、人中、耳后、下颌直至颈部

B. 遮挡老年人,保护老年人隐私

C. 将热水倒入脸盆 2/3 满

D. 为老年人脱衣时先脱患侧后脱健侧

E. 擦浴后骨隆突处用 50% 乙醇做按摩

6. 关于压疮炎性浸润期的护理措施,正确的是( )。

A. 增加翻身次数

B. 保护皮肤,避免感染

C. 未破的小水疱可用无菌纱布包好

D. 大水疱直接用注射器抽出水疱内的液体

E. 破溃的水疱应消毒创面及其周围皮肤,然后用无菌敷料包扎

参考答案

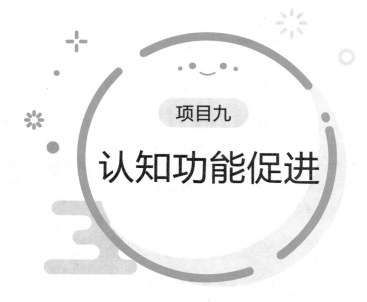

项目九

认知功能促进

@ **项目导航**

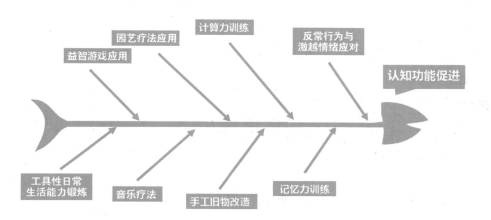

任务一

反常行为与激越情绪应对

李奶奶，88 岁，近两年记忆力减退明显，定向能力也出现障碍，分不清年月、季节，脾气越来越暴躁，每天指责儿媳和保姆，甚至骂人、摔东西。1 个月前，家人无奈将其送入养老机构，简易智力状态检查量表（MMSE）评估为 20 分，属较轻的中度失智。某天下午照护员组织老年人在大厅进行游戏活动，结束时李奶奶说张奶奶声音太大，两人发生争吵，李奶奶情绪激动，照护员对李奶奶给予专业帮助。

任务目标

★知识目标：了解失智老年人反常行为的原因及应对方法。

★技能目标：能够应用反常激越情绪行为量表对老年人进行评估及安抚老年人。

★素质目标：操作过程耐心、体贴，体现个体化照护与人文关怀。

任务分析

一、导致失智老年人冲动，出现攻击反常行为的原因

1. 脑功能下降

失智老年人因为脑部萎缩、脑功能下降，导致了情感和人格发生改变。

2. 认知障碍

失智老年人幻听、幻视、幻觉，变得冲动，出现攻击反常行为。

3. 身体不舒服

在出现发热、疼痛等身体不舒服的情况时，出现冲动攻击反常行为。

4. 照护员态度

照护员的急躁、不耐烦和不友好的表现。

二、应对失智老年人反常行为的注意事项

1. 沉着冷静

失智老年人出现冲动攻击行为时，要沉着冷静，不要惊慌。

2. 安全第一

将刀、剪、棍棒、热水瓶、玻璃杯等可能造成伤害的物品收拾起来。

3. 避免不如意

对失智老年人不喜欢或暂时不喜欢的事情，不要强迫其去做，而应诱导和转移其注意力。

4. 避免诱因

要尽量找出原因并立即进行处理。

5. 给予理解

失智老年人的情绪和行为与疾病有关系。

6. 语言沟通坚持"三不"原则

不否定、不争辩、不责备。

7. 情绪疏导的其他方法

转移注意力、肢体抚触。

三、反常情绪正确应对实施

照护员对老年人表现出的犹豫迟疑或错误做到"三不"原则，不争辩、不责备、不否定，通过沟通安抚，直至情绪稳定。

任务实施

老年人反常情绪应对流程见表9-1。

表9-1 老年人反常情绪应对流程

流程	操作要点
评估	★李奶奶，有时吵闹发脾气，有时沉默寡言，记忆力也越来越差，被诊断为"早期失智"，需要专业照护员对李奶奶的情绪给予安抚 ★提前与老年人及家属沟通，取得理解和配合 ★评估老年人的年龄、病情、意识状态、自理水平
准备	★照护者：着装整洁，规范洗手，掌握柯氏量表的评估内容和使用方法 ★家属理解并配合为老年人按季节着装，做好评估准备 ★环境：安静、整洁、宽敞、通风好 ★物品准备：桌子、本子、笔
实施	★检查、核对老年人姓名、年龄，调解矛盾 ★与李奶奶回家沟通、稳定其情绪；找一个李奶奶喜欢的地方固定好椅子，沟通、稳定李奶奶情绪 ★固定好椅子坐下、倒水。搬椅子坐在其对面，约50 cm距离 ★照护者先让老年人发泄情绪，等其情绪缓和后，继续安抚。与李奶奶沟通，耐心倾听其倾诉并注意引导话题和解决李奶奶目前存在的问题；等李奶奶情绪缓和后，带其一起锻炼并多鼓励和赞美李奶奶做得好的地方
整理	整理用品，洗手；记录评估过程和结果，请家属确认并签字

续表

流程	操作要点
注意事项	★沟通过程要认真，照护者到房间不要坐在老年人的床上，保持50 cm距离 ★操作过程中要耐心、体贴、体现尊重和人文关怀，及时疏导和安抚老年人不良情绪并注意保护老年人隐私 ★通过评估了解失智老年人是否有异常行为 ★根据评估结果积极采取针对性措施，除了对失智老年人加强关心和照护外，也要保护失智老年人及其家属安全，以维护家庭生活品质
SP评价	★首先认可：对照护者的耐心、专业、得体的关爱给予肯定 ★其次提出不足：是否保护隐私，是否有失误，能否耐心解释，能否得体照护老年人等提升点 ★最后给予鼓励：相信照护者只要用心、有爱心，一定能做得更好

任务评价

任务测试

 知识链接

反常精神行为评估方法

柯恩-曼斯菲尔德激越情绪行为量表（CMAI），简称柯氏量表（见表9-2），根据量表可以评定最近2周老年人的行为表现。行为反应得分：1分是从没有过；2分是小于1周1次，但仍在发生；3分是1周1~2次；4分是1周数次；5分是1天1~2次；6分是1天数次；7分是1小时数次；8分是没有阻止，就会发生；9分是随时发生。

表9-2　柯恩-曼斯菲尔德激越情绪行为量表

行为	分值	行为	分值
踱步或无目的地徘徊		想去其他地方	
不适当地穿衣或脱衣		故意跌倒	
吐痰（不是由于多涎症）		抱怨或发牢骚	
诅咒或言语攻击		违拗症	
经常寻求帮助、关心		进食不适当的食物	
言语或问题重复		伤害自己或他人	
拍打		不适当地处理问题	
踢		隐藏物品	
抓其他人或物		囤积物品	

续表

行为	分值	行为	分值
用力地推		撕裂物品或有破坏性	
扔东西		重复性怪癖	
制造奇怪的声音		性欲增加	
尖叫		内体性增加或有暴露	
咬		坐立不安	
抓伤		总分	

注：行为异常轻度为 35~55 分，中度为 56~86 分，重度为 87 分及以上。

任务二
记忆力训练

◎ 任务导入

李奶奶，60 岁，5 年前开始出现记忆力下降、反应迟钝、说话不清等状况，后四肢行动不便。刚开始和她说一件事时，几分钟以后她便忘了。慢慢变成对最近的事情一点儿都记不住，但常年不见的亲戚她想一会儿就知道是谁了，很久以前发生的事情只要稍加提示便能想起。请帮助李奶奶进行记忆力训练。

▤ 任务目标

★知识目标：了解失智老年人记忆力训练方法。

★技能目标：能够应用图片再认的训练内容和使用方法提高老年人记忆力。

★素质目标：操作过程耐心、体贴，体现尊重与人文关怀。

❞ 任务分析

一、记忆过程

记忆过程包括识记、保持、再现（回忆）或再认 3 个相互独立的基本环节。

二、记忆分类

记忆分类按时间长短可分为瞬时记忆、短时记忆和长时记忆。

1. 瞬时记忆

瞬时记忆又叫感觉记忆，保持时间不超过 2 s，信息以感觉映象形式储存。

2. 短时记忆

短时记忆是对当前的信息进行加工和储存，保持时间约为 20 s，一般不超过 1 min。

3. 长时记忆

长时记忆信息经过充分加工后长时间保存的记忆。

三、记忆障碍类型

- 刚说的话或事情，转身就忘——属于瞬时记忆障碍。
- 接完电话忘记电话内容——属于短时记忆障碍。
- 叫错亲友的名字，认错字——属于长时记忆障碍。

四、再认训练

再认训练是指要求训练者即时记忆各种事物，包括实物、实物图形、简单几何图形及无意义图片和符号等。

⚙ **任务实施**

图片再认训练实施流程见表 9-3。

表 9-3 图片再认训练实施流程

流程	操作要点
评估	★李奶奶，5 年前开始出现记忆力下降、反应迟钝，说话不清，四肢行动不便。神志清楚，等待记忆力训练中 ★提前与家属沟通，取得理解和配合 ★评估老年人的年龄、病情、意识状态、自理水平
准备	★照护者：着装整洁，规范洗手，戴口罩；掌握图片再认的训练内容和应用方法 ★家属：为李奶奶按季节着装整齐，做好训练准备 ★环境：安静、整洁、宽敞、通风好 ★物品准备：水果图片 20 张

续表

流程	操作要点
实施	★检查核对姓名、年龄 ★展示 5 张水果图片，请李奶奶依次观看，记住卡片中的水果名称 ★照护员将 5 张卡片与其他水果卡片混在一起，用语言引导李奶奶从中找到卡片，并全程给予鼓励、肯定 ★照护员根据失智老年人的记忆力水平，循序渐进地增加需要识记的卡片数量，提升训练难度
整理	整理用品，洗手；记录评估过程和结果，请家属确认签字
注意事项	★操作前熟悉老年人的行为习惯，根据老年人认知程度、兴趣爱好、职业特征等制定老年人的训练方案 ★操作前评估老年人身体情况、情绪状态和意愿，无意愿不强迫 ★训练过程中若老年人丧失兴趣，应先中断，观察 2~3 min，如仍不配合可终止训练
SP 评价	★首先认可：对照护者的耐心、专业、得体的关爱给予肯定 ★其次提出不足：是否保护隐私，是否有失误，能否耐心解释，能否得体照护老年人等提升点 ★最后给予鼓励：相信照护者只要用心、有爱心，一定能做得更好

任务评价

任务测试

 知识链接

一、失智症

失智症是一种疾病现象，不属于正常的老化，是包括记忆力减退、认知功能障碍，同时可能出现行为异常、个性改变等的症候群，这些症状的严重程度足以影响老年人的正常社交与生活能力。很多家属以为人老了都是这样，因而忽略了就医的重要性，正确认识失智症对老年人及其家庭、社会的影响非常重要。

二、失智症的种类

常见的失智症主要分为退化性失智症、血管性失智症、其他类型失智症。失智症的主要表现见图 9-1。退化性失智症学名阿尔茨海默病（AD），又称老年痴呆，是最常见的失智症，属于进行性、不可逆性退化。血管性失智症是因脑中风或慢性脑血管病变造成脑部血液循环不良，导致脑细胞死亡而造成智力减退，是造成失智症的第二大原因。

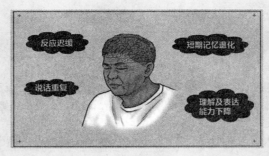

图 9-1 失智症的主要表现

　　每年 9 月 21 日为世界阿尔茨海默病日。超过 65 岁的人中，有 10% 患有失智症，起因于 β 淀粉样蛋白质在大脑中不断地变多，形成斑块和缠结。研究显示，有 1/3 左右的阿尔茨海默病老年人有家族关联，他们的父母亲或兄弟姊妹可能曾经患有，或正患有阿尔茨海默病。

三、失智症的主要症状

1. 记忆障碍

　　最具代表性的症状。失智症老年人早期表现以记忆障碍为主，且以近期记忆障碍为多（记不住最近发生的事），随着病情发展也会忘记以前的事。正常老化健忘与失智症记忆障碍的区别见表 9-4。

表 9-4　正常老化健忘与失智症记忆障碍的区别

事项	正常老化	失智症
忘了做过的事	想不起来吃饭时的菜品	忘记吃过饭
对忘事的自我认识	认可（我记不得了）	不认可（我没吃）
找不到东西或物品	努力寻找	赖他人，诉说被偷窃

2. 定向障碍

失智症老年人无法正确判断时间、地点、人物等与所处环境的关系。

3. 判断障碍

以前能根据情况做出准确的判断而现在不能，遇事犹豫不决。

4. 失语

运用语言的能力出现困难，不能正确地表达自己的观点，无法理解他人的话语，对认识的物品说不出物品名称。

直通考证

一、单项选择题

1. 王爷爷被评估为中度失智老年人，照护员发出的指令正确的是（　　）。

A. 穿好鞋子　　　　　　　　　　　　B. 穿上鞋袜，围上围巾，我们出去散步

C. 穿好外套，戴上帽子　　　　　　　D. 外面冷，戴上帽子、围上围巾，我们出去了

2. 与失智老年人交谈时应(　　)。

　A. 不要离老年人太近　　　　　　　　B. 边玩手机边回答老年人问题

　C. 老年人重复提问时不用理会　　　　D. 态度要温柔

3. 与早期失智症老年人沟通中正确的是(　　)。

　A. 批评老年人　　　　B. 鼓励老年人表达　　C. 与老年人争论　　D. 跟老年人说道理

4. 与失智症老年人沟通中正确的是(　　)。

　A. 考验老年人记忆力　B. 跟老年人说教　　C. 运用肢体语言　　D. 纠正老年人行为

5. 与失智症老年人沟通中错误的是(　　)。

　A. 改变老年人　　　　B. 保持同理心　　　　C. 尊重其感受　　　D. 不任意哄骗

6. 与失智症老年人沟通交流技巧正确的是(　　)。

　A. 语言要简练　　　　　　　　　　　B. 语速要快

　C. 同时交代几件事　　　　　　　　　D. 在喧闹的环境中进行

7. 与失智症老年人沟通交流技巧不正确的是(　　)。

　A. 交流体位舒适　　　B. 有目光接触　　　C. 打断老年人讲话　D. 每次1个问题

(8~10题共用题干)李爷爷,82岁,患认知障碍综合征十余年,体弱、步态不稳、行动迟缓。两年前出现记忆力下降,经常找不到东西,有时会怀疑别人进了他的房间,说地上有别人的脚印,生活基本能自理。

8. 老年人可能处于失智症哪个阶段?(　　)

　A. 早期　　　　　　　B. 晚期　　　　　　C. 中期　　　　　　D. 临终期

9. 对该老年人照护描述正确的是(　　)。

　A. 老年人找不到东西,不管他　　　　B. 与老年人讲道理,别人不可能进他房间

　C. 让老年人多看家人照片　　　　　　D. 减少与该老年人的交流

10. 下列照护理念正确的是(　　)。

　A. 老年人不愿说话就不说话　　　　　B. 老年人不想去医院就诊就算了

　C. 根据老年人身体功能实施生活照护　D. 在失智症老年人面前可以随意谈论他

11. 下列属于再认训练的是(　　)

　A. 请失智症老年人识记5张动物卡片,然后从20张卡片中将其寻找出来

　B. 请失智症老年人识记5张动物卡片,然后拿走卡片,请老年人说出5种动物名称

　C. 向失智症老年人呈现5张动物卡片,并带领老年人复述动物名称

　D. 向失智症老年人呈现5张动物卡片,并详细描述每种动物的特征

12. 下列描述错误的是(　　)。

　A. 刚说的话或事情,转身就忘,属于短时记忆障碍

　B. 叫错亲友的名字,认错字,属于长时记忆障碍

　C. 再认的材料越多,材料越相似,时间间隔越长,再认的难度就越大

　D. 根据长时记忆完成的各种知识性问答游戏,属于再认

二、判断题

1. 安抚失智症老年人不良情绪时环境要保持安静。　　　　　　　　　　　　(　　)

2．活动中，当失智症老年人出现不良情绪时，照护员要先对其进行安抚，及时结束活动。

（　　）

3．长时记忆是指信息经过充分和有一定深度加工后，在头脑中长时间保留下来的记忆。

（　　）

4．失智症老年人进行记忆力训练，可随时随地进行。（　　）

参考答案

任务三
计算力训练

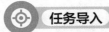 **任务导入**

李奶奶，80 岁，经常找不到自己存放在家中的物品，出门经常忘记锁门，回家忘记自己住在几楼，见了熟人叫不上名字，交水电费账目计算不清，简易智力状态检查量表（MMSE）评分为 20 分。她目前能自行吃饭，但需要提示，能自行穿衣、大小便，但洗澡需要提醒。需要进行计算力训练以改善李奶奶的生活状态。

任务目标

★知识目标：了解失智症老年人记忆力、计算力降低的原因。

★技能目标：能够准确运用数字再认方法进行计算力训练。

★素质目标：操作全过程耐心、体贴，体现尊重与人文关怀。

任务分析

李奶奶存在的主要健康问题如下。

（1）智能状态：存在记忆力、计算能力、判断力下降，简易智力状态检查量表评估为 20 分，属于中度失智。

（2）日常生活活动状态：目前能自行吃饭，但需要提示，能自行穿衣、大小便，但洗澡需要提醒，走平路或上下楼梯需要搀扶或使用手杖。基本生活活动能力评估为 65 分，属轻度失能。

（3）感知觉与沟通能力下降，讲话时必须在安静的环境下才能听到声音，看不清书报上的普通印刷字体，能进行交流，但在措辞和思路上反应迟钝。

任务实施

计算力训练流程见表 9-5。

表9-5 计算力训练流程

流程	操作要点
评估	★李奶奶，有健忘症，现突然加重，经常找不到家中的物品，忘记自己住在几楼，见了熟人叫不上名字，交水电费账目计算不清。请给予专业的计算力训练帮助 ★提前与家属沟通，取得理解和配合 ★评估老年人的年龄、病情、意识状态、自理水平
准备	★照护者：着装整洁，洗手，戴口罩；掌握计算力训练方法 ★家属：理解配合，为老年人按季节着装，做好评估准备 ★环境：安静、整洁、宽敞、通风好 ★物品准备：桌子1张，数字卡片20张，带扶手的椅子、本子、笔
实施	★检查核对姓名、年龄 ★计算力训练 ①展示扑克牌上的点数 ②鼓励先个位相加10以内的数 ③有提高后再增加难度 ④多鼓励夸奖，提高其训练热情 ⑤询问感受，有助于下次改善
整理	整理用品，评估人员洗手，记录，按评估流程与规定完成评估工作
注意事项	★注意评估语言技巧：拉近空间距离，多用封闭式提问方式，提问要直接简单，语言清晰，耐心倾听，适当应用肢体语言 ★操作全过程要耐心、体贴、体现尊重和人文关怀。注意及时疏导、安抚老年人出现的情绪问题，保障老年人和自身安全
SP评价	★首先认可：对照护者的耐心、专业、得体的关爱给予肯定 ★其次提出不足：是否保护隐私，是否有失误，能否耐心解释，能否得体照护老年人等提升点 ★最后给予鼓励：相信照护者只要用心、有爱心，一定能做得更好

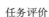
任务评价

任务测试

🔗 **案例拓展**

　　李奶奶通过综合能力评估的评分结果为基本日常能力评估为1级；精神状态评分22分；画钟测验3分；感知觉评估为1级，轻度受损；社会参与评估为1级，轻度受损3~7分。综合结论：轻度失智症。除了进行计算力训练之外，在生活工作中遇到早期失智症老年人问题如何应对？

| 日常生活能力评估 | 简易智力状态检查量表使用 | 画钟试验 |

一、早期失智症的照护要点

引导和激活残存的记忆和身体功能，鼓励老年人做能做的事，营造老年人熟悉的照护环境，鼓励老年人积极参加活动，参加认知功能训练，如参加社区日间照护中心或养老机构组织的认知训练活动。照护员要鼓励老年人积极参与日常生活事务，并将某些认知训练融入日常照护的过程中，多做喜欢的事情，以维持其独立生活的能力，尽可能地延缓老年人认知功能的衰退。

帮助失智症老年人接受、面对自己身体出现的问题，发自内心地关心老年人、尊重老年人，获得老年人的信任，建立良好关系，让老年人正视自己的身体变化，主动应对问题，及时求医、求助，不掩盖、掩饰病情发展。

寻找失智症老年人的情感支持，以安全感对抗内心的恐惧。失智症老年人特别没有安全感，要用各种方法来寻找老年人的社会支持最佳点，通过温馨熟悉的居住环境、人文环境设计等来对抗老年人内心对疾病变化的恐惧。

帮助老年人保持正面形象，让其感觉"自己有用"，帮助老年人树立信心找到存在感和成就感。照护员应该在老年人切实需要的时候，才提供指导和帮助；指导和帮助应尽可能不动声色地进行，避免挫伤老年人的积极性和自尊心。寻找老年人最擅长的技能，激发老年人的价值感，如写个人传记、教授专业经验、给他人提供帮助等。

总之，要为老年人提供以人为本的专业照护，保持良好的沟通，尽量保持老年人独立生活的能力，适度给予日常生活照护，加强安全照护（服药、日常生活）。

二、早期失智症老年人问题的应对措施

早期失智症老年人问题的应对措施见表9-6。

表9-6　早期失智症老年人问题的应对措施

问题	应对措施
思考速度变慢	给予时间思考
无法同时处理或理解2个以上的信息	交流沟通时简单说明重点，每次一件事
生活中的变化与意外会造成老年人的混乱	适时自然地提供协助，保持老年人尊严
无法拟订计划并依照计划行事	支持失智症老年人持续运用现存的能力
失智症老年人会忘记家中冰箱里的食材，重复购买，冰箱里不断堆积相同的食材	虽无法独立准备餐食，但可由旁人协助完成，使其保有尊严与生命意义

问题	应对措施
由于无法完成原本熟练的事情，因而丧失自信，对任何事情都感到麻烦，得知自己患失智症后恐慌，甚至对未来感到绝望	细心观察失智症老年人尚存的能力，协助其发挥保有的功能，避免过度鼓励造成心理负担
将重要的东西东藏西藏，结果反而忘记放在哪里，找不到就说有人偷了他的东西	一起找回东西，稳定老年人情绪
怀疑家产被夺走、照顾者（老伴儿）有外遇（不安全感）及其他精神症状	安抚老年人情绪，夫妻间的肢体接触可以给予被照顾者情绪支持，求助专业人士
表现忘词、语速慢、阅读理解力下降	鼓励表达

三、早期失智症老年人照护注意事项

1. 注重与老年人的沟通

（1）沟通原则：保持同理心，尊重感受，不任意哄骗，鼓励表达，接受而不是改变。

（2）沟通禁忌：批评、纠正、说教、挑剔、争论、争吵、讲道理、考验老年人记忆力、议论。

（3）沟通技巧：老年人的视听觉正常，营造适宜交流的环境，交流体位舒适，适当运用肢体语言；吸引老年人注意力，有目光接触，可以直呼其姓名加尊称；交流中注意语音、语速、语调，吐字清楚，语言简练，每次1个问题，不打断老年人讲话。

2. 生活障碍照护应基于评估结果

不能出现替代式照护，使老年人快速丧失其日常生活能力，切记身体功能的"用进废退"理论。

四、照护实施前评估

在了解老年人基本信息的基础上，运用日常基本活动能力评估表（见表9-7）、精神状态评估表、感知觉与沟通评估表、社会参与评估表对老年人综合能力进行评估。

通过提高老年人对数字和加减符号的认识来训练老年人的计算力，提高其日常独立生活能力。

表9-7 四项评估标准

日常基本活动能力评估	得分
进食：可独立进食10分；需部分帮助5分；完全依赖他人或留置营养管0分	
洗澡：准备好洗澡水，可自己独立完成洗澡过程5分；洗澡过程中需他人帮助0分	
修饰：可自己独立完成5分；需他人帮助0分	
穿衣：可独立完成10分；需部分帮助5分；需极大帮助或完全依赖他人0分	
大便：可控制大便10分；偶尔失控5分；完全失控0分	

日常基本活动能力评估	得分
小便：可控制小便 10 分；偶尔失控 5 分；完全失控或留置导尿 0 分	
如厕：可独立完成 10 分；需部分帮助 5 分；需极大帮助或完全依赖他人 0 分	
床椅转移：可独立完成 10 分；需部分帮助 5 分；需极大帮助或完全依赖他人 0 分	
平地行走：独立行走 45 m 15 分；部分帮助 10 分；需极大帮助 5 分；完全依赖 0 分	
上下楼梯：可独立上下楼梯 10 分；需部分帮助 5 分；完全依赖他人 0 分	
上述 10 个项目得分之和	
分级（0 级：能力完好 100 分；1 级：轻度受损 65~95 分；2 级：中度受损 45~60 分；3 级：重度受损 40 分及以下）	

精神状态评估	得分
认知功能 0 分：画钟正确，能说出 2~3 个词 1 分：画钟错误；能回忆出 0~1 个词 2 分：已被确诊为认知障碍，如阿尔茨海默病	
攻击行为 0 分：无身体攻击行为 1 分：每月有几次身体攻击行为，或每周有语言攻击行为 2 分：每周有几次身体攻击行为，或每日有语言攻击行为	
抑郁症状 0 分：无抑郁症状 1 分：情绪低落、不爱说话、不爱梳洗、不爱活动 2 分：有自杀念头或自杀行为	
上述 3 个项目得分之和	
分级（能力完好，总分为 0 分；轻度受损，总分为 1 分；中度受损，总分为 2~3 分；重度受损，总分为 4~6 分）	

感知觉与沟通评估	得分
意识水平 0 分，神志清醒；1 分，嗜睡；2 分，昏睡；3 分，昏迷	
视力水平 0 分：（在佩戴眼镜情况下）看清书报上的标准字体 1 分：能看清楚大字体 2 分：视力有限，看不清报纸大标题，但能辨认物体 3 分：辨认物体有困难，但眼睛能跟随物体移动 4 分：没有视力，但眼睛能跟随物体移动	

续表

感知觉与沟通评估	得分
听力水平 0分：（可佩戴助听器）可以正常交谈 1分：在轻声或距离超过 2 m 时听不清 2分：正常交流有些困难，需在安静的环境或大声说话才能听到 3分：讲话者大声说话或说话很慢才能部分听见 4分：完全听不见	
沟通交流 0分：无困难 1分：能够表达自己的需要及理解别人的话 2分：能够表达需要或理解有困难 3分：不能表达需要或不理解他人的话	
上述 4 个项目得分之和	
分级 0级：能力完好。意识清楚，且视力或听力评为 0 分或 1 分，沟通评为 0 分 1级：轻度受损。意识清楚，但视力或听力中至少一项评为 2 分 2级：中度受损。意识清楚，视力或听力中有一项评为 3 分，或沟通评为 2 分；或嗜睡，视力或听力评定为 3 分及以下，沟通评定为 2 分及以下或沟通评为 2 分 3级：重度受损。意识清楚或嗜睡，但视力或听力中至少一项评为 4 分或昏睡	

社会参与评估	得分
生活能力 0分：除生活自理外能料理家务 1分：能做家务，但质量欠佳 2分：个人生活能自理，只有在他人帮助下才能做些家务，但质量不好 3分：个人基本生活事务能自理，在督促下可洗漱 4分：个人基本生活事务需要部分帮助，或完全依赖他人帮助	
工作能力 0分：原来熟练的脑力工作或体力技巧性工作可照常进行 1分：原来熟练的脑力工作或体力技巧性工作能力有所下降 2分：原来熟练的脑力工作或体力技巧性工作明显不如以往，部分遗忘 3分：对熟练工作只有一些片段保留，技能全部遗忘 4分：对以往的知识或技能全部遗忘	
时空定向 0分：时间观念（年、月、日、时）清楚，可单独出远门 1分：时间观念有些下降，可单独来往于近街，不知道回家的路线 2分：时间观念较差，能单独留在家附近，对住地只知名称，不知道方位 3分：时间观念很差，只能在左邻右舍间串门，对住地不知名称和方位 4分：无时间观念，不能单独外出	

续表

社会参与评估	得分
人物定向 0分：知道周围人的关系，可分辨大致年龄和身份，可用适当称呼 1分：只知家中亲密近亲的关系，不会分辨陌生人，不能称呼陌生人 2分：只能称呼家中人，或只能照样称呼，不知其关系，不辨辈分 3分：只认识经常同住的亲人，可称呼子女或孙子女，可辨熟人和生人 4分：只认识保护人，不辨熟人和生人	
社会交往 0分：参与社会活动，在社会环境中有一定的适应能力，待人接物恰当 1分：能适应单纯环境，主动接触人，初见面时难让人发现有智力问题 2分：脱离社会，不会主动待人，谈话中很多不适当词句，容易上当受骗 3分：勉强可与人交往，谈吐内容不清楚，表情不恰当 4分：难以与人接触	
上述5个项目得分之和	
分级（0级：能力完好0~2分；1级：轻度受损3~7分；2级：中度受损8~13分；3级：重度受损14~20分）	

任务四

手工旧物改造

◎ 任务导入

　　王奶奶，81岁，动手能力很强，把家里布置得井井有条。近2年出现健忘症状，经常忘记自己说过的话、出门要办的事，做菜忘记放盐或多次放盐等，不能有序安排家庭日常生活。1年前被诊断为轻度阿尔茨海默病，简易智力状态检查量表评估为23分。不能接受患病现实，整日闷闷不乐，不再收拾卫生。脾气越来越差，常常对家人发脾气。社区开设了日间照料中心提供助餐服务，王奶奶中午来就餐，参观后很喜欢中心的活动室，对活动室内陈列的手工艺品爱不释手。

☰ 任务目标

　　★知识目标：掌握手工旧物改造训练措施对失智老年人的帮助依据。

　　★技能目标：熟练操作手工旧物改造活动方法，引导学习更多手工活动，提升老年人信心，改善老年人情绪。

　　★素质目标：尊老敬老，以人为本，爱岗敬业，吃苦耐劳，服务老年人。

> **任务分析**

王奶奶的主要健康问题如下。

（1）记忆力下降：经常忘记出门要办的事，忘记自己说过的话。

（2）日常生活能力下降：做菜经常忘记放盐或多次放盐等，不能有序安排家庭日常生活。

（3）精神状态差：整日闷闷不乐，不再收拾卫生。脾气越来越差，常常与家人吵架。

（4）简易智力状态检查量表（MMSE）评估为23分，属轻度失智。

引导轻、中度失智症老年人开展手工活动的重点如下。

第一，提前与老年人及家属做好沟通、交流，态度要温和、热情、真诚，注意尊重老年人隐私及保密，取得老年人的信任后再开展手工活动。

第二，了解老年人的过往经历，在活动中充分发挥其特长等，更能起到事半功倍的效果。

第三，活动过程中多用鼓励、夸赞的语言引导老年人进行思考，帮助老年人建立自信心，恢复对生活的信心。

第四，初次接触选择难度较低的手工活动，根据老年人的适应程度逐渐由易到难、由简及繁。

第五，针对一侧肢体偏瘫的老年人，做活动设计时尽量多锻炼偏瘫侧肢体。

第六，手工活动要长期坚持，不断创新。

旧物改造的常用方法非常多，如旧衣服改造成地垫，旧鞋盒改造成收纳盒。只要用心，很多生活中的废旧物品都可以拿来重新利用。旧物改造手工活动既能锻炼老年人的动手能力，还能开发老年人的智力，充分发挥其想象力，完成改造的过程也能增加失智症老年人的自信心，使其通过手工活动获得满足感，起到改善精神状态，延缓认知障碍进展的目的，因此非常适合轻、中度失智症老年人。

> **任务实施**

手工旧物改造操作流程见表9-8。

表9-8　手工旧物改造操作流程

流程	操作要点
评估	★王奶奶，经常忘记自己说过的话，被诊断为轻度阿尔茨海默病，简易智力状态检查量表（MMSE）评估为23分，且脾气差。对日间照料中心活动室内陈列的手工艺品爱不释手 ★照护者解释目的：旧物改造手工活动既能锻炼动手能力，还能开发智力，可以充分发挥老年人的想象力 ★老年人神志清晰，能配合
准备	★照护者：着装整洁，洗手，戴口罩 ★老年人：理解、配合，取舒适体位 ★环境：安静、整洁、宽敞、通风好 ★物品准备：旧T恤2~3件，剪刀2把，针线2组

流程	操作要点
实施	★照护员与王奶奶坐在小会客室，将各自准备的旧T恤拿出来。照护员讲解本次活动的主要内容："王奶奶，我们每个人家里都有一些旧衣服，穿出去不好看却又不舍得扔掉，今天我们一起改造这件旧T恤，变废为宝，重新利用起来好吗？"王奶奶表示很感兴趣。"您先看看这件旧T恤，您想怎么处理呢？" ★照护员引导王奶奶动脑思考。"把袖子减掉，改成背心？"王奶奶思考后试探性询问。"这个主意非常好呀！袖子减掉夏天穿起来更凉快。"照护员要及时肯定老年人的想法 ★照护员继续引导王奶奶将旧T恤改成购物袋，"再把领子部分剪得更大些，最后将T恤底部缝合"，改造过程中照护员不断使用鼓励的语言进行引导 "简单三步旧T恤改造购物袋就做好了，王奶奶，您以后就可以背着自己亲手改造的购物袋去买东西了，既环保又美观。"王奶奶很有成就感。照护员预约下次活动，"其实旧物改造的形式还有很多，您家里有没有旧鞋盒？明天我们一起改造旧鞋盒好吗？"王奶奶欣然答应。"那您今天先想想要把旧鞋盒改造成什么，好吗？"
整理	★将物品放回原处，"王奶奶，我们一起把剪下来的垃圾收拾一下吧"。照护员引导老年人整理物品 ★照护员做好手工活动的时间、老年人的反应、效果记录
注意事项	★操作前评估、掌握老年人的情况，确定老年人适合参与此项手工活动 ★活动用到剪刀、针线等尖锐物品时，做好安全保护 ★注意休息，避免长时间低头伤及颈椎和腰椎 ★活动中多用鼓励语言，注意观察失智老年人的反应，如有不耐烦的情况应耐心指导，或及时停止手工活动
SP评价	★首先认可：对照护者的耐心、专业、得体的关爱给予肯定 ★其次提出不足：是否保护隐私，是否有失误，能否耐心解释，能否得体照护老年人等提升点 ★最后给予鼓励：相信照护者只要用心、有爱心，一定能做得更好

任务评价　　　　　　　任务测试

直通考证

一、单项选择题

1. 下列哪项是针对计算力训练的方案？（　　　）

A. 地图作业　　　　　B. 顺序作业　　　　　C. 扑克牌点数求和　　　D. 猜测作业

2. 下列哪项训练内容是提高失智症老年人计算力的？（　　　）

A. 在老年人熟悉的环境里，在明显的地方摆上日历钟表，让老年人一眼就能看到

B. 通过选用老年人感兴趣的素材，如扑克牌，训练老年人计算扑克牌的点数求和

C. 让老年人养成随时看时间的习惯

D. 陪同失智症老年人每到一个陌生的地方，向其介绍周围的环境及特征，以减少陌生感

3. 认知功能主要包括( )。

A. 记忆、注意　　　　B. 思维　　　　　C. 推理、智力　　　D. 以上均对

4. 以下哪项不是认知功能减退的主要表现？( )

A. 认知速度减慢　　　B. 反应时间延长　　C. 长时记忆容量减少　D. 交往能力差

5. 对老年人进行认知能力评估的工具是( )。

A. 简易智力状态筛查量表（MMSE）　　　　　B. Barthel 指数评定量表

C. ADL 评定量表　　　　　　　　　　　　D. IADL 评定量表

6. 对老年人进行认知功能评估的意义是( )。

A. 早期发现老年痴呆　　　　　　　　　　B. 及时给予老年人认知功能训练

C. 避免走失、跌倒，延缓疾病进展　　　　D. 以上均对

7. 老年人认知功能障碍的分级为( )。

A. 一级、二级、三级　　　　　　　　　　B. 轻度、中度、重度

C. A级、B级、C级　　　　　　　　　　　D. 甲级、乙级、丙级

8. 神经系统在人体的( )中起着重要的调节作用。

A. 呼吸活动　　　　　B. 消化活动　　　　C. 生命活动　　　　D. 运动活动

9. 人类的智能与脑的( )及生理功能有关。

A. 血液供应　　　　　B. 正常结构　　　　C. 合理营养　　　　D. 感知功能

10. 根据简易智力状态检查量表判定轻度失智症程度为( )。

A. 19～22 分　　　　B. 20～25 分　　　　C. 21～26 分　　　D. 22～28 分

11. 生活自理能力量表得分( )以上者，康复治疗效果最好。

A. 20 分　　　　　　B. 30 分　　　　　　C. 40 分　　　　　D. 50 分

二、多项选择题

1. 阿尔茨海默病的核心症状是( )。

A. 日常生活能力受损　B. 精神行为症状　　C. 情绪波动不稳定　D. 认知功能障碍

2. 海马回是大脑边缘系统的一部分，是分管人类短期记忆的主要区域；海马回接收来自大脑皮质的各种感觉和知觉信息从而形成记忆。日常( )的短期记忆都储存在海马回中。

A. 学习　　　　　　　B. 工作　　　　　　C. 生活　　　　　　D. 运动

3. 老年人神经元减少及神经递质变化引起老年人( )等功能改变。

A. 记忆功能下降　　　B. 智能障碍　　　　C. 动作缓慢而稳定　D. 睡眠障碍

4. 智力是人认识、理解客观事物，并运用知识、经验解决问题的能力，主要包括( )。

A. 记忆　　　　　　　B. 观察　　　　　　C. 思考　　　　　　D. 判断

5. 情景记忆是指人们根据时空关系对某个事件的记忆，这种记忆与个人的亲身经历分不开，如对( )的记忆。

A. 单词　　　　　　　B. 参加过的聚会　　C. 概念　　　　　　D. 去过的地方

三、判断题

1. 画钟试验操作方法较为简单，耗时较短，适合于门诊应用。 ( )

2. 基因检测不能为诊断失智症提供参考。 ( )

3．记忆力下降是失智症早期最常见症状之一。特点是远期记忆减弱，近期记忆增强。

（　　）

4．失智症老年人随着神经元不断死亡，大脑不断萎缩，逐渐不能控制自己的行为。（　　）

5．失智症病程长，治疗和照护负担重，直接和间接的医疗费用都很高，是老龄化社会面临的重要卫生服务问题。

（　　）

6．失智症除表现有定向、记忆、学习、语言理解、思维等多种认知功能损害外，多数老年人还表现有行为异常。

（　　）

7．计算能力的训练需要时刻关注老年人的情绪波动，适时调节训练难度和训练策略。

（　　）

任务五
园艺疗法应用

参考答案

任务导入

　　李爷爷，80岁，退休干部，早年丧偶，子女皆在国外。罹患阿尔茨海默病3年，入住养老机构2个月。入住养老机构以来，他喜欢待在屋子里，很少参加机构活动，从不主动也不喜欢和他人长时间交谈。记忆力下降明显，情绪低落，喜欢看军旅题材的影视剧，无其他兴趣爱好。请为其安排园艺活动，促使李爷爷融入机构生活中，增加与人沟通的机会。

任务目标

　　★知识目标：了解何为园艺疗法及其作用，以及常用的园艺疗法。

　　★技能目标：能安排、指导老年人进行园艺治疗。

　　★素质目标：尊老敬老，以人为本，爱岗敬业，吃苦耐劳，遵章守法，自律奉献。

任务分析

　　园艺疗法（horticultural therapy），是一种辅助性的治疗方法，借由实际接触和运用园艺材料维护美化植物或盆栽和庭园，因接触自然环境而纾解压力与复健心灵。对于失智症老年人而言，园艺疗法是老年人通过参与性较强的园艺种植，提升其心情指数，以实现疗养效果的一种方法。

　　美国越来越多的卫生医疗机构，从医院到老年护理院，再到精神病院等都在用园艺活动来作为治疗老年人的一种手段。研究发现，"园艺疗法"能够减缓心跳速度，改善情绪，减轻疼痛，对老年人康复具有很大的帮助作用。

⚙ **任务实施**

园艺疗法流程见表9-9。

表9-9 园艺疗法流程

流程	操作要点
评估	★李爷爷，患阿尔茨海默病3年，不喜欢和他人长时间交谈。记忆力下降明显，请为其安排园艺活动，促使李爷爷融入机构生活中，增强与他人沟通 ★老年人：记忆力下降明显，情绪低落，不喜欢与人交谈 ★照护者：解释活动目的，取得老年人配合
准备	<p align="center">园艺疗法物品准备</p>★照护者：着装整洁，规范洗手，戴口罩 ★老年人：理解、配合 ★环境：安静、整洁、宽敞、通风好 ★物品准备：园艺工具（若干套），花草种子（若干包），清水壶（若干个），混合土（泥炭土∶珍珠石∶蛭=1∶1∶1，若干包），基肥（若干包），花箱（若干），保鲜膜
实施	★照护员向李爷爷示范种植步骤 ①在花箱底部垫上基肥和混合土，并压紧填满。将土割出沟槽 ②取一小把花草种子，把花草种子种到花箱的泥土里（既不要太深，也不要太密），用泥炭土覆盖 ③用喷壶喷上适量的水，浸润种子和泥土 ④用保鲜膜把种花草种子的地方包裹住以保湿 ⑤写上标签，请李爷爷记住所种植的花草 ★照护员引导李爷爷一步步完成种植 ①刚开始，李爷爷迟迟没有动手操作 ②照护员缓缓地在他耳边唱起《南泥湾》，歌曲唤起了他的记忆，李爷爷拿起小铲将土一点一点小心翼翼地放进花箱，慢慢操作起来，开心得像个孩子 ③最后，李爷爷还不忘在另外一边填土，以保持小花箱视觉平衡 ★总结与预约下次活动 ①照护员对李爷爷的参与表示感谢与肯定，告诉李爷爷每天要抽点时间来给种子浇水、松土，大约25天后花苗就可以长出来 ②送李爷爷回房间休息 ③收拾好相关物品，记录李爷爷参与活动的过程 ④可以与李爷爷共同制订花苗种植计划，运用代币法来激励李爷爷坚持参与 ⑤不定期和李爷爷分享培养花苗的感受，通过分享加深与李爷爷的信任关系，促进李爷爷和其他养花老年人的交往
整理	整理物品，将物品放回原处，清洗双手

流程	操作要点
注意事项	★多准备一些活动用品，以免工具不够影响活动开展及效果 ★工作人员准确到位，活动中保证失智症老年人能得到指导，完成园艺种植活动 ★活动时注意地面水渍，以防老年人滑倒摔伤。时刻关注老年人身体情况，以保证他们的安全
SP评价	★首先认可：对照护者的耐心、专业、得体的关爱给予肯定 ★其次提出不足：是否保护隐私，是否有失误，能否耐心解释，能否得体照护老年人等提升点 ★最后给予鼓励：相信照护者只要用心、有爱心，一定能做得更好

任务评价　　　　　　任务测试

 知识链接

园艺疗法的功效

一、精神方面

1. 消除不安心理与急躁情绪

在医院病房周围种植草木，老年人于其中散步或通过门窗眺望，可使其心态安静。据报道，在可以看见花草树木的场所劳动，不仅可以减轻劳动强度，还可以使劳动者产生满足感，因此如果是在园艺栽培活动地的话，效果则更佳。

2. 增加活力

投身于园艺活动中，能使老年人特别是精神病老年人忘却烦恼，产生疲劳感，加快入睡速度，起床后精神更加充沛。

3. 调节心情

一般来讲，红花使人产生激动感，黄花使人产生明快感，蓝花、白花使人产生宁静感。鉴赏花木可刺激、调节、放松大脑。

4. 培养创作激情

盆栽花木、花坛制作及庭院花卉种植等各种园艺活动，是把具有自然美的植物材料按照自己的设想进行布置处理，使其成为艺术品。这种活动可以激发老年人的创作激情。

5. 抑制冲动

在自然环境中进行整地、挖坑、搬运花木、种植培土及浇水施肥等活动，在消耗体力的同时，还可抑制冲动情绪，久而久之有利于形成良好的性格。

6. 培养忍耐力与注意力

园艺的对象是有生命的花木，在进行园艺活动时要求慎重并有持续性。例如，修剪花木时应有选择地剪除，播种时则应根据种子的大小覆盖不同深度的土壤，这些都需要动作慎重与注意力集中。若在栽植花木的中途去干其他事情，等再想起重新栽植时，花木可能已枯萎。因此，长期进行园艺活动的结果无疑会培养忍耐力与注意力。

7. 增强行动的可行性

何时播种、何时移植、何时修剪、何时施肥……植物种类不同操作内容不同，且时间与季节亦不同。园艺活动必须先制订计划，做书面计划或在脑中谋划，因人而异。此项工作或爱好可以增加老年人与植物的感情，把握时间概念（早、晚、季节的变化等）。

8. 增强责任感

采取责任到人的方法，使老年人清楚哪些是自己管理的盆花、花坛等。因为花木为有生命之物，如果管理不当或疏忽会导致其枯萎。这样可使老年人认识到哪些是自己不得不做的工作，从而产生和增强责任感。

9. 树立自信心

待到自己培植的花木开花、结果时，会受到别人的称赞，这说明自己的辛勤劳作得到认可，在自己满足的同时还会增强自信心。这对失去生活自信的老年人来说医治效果更佳。

二、社会方面

1. 提高社交能力

参加集体性的园艺治疗活动，老年人以花木园艺为话题，容易产生共鸣，促进交流，这样可以培养其与他人的协调性，提高社交能力。

2. 增强公共道德观念

对老年人的生活环境利用花木进行美化、绿化，或者其所负责的盆花、花坛开出漂亮的花朵，在增强自信的同时，还可以体会到为大家做了有益的事情。另外，为花坛除草、摘除枯萎花朵、扫除落叶等活动，可以培养老年人的环境美化意识和习惯，增强公共道德观念。

三、身体方面

1. 刺激感官

植物的色、形对视觉，香味对嗅觉，可食用植物对味觉，植物的花、茎、叶的质感（粗糙、光滑、毛茸茸）对触觉都有刺激作用。另外，自然界的虫鸣、鸟语、水声、风吹及雨打叶片声也对听觉有刺激作用。卧病在床的老年人或长久不出门的老年人，到室外去沐浴阳光，接受日光明暗给予视觉的刺激，感受冷暖对皮肤的刺激，这些都可称为自然疗法，也是园艺疗法的内容之一。白天进行园艺活动，接受日光浴，晚上疲劳后上床休息，有利于养成正常的生活习惯，保持体内生物钟的正常运转，这对失眠症老年人也有一定的疗效。

2. 强化运动机能

人的精神、身体如果不能频繁地使用的话，其机能就会出现衰退现象。局部性衰退会导致关节、筋骨萎缩，全身性衰退会导致心脏与消化器官机能低下，易于疲劳等。园艺活动从播种、扦插、上盆、种植、配置等的坐态活动到整地、浇水、施肥等站立活动，每时每刻都在使用眼睛，同时头、手指、手、足等都要随之运动，为一项全身性综合运动。残疾人、卧病在床者及高龄老年人容易出现精神、身体衰老，而园艺活动是防止其衰老的最好措施之一。

任务六
音乐疗法

⊙ 任务导入

　　李奶奶，75岁，某大学退休教授，早年丧偶，喜欢听音乐和绘画，以前喜欢参加社区的演唱活动。1个月前因摔倒致使股骨颈骨折，入住养老机构。近2周来经常忘记刚发生的事情，找不到自己的房间。经常独自在室内，不喜欢与人交流，情绪易低落，入睡困难，被诊断为轻度阿尔茨海默病。请运用歌曲歌唱法和歌曲再造法设计音乐疗法活动。

☰ 任务目标

　　★知识目标：了解音乐疗法及其作用，以及常用的音乐疗法。
　　★技能目标：能指导、鼓励老年人进行音乐治疗活动，安抚老年人情绪。
　　★素质目标：尊老敬老，以人为本，爱岗敬业，吃苦耐劳，遵章守法，自律奉献。

" 任务分析

　　音乐疗法又称音乐治疗，即通过音乐进行心理治疗，利用了音乐能促进身心健康和培养人格的功能。1989年，美国Temple大学教授K. Bruscia在《*Defining Music Therapy*》一书中给出"音乐治疗"的定义：音乐治疗是一个系统的干预过程，在这个过程中，治疗师利用各种形式的音乐体验，以及在治疗过程中发展起来的作为治疗的动力治疗关系来帮助被治疗者达到健康的目的。早在1944年，音乐治疗在美国密歇根州立大学就已正式成为学科。经过半个多世纪的发展，音乐治疗已成为一门成熟完整的边缘学科，已经确立的临床治疗方法多达上百种，并形成了众多的理论流派。音乐治疗从20世纪70年代开始传入亚洲。目前中国有些地区也有一些音乐治疗师在医院、养老机构、老年医院开展音乐治疗。

⚙ 任务实施

　　音乐疗法操作流程见表9-10。

表9-10　音乐疗法操作流程

流程	操作要点
评估	李奶奶，高校退休教授，喜欢听音乐和绘画，以前参加社区演唱活动。目前记忆力下降、经常忘记刚发生的事情，找不到自己的房间，需要照护员帮助。初到养老机构，不喜与人交流、情绪易低落、入睡困难，被诊断为轻度阿尔茨海默病

流程	操作要点
准备	★环境：布置合理，准备床上桌，支好乐谱架；室内温度 18~22 ℃ ★照护员： ①掌握音乐疗法实施步骤的基本知识 ②能够利用音乐的方式协助老年人进行情绪宣泄；具有为老服务的爱心、耐心，能做到尊老、爱老 ③仪表良好，着装整齐，规范洗手、戴口罩，注意卫生 ★老年人：李奶奶身体条件较好，喜欢听音乐和绘画，经询问李奶奶及其子女，可以参加音乐疗法活动并做好准备 ★物品准备：轻音乐 1 首、音箱设备 1 套、乐谱支架 1 个、床上桌 1 个、签字笔 2 支、白纸 1 张、椅子 1 把
实施	★向李奶奶问好，并说明接下来的活动内容、目的、方式。再次确认李奶奶已经准备好，并说明活动过程中如有任何不适，随时可以停止活动 ★唱歌：先进行简单的开腔发声练习（如发声训练、长音训练）。坐在李奶奶一旁，做好帮助的准备，并认真欣赏李奶奶唱歌 ★播放曲目：通过询问了解，选择李奶奶会唱并主动挑选的曲目。引导李奶奶先听一遍曲目，从而唤醒她对曲目旋律、节奏等方面的记忆，促使其更加顺畅地歌唱，提高其参加活动的自信心 ★讨论：李奶奶歌唱结束，询问李奶奶在唱歌时想到了什么事，就李奶奶想到的内容进行交流与讨论，为何会想到这件事，事情发生的时间、地点、结果等，并对发生的事情进行讨论 ★歌词创作、讨论、朗诵（15~20 min）：利用所选曲目的背景音乐，请李奶奶进行歌词创作 ★赞美李奶奶的歌唱水平和歌词创作能力，特别欣赏其创作；约定下次活动时间
整理	★将音乐疗法物品收纳起来 ★照护员协助李奶奶洗手，并协助其卧床休息 ★照护员洗手，记录李奶奶参与活动时的表现
注意事项	★使用的工具要及时清洁，每次使用前都要确保能正常使用 ★活动设计要遵循科学性、安全性、个性化、循序渐进的原则 ★活动实施依据李奶奶的行为、情绪表现可进行活动内容调整 ★每次的音乐治疗都要进行记录，便于进行整体的训练效果分析与制订持续的活动计划 ★在活动开展前评估李奶奶身体状况是否能够参加活动，了解其以往生活经历、生活现状、爱好特长、活动需求，并设计治疗目标和治疗策略
SP 评价	★首先认可正面的方面 ★其次提出不足之处和改进意见 ★最后给予鼓励肯定，有助于照护者沟通能力和人文关怀能力的提升

任务评价

任务测试

知识链接

体感音乐疗法

体感音乐疗法（vibroacoustic therapy，VAT），又称体感振动音响技术，是通过"身体感知音乐"的方式，将音乐中 16~150 Hz 的低频信号，经过物理换能转换成振动，通过"骨传导作用"和心理、生理的双重刺激，在短时间内激活大脑中枢，使人迅速获得高质量的身心愉悦与放松，有效改善失眠、焦虑、抑郁、身心失调等症状，并实现一系列的康复理疗作用及保健效果。

音乐疗法需选择老年人喜欢的音乐，或者推荐一些优美缓和的音乐，如《蓝色多瑙河圆舞曲》《春天协奏曲》。有助于入眠的音乐有巴赫的《G弦上的咏叹调》、贝多芬的《月光》、肖邦的《降D大调摇篮曲》、莫扎特的《C大调钢琴协奏曲》。

音乐治疗的其他方法有如下几种。

①歌唱法。通过照护者与老年人共同歌唱，改善或保持老年人的认知，锻炼身体，促进老年人社会交往。

②歌曲朗诵法。通过朗诵歌词或配乐诗歌朗诵舒缓情绪，减轻焦虑，训练表达性语言技巧，促进老年人认知和社会性行为的保持。

③歌曲再造法。与老年人讨论歌曲或再创造歌曲，改善与保持认知的同时激发老年人的成就感，促进失智症老年人的身心康复。

直通考证

一、单项选择题

1. 以下选项不属于园艺的是（　　）。

A. 果树园艺　　　　　　　　　　　　B. 蔬菜园艺

C. 观赏园艺　　　　　　　　　　　　D. 大田种植

2. 园艺疗法的功效不包括（　　）。

A. 消除不安心理与急躁情绪　　　　　B. 提高审美

C. 培养忍耐力与注意力　　　　　　　D. 培养创作激情

3. 园艺疗法在身体方面的功效有（　　）。

A. 刺激感官、强化运动机能　　　　　B. 培养创作激情

C. 增强公共道德观念　　　　　　　　D. 提高社交能力

4. 园艺疗法在社会方面的功效有（　　）。

A. 刺激感官、强化运动机能　　　　　B. 培养忍耐力与注意力

C. 增强公共道德观念，提高社交能力　D. 消除不安心理与急躁情绪

5. （　　）又称接受式音乐治疗，或感受式音乐治疗，是通过聆听特定的音乐调整心身的方法，包含音乐聆听、音乐冥想、聆听讨论、音乐与情绪同步等具体方法。

A. 音乐疗法   B. 聆听法

C. 歌曲歌唱法   D. 即兴活动法

6. 对于右侧肢体偏瘫的老年人，最不适合开展以下哪种音乐疗法？（   ）

A. 音乐绘画法   B. 音乐聆听法

C. 音乐书法法   D. 音乐演唱法

7. 在音乐聆听的讨论环节中，不适合讨论的内容是（   ）。

A. 音乐聆听时想到了什么事情   B. 音乐聆听时想到了什么画面

C. 音乐引起的感受   D. 下次活动开展的效果

8. 为养老机构的老年人开展音乐治疗活动，不需要提前征询（   ）的意见。

A. 康复师   B. 照护员

C. 家属   D. 朋友

9. 以下对歌曲歌唱法的说法正确的是（   ）。

A. 对于不熟悉的歌曲，也一定要让老年人一次性唱完

B. 对于发声存在一定障碍的老年人，要求其发音清楚地歌唱

C. 对于不热爱唱歌的老年人，也要让其配合进行

D. 对于喜爱唱歌的老年人，歌曲歌唱法可以促使其身心放松

二、判断题

1. "园艺疗法"能够减缓心跳速度，改善情绪，减轻疼痛，对患者康复具有很大的帮助作用。   （   ）

2. 对于失智症老年人而言，园艺疗法是通过老年人参与性较强的园艺种植，提升其心情指数，以实现疗养效果的一种方法。   （   ）

3. 音乐疗法的实施，要求照护者要具有耐心、爱心等职业素养。   （   ）

4. 在组织老年人参加音乐治疗活动的过程中，只要活动开展之前与老年人预约好了时间，就不需要在活动开展当天再征求老年人意见。   （   ）

5. 老年人参加歌曲再造音乐治疗活动可以有效锻炼其逻辑思维能力。   （   ）

6. 音乐能直接作用于下丘脑和边缘系统等人脑主管情绪的中枢，能对人的情绪进行双向调节。   （   ）

参考答案

任务七

益智游戏应用

 任务导入

赵奶奶，73 岁，初中文化。2 年前无明显诱因出现记忆力下降，如经常找不到常用物品，丢三落四等。做以前熟悉的事情出现困难，料理家务的能力有所下降，如炒菜忘记放盐，做西红柿炒鸡蛋忘记放鸡蛋，做饭之前需要用较长时间准备等。偶尔发呆，无所事事，家属问起时便回答无事。之后逐渐出现学习新知识困难，如难以学会滚筒式洗衣机的操作方法，想不起熟悉的人名，但性格无变化。医院诊断为阿尔茨海默病。照护员遵医嘱陪伴赵奶奶做益智游戏。

任务目标

★知识目标：了解益智游戏的作用，以及失智症老年人常用的益智游戏。

★技能目标：能够组织、指导老年人进行益智游戏。

★素质目标：益智游戏操作全过程耐心、体贴，体现尊重与人文关怀。

任务分析

益智游戏是一种以智力活动为基础的有规则的游戏。它以生动、有趣、新颖的游戏形式，使失智症老年人在活动中得以训练认知功能。游戏的目的是根据一定的认知训练任务提出的，通常由游戏的目的、构思、规则和结果 4 个部分组成。

益智游戏既可以单人进行，也可以团体进行，具体选择何种游戏形式需依据老年人的具体情况而定。

益智游戏的作用如下。

（1）益智游戏可以促进老年人大脑活动，预防或延缓老年痴呆的发生和进展；可以锻炼其思考能力和反应能力，促进大脑功能的保持与强化，预防脑退化。

（2）益智游戏可以改善失智老年人情绪健康状况。游戏的开放性和自由氛围容易让人解除心理防御，展现内在真我，游戏中夸张的笑和打趣都可以让积郁的负面情绪得到彻底释放。

（3）益智游戏能够增强老年人的社会互动和人际亲近感，让老年人在游戏中练习社交技能、收获友谊、获得社会支持。

（4）益智游戏能够有效提升老年人的自信心和成就感。在游戏进行中能够让老年人看到自己进步的过程，通过游戏效果的反馈，能够有成就感，对自己的认知能力或身体功能的提升增加信心。

任务实施

益智游戏流程见表9-11。

表9-11 益智游戏流程

流程	操作要点
评估	★赵奶奶，初中文化，记忆力下降，经常找不到常用物品，丢三落四。炒菜忘记放盐，做西红柿炒鸡蛋忘记放鸡蛋等。学习新知识困难
准备	★环境：室内活动选择失智症老年人熟悉、安静的场所，建议选在氧气较为充足的时段，如选择上午9时之后，下午日落之前 ★照护员：熟悉失智症老年人的症状表现，具备异常情绪和行为的识别及应对技巧，能够制定个性化的益智游戏方案（益智拍手操） **这位老人是我的亲人 请施以援手谢谢！** 姓名：　　年龄：　　病史： 家庭住址： 家属电话： 老人身份识别卡 ★老年人：情绪稳定；随身携带身份识别卡，卡上内容包括姓名、年龄、出生日期、家庭住址、家属电话、病史、血型及药物过敏史等 ★照护员：根据季节温度的变化，为失智症老年人穿戴合适的外出衣服
实施	★照护员自我介绍，老年人相互认识，或者让老年人自我介绍。介绍"益智拍手操"游戏的目的、意义。再次确认老年人已经准备好做游戏，并强调游戏过程中如有不适可随时终止游戏 ★开始"益智拍手操"游戏 （1）第一节头肩拍 ①双手上举与头同高轻拍头部两侧2下，双手回到胸前拍手2次，同时说："头头拍拍" ②双手轻拍两肩2下，然后双手回到胸前拍手2次，同时说："肩肩拍拍" ③轻拍头部两侧1下，拍手1次，轻拍两肩1下，拍手1次，同时说："头拍肩拍" ④轻拍头部两侧后，轻拍两肩，然后双手连拍2下，同时说"头肩拍拍" 最后，将第一节的完整动作连着做下来。照护员的每个动作，老年人都跟着做 （2）第二节大小拇指拍 ①双手大拇指竖起，同时双臂向前平伸2次，然后拍手2次，同时说："大拇指大拇指拍拍" ②双手小拇指竖起，同时双臂向前平伸2次，然后拍手2次，同时说："小拇指小拇指拍拍" ③双手大拇指竖起向前平伸，拍手1次，双手小拇指竖起向前平伸，拍手1次，同时说："大拇指拍小拇指拍" ④双手大拇指竖起向前平伸，双手小拇指竖起向前平伸，拍手2次，同时说："大拇指小拇指拍拍" 最后，将第二节的完整动作连着做下来。照护员的每个动作，老年人都跟着做 （3）第三节左右扭腰拍（此动作老年人需要站起来） ①双手叉腰，腰部向左侧扭动2次，拍手2次，同时说："左左拍拍" ②双手叉腰，腰部向右侧扭动2次，拍手2次，同时说："右右拍拍"

流程	操作要点
实施	③双手叉腰，腰部向左侧扭动 1 次，拍手 1 次，向右侧扭动 1 次，拍手 1 次，同时说："左拍右拍" ④双手叉腰，腰部向左侧扭动 1 次，向右侧扭动 1 次，拍手 2 次，同时说："左右拍拍" 最后，将第二节的完整动作连着做下来。照护员的每个动作，老年人都跟着做 （4）以上三节动作都学会之后，照护员带着老年人将三节动作连在一起做一遍。动作的快慢节奏可根据老年人的熟练程度调整 ★游戏小结 照护员带领老年人回顾本次活动内容和过程，给予老年人赞扬 ★游戏结束 活动结束，照护员协助老年人补水休息，提醒老年人下次活动的时间及地点，并送老年人离开活动场所
整理	★将活动中使用的物品和工具收纳起来 ★照护员洗手，记录参与活动的老年人的表现、活动效果等
注意事项	★操作前熟悉老年人的行为习惯，根据老年人认知程度、兴趣、爱好、职业特征等制定老年人的训练方案 ★操作前评估老年人身体情况、情绪状态和意愿，无意愿不可强迫。训练过程中若老年人丧失兴趣，可先中断，观察 2~3 min，如仍不配合可终止 ★照护员按照活动顺序完成每个步骤，并准确解释为什么要这样做
SP评价	★首先认可：对照护者的耐心、专业、得体的关爱给予肯定 ★其次提出不足：是否保护隐私，是否有失误，能否耐心解释，能否得体照护老年人等提升点 ★最后给予鼓励：相信照护者只要用心、有爱心，一定能做得更好

任务评价　　　　任务测试

任务八
工具性日常生活能力锻炼

任务导入

　　王奶奶，68 岁，退休工人，早年丧偶。刚退休时身体健康，经常参加社区活动，讲究家居整洁，爱收拾。2 年前，她的性格和行为开始出现异常，经常手里拿着眼镜，却四处寻找眼镜；衣服也经常随处乱放；把电视机遥控器放进冰箱；出门忘记关煤气；想去菜市场买菜，走到楼下却不知道自己要干什么。照护员负责指导老年人在家进行工具性日常生活能力锻炼。

任务目标

★知识目标：了解何为工具性日常生活能力。
★技能目标：能够根据老年人的情况指导其进行工具性日常生活能力锻炼。
★素质目标：操作全过程耐心、体贴，体现尊重与人文关怀。

任务分析

日常生活活动是指在每日生活中，人们为了照料自己的衣、食、住、行及保持个人卫生和独立的社区活动所必须进行的一系列基本活动，是人们为了维持生存及适应生存环境而必须每天反复进行的、最基本的、最具有共性的活动。

基础性日常生活活动（basic activities of daily living，BADL）是指每日生活中与穿衣、进食、保持个人卫生等自理活动，以及与坐、站、行走等身体活动有关的基本活动。

工具性日常生活活动（instrumental activity of daily living，IADL）是指人们在家中独立生活所需的比较复杂的重要活动能力，其中包括使用环境中的物品和设备的能力，如处理财务、使用电话、服用药物；家务活动，如准备和烹饪食物、环境清扫、洗衣服等；外出活动，如逛街购物、使用交通工具；还有从事娱乐活动等的各项能力。

任务实施

日常生活能力锻炼流程见表9-12。

表9-12 日常生活能力锻炼流程

流程	操作要点
评估	★王奶奶，退休工人。记忆力下降，经常手里拿着眼镜却四处寻找眼镜，出门忘记关煤气。生活能力下降，衣服经常随处乱放，把电视机遥控器放进冰箱。上厕所时使用坐便器动作困难，穿衣服时分不清左右和上下。需要照护员帮助进行日常生活能力锻炼指导
准备	★环境：老年人熟悉的环境（如老年人的房间），整洁、安静 ★照护员：熟悉与失智症老年人的沟通技巧和异常行为应对方法；根据老年人的状况制定个性化训练方案，并征得家属同意 ★老年人：情绪稳定，理解照护员的话，配合度好。已经服用过药物，精力充沛，意识清醒 ★物品准备：老年人日常衣服或照护员带来的专门用来练习的衣服（一般为T恤、裤子等）；老年人家里带洗手盆、坐便器的卫生间，地面要防滑
实施	★向老年人问好，简单自我介绍，询问老年人近况 ★介绍本次训练的内容、目的、意义 ★再次确认老年人已经准备好，并强调训练过程中如有任何不舒服可随时终止练习

流程	操作要点
实施	★叠衣服练习 （1）让老年人选择练习的衣服，并向老年人描述这件衣服（如一件白色的印花T恤） （2）照护员给老年人示范叠T恤的步骤，照护员做一步老年人跟着做一步，并注意用语言和肢体语言鼓励老年人。将左边的袖子折到前面，再把右边的袖子折到前面，然后提起领口向下折叠，最后左右对折 （3）鼓励老年人自己完整地做一遍。期间要及时给予反馈，老年人叠得对时要及时肯定和赞美，叠得不对时可以适当提示老年人 （4）用同样的方式练习叠裤子 叠衣服的步骤 叠裤子的步骤 ★如厕练习 （1）询问老年人如厕习惯，鼓励、指导老年人建立规律的排便习惯 （2）引导老年人自行打开卫生间门。引导老年人思考如厕前的准备工作，如准备卫生纸，观察卫生间坐便器是否干净、安全，地面是否防滑，是否有擦手毛巾 （3）鼓励、指导或协助老年人坐在坐便器上 （4）帮助引导老年人清洁局部，穿好裤子，整理衣裤，冲水 （5）帮助或指导老年人涂洗手液，洗净双手并擦干 （6）引导老年人回到客厅坐好，与其交流，询问老年人如厕感受和需求 ★照护员带领老年人回顾叠衣服、裤子和如厕训练的内容及过程，给予老年人赞扬 ★训练结束，照护员协助老年人补水休息，提醒老年人下次活动的时间及地点
整理	★将活动中的物品和工具收纳起来 ★照护员洗手，记录参与活动老年人的表现、活动效果等
注意事项	★操作前评估老年人的身体情况，了解老年人的运动功能、如厕习惯 ★操作前提前设计沟通交流方式，以取得老年人的信任与配合 ★操作全过程要耐心细致、注意安全，体现尊重和人文关怀，注意保护隐私
SP评价	★首先认可：对照护者的耐心、专业、得体的关爱给予肯定 ★其次提出不足：是否保护隐私，是否有失误，能否耐心解释，能否得体照护老年人等提升点 ★最后给予鼓励：相信照护者只要用心、有爱心，一定能做得更好

任务评价

任务测试

直通考证

一、单项选择题

1. 下列哪些物品无法被直接运用于失智症老年人的益智游戏？（   ）

A. 运用玩偶做奖励

B. 运用虚拟现实头盔让老年人观赏世界风光

C. 向老年人发放代币

D. 给老年人发放金钱

2. 张奶奶罹患血管性痴呆5年，语言表达有障碍，能听懂照护员讲话，右下肢运动不便。下列不适合她的益智游戏是（   ）。

A. 拼图游戏

B. "我说你做"游戏

C. 手工穿珠艺术设计

D. 歌曲连连唱

3. 益智游戏的作用不包括（   ）。

A. 促进老年人大脑活动，预防或延缓老年痴呆的发生和进展

B. 改善失智症老年人情绪健康

C. 增强老年人社会互动和人际亲近感

D. 提升老年人的智商水平

4. 以下哪一项描述不属于基础性日常生活活动？（   ）

A. 穿衣   B. 进食   C. 洗漱   D. 洗衣服

5. 以下哪一项描述不属于工具性日常生活活动？（   ）

A. 洗衣服   B. 买菜   C. 如厕   D. 做饭

6. 下列不属于工具性日常生活活动的是（   ）。

A. 乘坐公交车去购物   B. 洗碗   C. 擦地   D. 穿衣

二、判断题

1. 对于配合欠佳的失智症老年人，游戏方式和身体抚触都可以增加其对活动的兴趣。

（   ）

2. 智力游戏训练只能是单一的认知功能，不能综合设计。（   ）

3. 益智游戏既可以单人进行也可以团体进行，给老年人选择何种游戏需依据老年人的具体情况而定。（   ）

4. 去超市购物属于工具性日常生活活动。（   ）

5. 做饭属于基础性日常生活活动。（   ）

6. 失智症老年人外出购物时，家人应为其准备足额钞票。（   ）

7. 失智症老年人走失的根本原因是其感知觉功能下降。（   ）

8. 为了不伤害失智症老年人的自尊心，照护员应该尽可能多地协助老年人完成日常生活操作。（   ）

参考答案

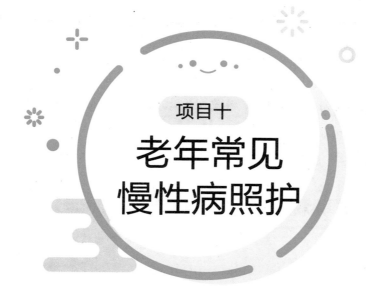

项目十
老年常见慢性病照护

⭐ **课程思政**

  在中央红色医院旧址展厅内的展板上，中国人民解放军第三军医大学原校长钟有煌的一段话，记录了傅连暲当时"搬医院"的细节："我参观医院，首先看到桌椅、板凳、病床、病房用具，又看到药品器械、诊疗仪器、药架、书架等，无一不是从汀州搬来的，可以说只有地皮、房子搬不动。"中央红色医院成立后，因设备较先进，医务人员水平较高，成为中央苏区规模最大、医疗水平最高的医院。

"红色华佗"——
傅连暲

◎ **项目导航**

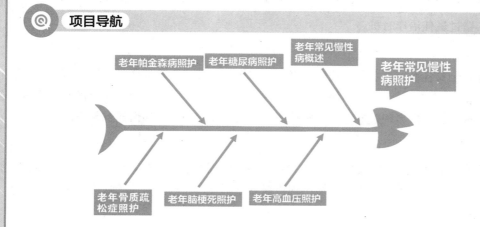

老年帕金森病照护 老年糖尿病照护 老年常见慢性病概述 老年常见慢性病照护

老年骨质疏松症照护 老年脑梗死照护 老年高血压照护

项目目标

知识目标：掌握老年人常见疾病的护理措施；熟悉老年人常见疾病的临床特点；了解老年人常见疾病的辅助检查。

能力目标：能为老年患者进行疾病知识的教育；能正确指导老年患者进行基本的病情监测。

素质目标：具有高度的责任心，尊重、关心、善待老年人；逐步树立养老护理岗位的就业观。

任务一

老年常见慢性病概述

一、老年人的患病特点

1. 病史采集困难且参考价值小

由于老年人视力、听力下降，记忆力减退，语言表达能力降低，思维迟缓，因而病史采集较困难；老年人对疾病的敏感性降低，不能准确表述疾病的状况，病史的参考价值较小，故应反复确认，以免影响对疾病的诊断、治疗及预后。

2. 起病隐匿、症状体征不典型

因老年人感受性降低，往往疾病已经较为严重却无明显的自觉症状，或临床表现不典型，临床无法依据症状判断是何种疾病及其严重程度，易造成漏诊和误诊。有些老年疾病表现为非特异性症状，如老年人发生心肌梗死时常无疼痛感，仅出现低热、食欲减退等表现。甲状腺功能亢进症患者可能有低热、腹泻或阵发性房颤的症状出现。肿瘤患者可因症状及体征不典型而延误诊断，错过最佳治疗时机。

3. 多种疾病同时存在

因老年人全身各系统存在不同程度的老化，防御功能和代偿功能降低，所以容易同时患有多种疾病，约有70%的老年人同时患有2种或2种以上疾病；由于多个系统之间相互影响，各种症状的出现及损伤的累积效应也随着年龄的增大而逐渐增加，使病情错综复杂。

4. 病程长、恢复慢，并发症多

由于免疫力低下，抗病与组织修复能力差，导致病程长且恢复慢。由于老年人各器官功能代偿能力降低，且长期卧床，因而容易出现组织器官挛缩、压疮、骨质疏松等多种并发症。

5. 病情变化迅速

预后不良的老年病恢复进展缓慢，病程长，疾病反复发作，对身体各器官损害加重、致残率高。当疾病发展到一定阶段受到各种诱因激化时，病情易恶化。

6. 伴发各种心理反应

老年人患病后，在发病的不同时期会出现各种心理问题，发病初期患者往往以焦虑为主要表现，当病情有波动时患者主要表现为恐惧，如果疾病长期未愈则患者又会表现出抑郁、绝望等心理反应，这些反应严重影响疾病的康复。因此，对老年人心理、精神问题要给予重视。

7. 易引起药物的不良反应

由于老化使机体的肝肾功能减退，药物在体内代谢和排泄速度迟缓，老年人对药物的敏感性和耐受性差，故老年人用药常会引起药物的不良反应。例如，对镇静剂、强心药、利尿药等，一般成人的常规剂量即可引起老年人不良反应。因此，老年人用药宜慎重，不宜超量使用药物。

在对老年患者评估时应尽量考虑到上述特点，并注意个体差异，将问诊、体格检查、实验室检查及其他辅助性检查与医学知识和临床经验相结合。在老年病的治疗方面应尽可能控制病情进展，减轻病患痛苦，最大限度地恢复正常功能。老年人记忆力减退、行动不便、无人照顾，致使其对医嘱的执行能力下降并易发生药物不良反应。因此，医护人员应尽量简化治疗方案，减少用药种类和频次，以提高用药安全性。对需要手术治疗的患者，应做好充分的术前准备，尽可能降低手术风险，提高安全性。

二、老年人生理功能的变化

1. 感觉器官

随着年龄的增长，老年人皮脂腺和汗腺分泌减少，皮下脂肪、弹力纤维与胶原蛋白减少，长期卧床易发生压疮；皮肤黑色素代谢增生，暴露部位出现色素斑。眼周围皮肤脂肪变薄，弹性降低及腺体分泌减少，出现眼球内陷和眼干燥症；角膜干燥，边缘部位毛细血管硬化与闭塞，出现环形混浊带，称为"老年环"；晶状体调节功能、聚焦功能减退，晶状体混浊，出现远视及老年性白内障；玻璃体液化出现"飞蚊症"。耳郭软骨和软骨膜弹性纤维减少，中耳听骨链钙化，内耳、耳蜗及听觉中枢退行性变，导致老年性耳聋；前庭系统功能减退，易发生老年性眩晕及平衡障碍等。老年人味觉和嗅觉功能减退，可引起食欲下降。本体觉功能减退，可使老年人对躯体部位的认知能力、立体判断能力、位置觉分辨能力下降，易造成摔伤。

2. 呼吸系统

老年人由于鼻黏膜变薄，嗅觉功能减退，腺体萎缩、分泌减少，鼻腔对气流的过滤和加温功能减退或丧失，使鼻窦炎及呼吸道感染的发病率增高；咽黏膜、淋巴组织及腭扁桃体萎缩；神经反射减弱，容易发生呼吸道感染，咽喉黏膜、肌肉退行性变，吞咽功能失调，进食时易发生呛咳，甚至导致吸入性肺炎；气管和支气管黏膜萎缩，弹性组织减少，纤维组织增生，纤毛运动减弱，老年人易患支气管炎；支气管软骨钙化、变硬、管腔扩张，黏液分泌增多，气道内阻力增加，易发生呼气性呼吸困难；肺组织萎缩，呼吸性细支气管和肺泡管扩张，肺泡毛细血管血流量减少，气体交换面积减少，肺残气量增多，导致肺气肿；肺动脉壁增厚，使肺动脉压力增高，容易发生右心功能衰竭。

3. 消化系统

老年人口腔唾液腺萎缩，唾液分泌减少，可导致口干和说话不畅，影响食物的吞咽。牙齿由于血管硬化，致牙周组织逐渐萎缩，牙根暴露，易发生龋齿。老年人食管黏膜及平滑肌逐渐萎缩，弹力纤维增加，易导致吞咽困难；食管下段扩张，非蠕动性收缩增强，易造成反流性食管炎，从而导致食管癌的发病率增高。老年人胃黏膜血流减少，黏液分泌减少，易诱发消化性溃疡；胃液分泌减少，影响营养物质的吸收，导致老年人出现营养不良、贫血等；胃蠕动减慢，代谢产物、毒素不能及时排出，容易发生慢性胃炎、便秘、胃溃疡、胃癌等。老年人由于肝功能减退，可出现白蛋白降低、球蛋白增高，引起高脂血症。老年人的胆囊排空功能降低，易发生胆囊炎、胆石症。老年人胰腺外分泌减少，严重影响对淀粉、蛋白质、脂肪等物质的消化吸收，易发生脂肪泻。老年人小肠和大肠血管硬化，肠液分泌减少、蠕动减弱，易发生营养不良和便秘。

4. 循环系统

随年龄增长，老年人心肌细胞纤维化，可出现心脏兴奋性降低、心脏传导功能下降、瓣膜狭窄与关闭不全、泵血功能降低等一系列心功能减退的表现，引起心脏瓣膜病、心力衰竭、心律失常等。老年人动脉内膜增厚，中层胶原纤维增加，造成大动脉扩张而迂曲；小动脉粥样硬化管腔变窄、扩张性受限、阻力增加，造成收缩压升高；血压增高造成组织器官的灌注量减少，致使老年人易患冠心病，发生脑血管意外等；老年人自主神经系统调节功能减退，易发生直立性低血压；末梢血管阻力增加，造成静脉回流受阻，导致静脉曲张。

5. 泌尿系统

老年人肾血流量减少，导致肾小球滤过率、内生肌酐和尿酸的清除率、肾脏的浓缩与稀释功能均下降，造成水钠潴留、代谢产物蓄积，易引发痛风、肾性高血压、肾功能减退等症状；肾脏分泌功能下降，影响红细胞的生成与钙、磷代谢，致使老年人发生贫血和骨质疏松症。老年人输尿管收缩与松弛能力降低，推动尿液到膀胱的速度变慢，易致尿液反流而引起逆行感染，导致膀胱炎和肾盂肾炎的发生率增高。老年人膀胱缩小，容量减少，残余尿液增多；同时，控制随意排尿能力下降，易造成尿液外溢、夜尿增多，感染、结石甚至诱发膀胱癌等。老年男性前列腺增生，前列腺液分泌减少，排尿不畅，引起尿潴留；老年女性因尿道粗短，腺体分泌减少，盆底肌肉松弛，常引起压力性尿失禁和尿路感染。

6. 内分泌系统

下丘脑是体内神经中枢。下丘脑功能衰退，使各种促释放激素和促抑制激素分泌减少或作用降低，接受下丘脑调节的垂体及下属靶腺的功能下降，引起中枢调控失常，导致老年人各方面功能衰退，所以称老年人下丘脑为"老化钟"。垂体是体内重要的神经内分泌组织，是传递内外信息的中枢。由于垂体结缔组织增多，血液供应减少，引起垂体功能下降，使老年人的代谢、应激功能减退，衰老加速，垂体腺瘤的发生率增高，其中抗利尿激素减少可导致多尿等现象。甲状腺和甲状旁腺功能减退，可引起老年人基础代谢率下降、整体性迟缓、怕冷、皮肤干燥、便秘、精神障碍、骨质疏松等症状。老年人肾上腺功能减退，醛固酮分泌减少，导致水和电解质平衡紊乱。老年人胰岛萎缩，血液供应量减少，分泌胰岛素减少，增加2型糖尿病的发病风险。胰高血糖素的基础分泌量、对刺激的反应性及血浆浓度则不随年龄发生显著变化。

7. 运动系统

老年人骨骼由于生理性退化，骨吸收增加、骨形成减少，骨骼中的有机物质减少，造成骨密度低、脆性增加，导致骨质疏松、骨软化、骨折、脊柱弯曲、变短、身高变矮等。老年人关节生理性退化以膝关节、腰关节和脊柱最明显；关节软骨、关节囊、椎间盘、腱膜及韧带等结构，因纤维化与钙化而僵硬；关节软骨受损形成"关节鼠"，导致老年人出现关节疼痛、背痛、颈椎病、腰椎病等。老年人的肌细胞水分减少，肌纤维变细，弹性下降，肌肉总量减少，肌韧带萎缩，肌力减弱，容易出现疲劳、腿酸痛等。

8. 神经系统

（1）老年人脑体积逐渐缩小，脑重量减轻，脑神经递质能力下降，易发生帕金森病、脑萎缩等疾病；神经元的变性、减少，引起老年人对外界反应迟钝，动作协调性差，注意力不集中，容易跌倒；自主神经变性及功能紊乱，导致血液循环、气体交换、物质吸收与排泄、生长发育和繁殖等功能失调；老年人脊髓发生生理性退化，导致神经反射减弱或消失，如腹壁反射、踝反射、膝跳反射、肱二头肌反射等。

（2）老年人周围神经随着年龄增长，血管出现粥样硬化及狭窄，造成周围神经营养障碍，由此引起周围神经病变，如糖尿病性、癌性、尿毒症性、酒精性、维生素缺乏及中毒性疾病等。

（3）老年人脑动脉血管粥样硬化和血脑屏障退化，导致脑血液循环阻力增大，易造成脑血管破裂、脑梗死、神经系统感染等；脑血流量减少、供血不足会引起老年人记忆力减退、思维判断能力降低、反应迟钝等表现。

三、老年患者的照护特点

由于老年病在表现、诊断、治疗、预后方面的独特特点，在护理方面也与成人护理有所区别。除了要做好疾病护理外，还要做好生活护理、心理护理，尤其要保证老年人的安全。

1. 病情评估的全面性

由于生理功能的衰退、感知功能的缺损及认知功能的改变，老年人接受信息和沟通的能力均会有不同程度的下降。因此，照护员对老年患者进行评估时，要注意正确应用沟通技巧，通过观察、询问、体格检查、量表筛查、辅助检查等手段，获取全面、客观的资料，准确判断老年人的健康状况和功能状态，为老年病的诊断、治疗及护理提供准确、可靠的依据。

2. 疾病照护的特殊性

（1）要有责任心。由于老年人反应不敏感，容易掩盖疾病的症状，导致病情发展迅速，再加上不善于表达自己的感受，因此容易延误病情。要求照护员既要有较高的专科护理技术，更要有强烈的责任心，尽量减轻患者的痛苦，避免并发症。

（2）注重整体护理。由于老年人在生理、心理、社会适应等方面与其他人群有不同之处，尤其是老年患者往往多种疾病共存，疾病之间彼此交错和影响。因此，照护员必须树立整体护理的理念，研究多种因素对老年人健康的影响，提供多层次、全方位的护理。

（3）增强老年人的自我照顾能力。针对老年人的功能衰退与生活需求，要以健康指导为干预手段，指导老年人不断增强自护能力，以维持生活自理、增强信心、保持自尊。

3. 心理护理的必要性

老年人患病后常伴有各种心理变化，常感到孤独无助、焦虑紧张，康复求生欲增强，希望得到及时的诊断、良好的治疗和照护。针对老年患者的心理特征和疾病特点实施心理护理非常重要。在护理工作中，要善于通过观察、倾听了解老年患者的心理需要，对患者提出的问题要耐心解释，技术操作时动作要轻柔，尽量减少疼痛和紧张情绪。在生活上要给予充分照顾，让老年患者感受到温暖，保持愉悦的心境。

4. 安全护理的普遍性

在临床护理中，要做到预见性护理，这对保证老年患者安全、减少并发症是非常重要的。如高血压和糖尿病是导致心脑血管疾病的重要原因，控制高血压及糖尿病是预防脑血管疾病的重要措施。照护者要对每位老年人做到心中有数，提高警觉性和责任感，做到预见性护理，严密观察，为医生提供准确可靠的疾病信息。

5. 安全用药的重要性

因老年患者器官功能衰退，解毒和代谢功能降低，故对药物治疗反应各异，易出现不良反应。因此，在为老年患者拟订治疗方案时，照护者应熟悉药理知识，依据病情提出用药建议，按所用药物的作用机制、用法、不良反应、禁忌证及注意事项等设计科学用药护理程序，确保老年人用药安全。

6. 康复护理的科学性

护理工作除了缺损功能护理外，应注意对老年人残存功能的护理，鼓励老年人最大限度地发挥残存功能，减轻老年人依赖心理，维持基本的生活自理能力。

任务二
老年高血压照护

一、概述

高血压（hypertension）是指以体循环动脉压升高为主要表现的心血管综合征。发病原因不明的高血压被称为原发性高血压（essential hypertension），约占高血压患者的 95% 以上；由某些明确病因或独立疾病引起的血压升高，被称为继发性高血压（secondary hypertension），约占高血压患者的 5%。

老年高血压（senile hypertension）是指年龄大于 65 岁，在未使用抗高血压药物的情况下，体循环动脉压持续或非同日 3 次以上超过正常血压诊断标准，即收缩压（SBP）≥ 140 mmHg（18.6 kPa）和（或）舒张压（DBP）≥ 90 mmHg（12 kPa）者。若收缩压（SBP）≥ 140 mmHg，舒张压（DBP）≤ 90 mmHg 则被定义为老年单纯收缩期高血压（isolated systolic hypertension, ISH）。老年人长期血压增高，可使微循环毛细血管扭曲、稀疏，致使重要的脏器如心、脑、肾的结构受到损害和功能减退，显著增加老年人脑卒中、冠心病、肾衰竭与外周动脉疾病等靶器官损害的危险，是老年人致残和致死的主要原因之一。

二、临床特点

老年高血压患者与中青年高血压患者相比，具有独特的生理特点。

1. 单纯收缩压增高伴脉压增大

老年人由于大动脉粥样硬化，导致血管弹性降低，血管顺应性下降，出现收缩期血压增高，舒张期血压正常或偏低，脉压差增大。

2. 血压波动的范围增大

由于老年人压力感受器的敏感性降低，体内各种血压调节因素失衡，致使老年高血压患者血压的昼夜节律性消失，表现为夜间血压下降幅度小于 10％或超过 20％，血压波动明显增大，且常出现晨峰高血压现象，可导致心、脑、肾等器官受损。

3. 易发生直立性低血压

老年高血压患者由低位快速转换至高位时，血压会发生突然下降，出现头晕、视物模糊，甚至跌倒现象。这可能与老年人压力感受器调节血压的功能减退、血压波动范围增大、餐后低血压、长期卧床等多种因素有关系。

4. 症状不典型且并发症多

由于老年人感觉功能减退，反应迟钝，加之某些老年高血压患者的临床表现与血压值的高低并不一定成正比。因此，在靶器官明显受到损害前，半数以上患者无症状或症状不典型。随着血压持续升高，可导致病情进一步发展，相继出现各种并发症。其中，冠心病、脑卒中是最常见和最严重的并发症。

 知识链接

血压测量的常见方式

一、诊室血压

由医护人员在标准条件下按统一的规范进行测量，是目前临床诊断高血压、对血压水平进行分级及观察降压疗效的常用方法。

二、家庭血压

适用于一般高血压患者的血压监测、白大衣高血压的识别、难治性高血压的鉴别、评价血压波动情况及辅助降压疗效、预测心血管风险及预后等。家庭测血压可增强患者参与疾病观察的积极性，提高治疗依从性。

三、动态血压

适用于诊断隐蔽性高血压、顽固难治性高血压、发作性高血压或低血压等，评估血压短时变异、昼夜节律变化及治疗效果，但不能取代诊室血压测量。

三、辅助检查

1. 实验室检查

实验室可检查血常规、尿常规、血糖、血脂、肾功能、血尿酸、电解质等。

2. 24 小时动态血压监测

24 小时动态血压监测可观察患者血压动态变化，了解血压的波动范围。

3. 内分泌检测

老年高血压多为低肾素型，表现为血浆肾素活性、醛固酮水平、β 受体数目及反应性均降低。

四、护理措施

1. 一般护理

（1）休息与活动。帮助患者制订合理的休息与运动计划。老年患者适合的运动方式有慢跑、步行、打太极拳、练气功等，避免登高、提取重物和剧烈运动。活动强度、时间和频度应根据患者高血压的危险性分层进行选择。

（2）环境。为老年人创造一个安静、舒适的环境，避免精神紧张、情绪激动、劳累等。

（3）饮食。老年高血压患者以低盐、低脂、低热量、高纤维素饮食为宜，鼓励患者戒烟、限酒，少饮咖啡。

2. 疾病管理

老年高血压患者每天的血压波动较大，应定时、多次测量血压，建议每天测 2~3 次；老年高血压患者易发生直立性低血压，所以测量血压时除需测量卧位血压外，还应测量站立位血压，以掌握患者不同体位时的血压变化情况。同时，应密切观察患者有无出现头晕、意识改变、肢体活动不灵活等靶器官损害的征象。

3. 用药护理

抗高血压药物治疗的目的是控制血压，最大限度地降低心血管疾病的发病率和致死致残率。

（1）用药原则：小剂量、应用长效制剂、联合用药及个体化用药。

（2）抗高血压药物及不良反应：目前用于降压治疗的一线药物主要有六大类，常用药物、适应证及不良反应见表 10－1。

表 10－1 老年高血压患者常用药物、适应证及不良反应

药物分类及常用药		适应证	不良反应
利尿剂	呋塞米 氢氯噻嗪	低剂量利尿剂，尤其是噻嗪类是治疗老年高血压的首选药，特别适用于单纯收缩期高血压患者	低钾血症、胃肠道反应、高血糖、高尿酸血症

药物分类及常用药		适应证	不良反应
钙通道阻滞剂	硝苯地平	对老年高血压有效，可作为一线降压药物	下肢水肿、头晕、头痛、心动过速等。心脏传导阻滞和心力衰竭者禁用非二氢吡啶类钙拮抗剂
血管紧张素转换酶抑制剂	卡托普利	可降低心脏的前后负荷，不增加心率，不降低心、脑、肾血流量，不引起直立性低血压，无停药反跳现象	皮疹、咳嗽、血管性水肿、味觉异常等。肾动脉狭窄者禁用，同时用保钾利尿剂应谨慎
血管紧张素Ⅱ受体拮抗剂	氯沙坦	具有强效、长效、平稳降压的特点，对老年单纯收缩期高血压有效	不良反应少，极少发生咳嗽
β受体阻滞剂	普萘洛尔	对老年高血压疗效虽差，但适用于老年高血压合并心绞痛且心率偏快者，尤其适用于心肌梗死的二级预防	疲乏、耐受力降低。心脏传导阻滞、周围血管疾病、呼吸道阻塞性疾病慎用或禁用
α受体阻滞剂		适用于老年高血压合并血脂异常、糖耐量异常及周围血管疾病，尤其是有前列腺增生、排尿障碍者	直立性低血压、晕厥、心悸等

4．心理护理

老年高血压患者的情绪波动会进一步加重病情，故应根据其不同的性格特征给予相应的心理疏导，用放松疗法、听音乐、兴趣培养等，减轻患者的精神压力。同时，指导患者家属尽量避免导致其精神紧张的因素，减轻患者的心理压力和矛盾冲突，使其保持稳定的情绪和良好的心态。

5．健康指导

（1）疾病知识指导。高血压治疗的长期性决定了防治的重点在于提高患者治疗的依从性。因此，应对患者进行高血压知识培训，提高其对高血压的正确认识。

（2）生活指导。非药物治疗在老年高血压的治疗过程中起着非常重要的作用，主要包括改善生活方式、合理膳食、坚持有氧运动、控制体重等。

（3）用药指导。告知患者及家属有关抗高血压药物的名称、剂量、用法及不良反应等，强调规律性服药、不可随意增减药量和停药、漏服者不可补服的重要性。在服用降压药后最好静卧1~2 h，起床时不要突然站立，站立后有头晕感觉应继续卧床休息。平时改变体位应缓慢，从而避免直立性低血压的发生。

（4）定期复查。根据高血压危险分层决定复诊时间。低危和中危者每1~3个月随诊1次；高危者至少每月随诊1次。

任务三

老年糖尿病照护

一、概述

糖尿病（diabetes mellitus，DM）是老年人常见的内分泌疾病之一，它是一组因胰岛素分泌绝对或相对不足，导致以血糖升高为主，同时脂肪、蛋白质、水与电解质等一系列物质代谢紊乱的疾病。

老年糖尿病是指 60 岁以后发病者和早年发病而延续至 60 岁以上的患者，且 95% 以上是 2 型糖尿病。患病率随年龄增加而增高，40 岁以上的人，每增加 10 岁，患病率增加 3%，60～70 岁达到高峰。国内外研究发现，空腹和餐后血糖均随年龄增长而有不同程度的升高，平均每增加 10 岁空腹血糖上升 0.05～0.121 mmol/L，餐后 2 h 血糖上升 1.67～2.78 mmol/L，老年糖尿病病因尚不完全清楚，是内在因素（遗传）和外在因素（胰腺疾病、肥胖和环境等）相互作用引起的。老年人胰岛 β 细胞逐渐减少，胰岛素释放延迟，糖耐量减低；靶细胞上胰岛素受体数目减少，组织对胰岛素的敏感性降低，肌肉组织对糖的利用减少；胰高血糖素分泌增加等都是老年人易发糖尿病的原因。

二、临床特点

1. 症状隐匿且不典型

由于老年人反应和防御功能的下降，"三多一少"的症状轻微、隐匿，因渴觉减退，血糖虽高但口渴多饮并不明显，多无消瘦，反而表现为肥胖。原因是老年人基础代谢率低，葡萄糖代谢及在周围组织的利用能力都明显下降，故进食过多和运动不足容易发胖，而且肥胖使细胞膜上的胰岛素受体减少，加重胰岛素抵抗。多数患者是在健康体检或因其他疾病做生化检查时偶然发现的。

2. 并发症多且严重

老年糖尿病常以感染为首发症状，病情重而症状轻，常并发皮肤、呼吸、消化、泌尿生殖等各系统的感染。此外，老年糖尿病患者更易发生高渗性非酮症糖尿病昏迷和乳酸中毒，还易并发各种大血管或微血管疾病，如高血压、冠心病、脑卒中、糖尿病肾病、糖尿病视网膜病变等。

3. 与多种老年病共存

如原有心脑血管病、白内障、高血压等基础疾病，会使病情更加严重。

4. 易发生低血糖

自身保健能力及依从性差，可使血糖控制不良。用药不当可引起低血糖。部分老年患者进食后胰岛素分泌高峰延迟，餐后 3～5 h 血浆胰岛素水平升高，可引起反应性低血糖。

5．致残率和病死率高

病史超过 2~3 年的患者约 60％合并周围神经病变，主要表现为糖尿病足，这是截肢、致残的主要原因。病史超过 10 年的老年糖尿病患者，约 50％以上出现视网膜病变，这是致盲的主要原因。

三、辅助检查

1．葡萄糖测定

老年糖尿病患者的血糖诊断标准虽与成人相同，但对老年人必须重视餐后 2 小时血糖测定，因为餐后 2 小时血糖增高明显多于空腹血糖。

2．尿糖测定

老年人因为肾动脉硬化使肾小球滤过率降低，尿糖阳性率低，表现为血糖与尿糖阳性程度不符。

3．胰岛素和胰岛素释放实验

老年人多存在胰岛素功能低下和胰岛素抵抗。

4．糖化血红蛋白

此指标可反映 8~12 周血糖的变化情况，其特异度虽高，但敏感性差。

四、护理措施

治疗和护理的目标是按照老年患者的血糖标准控制血糖，防止及延缓各种并发症的发生，提高老年患者的生活质量。

1．一般护理

（1）饮食护理。饮食治疗是老年糖尿病的基本疗法，方法、原则与其他成人无异。饮食疗法是根据患者的具体情况，控制食物总热量和合理结构，控制体重在理想范围内。需要注意的是低血糖对老年人可能是一种致命的并发症。为预防低血糖的发生，其饮食最好按照每日 5 餐或 6 餐分配，主食以糙米、玉米等为主，副食中蛋白质宜选择瘦肉、鱼类等，蔬菜宜选择含糖量少、纤维素多的品种，多食用植物油，限制胆固醇的摄入。

（2）运动护理。适当的运动有助于肌肉对糖的利用，提高胰岛素的敏感性，使糖代谢紊乱得到改善。应进行长期有规律的体育锻炼，运动最好选择有氧运动，如步行、慢跑、健身操、太极拳及家务劳动等。建议锻炼在餐后 1~1.5 h 进行，时间 20~30 min，可有效控制餐后血糖。运动时注意携带糖果或点心，以防止低血糖的发生。

2．用药护理

老年糖尿病患者宜选用控释片和缓释片，因其作用时间长能较好控制和稳定血糖。选择口服降糖药时，应注意以下几个方面：（1）安全第一，有效第二；（2）注意个体差异；（3）小剂量，联合用药；（4）注意保护脏器功能；（5）用药过程中要观察药物的疗效及不良反应，包括低血糖反应、消化系统损害及肾损害等；（6）按医嘱掌握正确的服药方法（见表 10-2）。

表 10-2　口服降糖药的选择

药物分类	降糖机制	常用药物	适应证	副作用	禁忌证
双胍类	抑制肠道对葡萄糖的吸收，减少肝脏糖原异生，增加周围组织对葡萄糖的摄取利用	二甲双胍（注：老年人最好不用苯乙双胍）	肥胖、胰岛素抵抗为主的患者	胃肠道反应（如厌食、腹泻、腹胀）	消瘦的糖尿病患者胃肠道不适应者
糖苷酶抑制剂	主要通过抑制肠道 α-葡萄糖苷酶的活性，使葡萄糖吸收减少	阿卡波糖米格列酮	降低餐后血糖，不引起低血糖	腹胀、排气多	胃肠手术后有胃肠功能异常者
胰岛素促泌剂	直接刺激胰岛 β 细胞释放胰岛素，改善胰岛素在细胞中的作用	磺脲类格列美脲	β 细胞有功能者或合用胰岛素治疗	低血糖反应	胰岛 β 细胞功能差者
胰岛素增敏剂	通过增强骨骼肌、肝和脂肪组织对胰岛素的敏感性，促进葡萄糖的利用和吸收从而降低血糖	罗格列酮	胰岛素抵抗为主	水钠潴留血容量增加水肿体重增加	心功能不全有水肿病史者

3. 胰岛素治疗的护理

对老年糖尿病患者主张积极、尽早应用胰岛素，推荐白天给予口服降糖药，睡前注射胰岛素。由于老年患者自己配制混合胰岛素容易出错，因此适合选择单一剂型。因其易发生低血糖，所以加用胰岛素时应从小剂量开始逐步增加。血糖控制不可过分严格，空腹血糖宜控制在 9 mmol/L 以下，餐后 2 小时血糖控制在 12.2 mmol/L 以下即可。

4. 并发症护理

（1）感染。观察有无感染的症状和体征，做到及早发现、及时报告并处理。

（2）低血糖反应及护理。胰岛素使用剂量过大、饮食失调或运动过量均可引起低血糖反应。如血糖低于 2.8 mmol/L 时，患者即有饥饿感、头昏、心悸、多汗等表现，若低血糖持续较久或继续下降，患者会有神志改变甚至昏迷。患者发生低血糖反应时，应及时进食糖类食物，如糖果、饼干、含糖饮料或静脉推注 50% 葡萄糖注射液 20~30 mL 等。

（3）糖尿病足及护理。糖尿病足的护理关键是预防皮肤损伤和感染。因此，糖尿病患者要选择合适的鞋子；清除鞋内的杂物，鞋子有问题应及时修补，不可赤脚；穿着平整、宽松合适的袜子。预防感染要做到每日进行皮肤清洗。勤剪趾甲，注意防止皮肤破损，若有皮肤破损、破溃或感染时应及时到医院处理。

5. 健康教育

（1）定期复查监测。为防止并发症的发生，注意做好定期复查，一般每 3~6 个月到门诊复查 1 次，每年全身检查 1 次。必须在专科医生指导下检查餐后血糖、血脂、糖化血红蛋白、尿常规、血压、心电图等，以便出现异常情况能及时发现并控制。为控制血糖掌握第一手资料，患者最好自备血糖仪，教会其血糖仪的使用方法，方便患者随时观察血糖变化。

（2）调整生活方式。指导患者积极预防危险因素，改变不良生活方式，合理膳食，戒烟限盐，积极参加适当的运动锻炼。

（3）疾病指导。给患者讲述口服降糖药的不良反应、注射胰岛素的方法及低血糖反应的处理。

（4）避免诱发因素。告知患者避免糖尿病加重的诱发因素，如急性感染、精神紧张及情绪不稳，麻醉、外伤或手术，胰岛素及口服降糖药使用不当，低血糖频繁发作，过度劳累，天气突然变冷等。

（5）其他。指导家属关心和帮助患者，督促患者遵守饮食计划，并给予精神支持和生活照顾。外出时，让患者随身携带识别卡（姓名、年龄、疾病、用药等），以便发生昏迷时能及时处理。

 知识链接

无针注射胰岛素

北京医院内分泌科主任郭立新教授领头研究的"有关无针注射器和传统胰岛素笔对胰岛素吸收与血糖控制研究"结果显示：不同注射装置会影响胰岛素的吸收和对血糖的控制，无针注射在胰岛素入血速度及餐后 1 h 内的血糖控制上都要明显优于传统有针注射。

传统有针注射方法的弊端在于长期注射胰岛素的患者经常会出现因针头导致的皮下严重损伤，突出表现为皮下脂肪增生及皮下脂肪缺失（皮下硬结）。皮下的损伤不仅会导致胰岛素的吸收不稳定，无法有效地控制血糖，还可能使患者对胰岛素的吸收产生抵抗（药物抵抗）。

无针不是简单地更换针头，减少恐惧，它是真正能够起到辅助治疗的作用。无针注射器可以实现一次取药，多次注射。它采用透皮弥散给药技术，不借助针头使药液从 0.17 mm 孔径中高速喷出达到皮下组织，有效地解决了胰岛素抵抗的问题，并且用药量减少 15%~20%。这一产品特别适合需要重复注射胰岛素治疗的患者。

任务四

老年脑梗死照护

一、概述

1. 老年人神经系统的变化

随着年龄增长，老年人脑重量逐渐减轻，脑组织逐渐萎缩，脑室扩大，脑沟增宽、变深，脑回变窄（见图 10-1）。神经元变性，凸起减少，轴索萎缩，使运动和感觉神经纤维传导速度减慢。脑血管会发生不同程度的动脉粥样硬化（见图 10-2），脑血液循环阻力增大，血流量减少，脑供血不足，影响了脑代谢。血脑屏障功能减弱，易发生中枢神经系统性疾病。

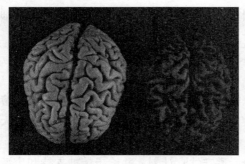

图 10-1　脑回变窄

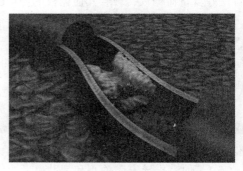

图 10-2　脑血管动脉粥样硬化

神经生理功能的减退表现为：①记忆力减退，思维判断能力降低；②运动功能减退，精细动作变慢，步态不稳，肌力减退；③感觉功能减退，关节位置觉下降，内脏感觉减退，痛觉阈值升高；④反射功能改变，腹壁反射迟钝或消失，膝、踝反射减退；⑤自主神经功能减退，表现为血压不定，易发生直立性低血压、少汗或多汗、怕冷或怕热、对温度变化适应性差等。

2. 脑梗死的概念

脑梗死又称缺血性脑卒中。脑梗死是由各种原因所致的局部脑组织区域血液供应障碍，导致脑组织缺血缺氧性坏死，进而产生临床上对应的神经功能缺失表现。脑梗死依据发病机制的不同，分为脑血栓形成、脑栓塞和腔隙性脑梗死等类型。其中，脑血栓形成是脑梗死最常见的类型，约占全部脑梗死的 60%（见图 10-3 和图 10-4）。

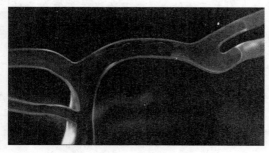

图 10-3　脑血栓

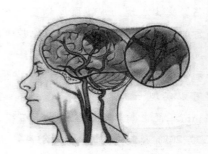

图 10-4　脑梗死

3. 导致脑梗死的常见病因

脑梗死好发于 50~60 岁及以上的中老年人，男性稍多于女性。最常见的病因是动脉粥样硬化，且常常伴有高血压、糖尿病、高脂血症等危险因素。另外，不合理饮食如爱吃肥肉、油炸食物，吸烟、肥胖、酗酒、运动不足、情绪波动等也可增加脑梗死的风险。

二、临床特点

脑梗死的前驱症状无特殊性，部分患者可能有头昏、面瘫、口歪眼斜、一时性肢体麻木、无力、语言不清等短暂性脑缺血发作的表现。而这些症状往往由于持续时间较短和程度轻微而被患者及家属忽略。脑梗死起病急，多在休息或睡眠中发病，其临床症状在发病后数小时或1~2天达到高峰。神经系统的症状与闭塞血管供血区域的脑组织及邻近受累脑组织的功能有关，这有利于临床工作者较准确地对其病变位置做定位诊断。

三、护理措施

1. 皮肤照护

保持皮肤清洁，维持其完整性，避免发生压疮。老年人皮肤弹性降低、干燥松弛、变薄起皱，故较易损伤，加之发生脑梗死后多数患者卧床，照护者需密切关注老年人的皮肤状况，保持皮肤清洁。翻身是预防压疮最经济、最有效的方式，翻身时应注意动作轻、慢，避免拖、拉、拽等动作，减少摩擦以免引起皮肤破溃；必要时使用气垫床、软枕、泡沫敷料等减轻局部压力。

2. 饮食照护

可经口进食的老年患者，注意喂食速度要慢，不可催促老年人。每次的喂食量要小，保证其充分咀嚼，从健侧将食物放入，不要逗笑老年患者，以免发生误吸。存在吞咽功能障碍的老年人，照护者应配合临床医师及康复师的治疗，积极开展功能恢复训练，进行进食与吞咽训练、感官刺激训练、口颜面功能训练、针灸按摩等。有吞咽障碍不能经口进食的老年患者，可采用鼻饲饮食，注意鼻饲饮食的营养搭配，以给老年患者提供充分的营养。

3. 康复照护

老年脑梗死患者多伴有不同程度的肢体功能障碍，康复护理是提高患者自理能力、促进肢体功能恢复的重要措施。临床老年患者生命体征平稳之后即可进行康复治疗，急性期照护者需对患者进行良肢位的摆放，并协助康复师对老年人进行相应锻炼。病情稳定后3~4 h照护者可指导老年人进行关节活动，床上被动运动，以防止长期卧床导致的肌肉挛缩、关节挛缩等。老年人对活动的耐受性较差，应根据具体情况制订个性化康复训练方案。照护者可对老年人患肢进行按摩，既可促进血液、淋巴回流，减轻和防止水肿，又能给予患者运动刺激，促进其运动功能恢复。鼓励患者坚持康复治疗和训练，最大限度降低肢体功能障碍。

4. 心理照护

由于老年患者对疾病的认识不足、患病后日常生活自理能力下降、肢体功能障碍、家庭社会支持不足等因素，可导致老年人出现焦虑、易怒、抑郁、恐惧等不良情绪。照护者应理解老年人的感受，鼓励其表达内心的感受。在照护过程中，态度要和蔼亲切，对患者要有足够的耐心和同情心，尽量减少老年人的孤独感，认真分析每位老年人不同时期的心理特征，有针对性地给予疏导，严重抑郁者应陪同其进行专业的心理治疗。同时，要关注老年人家属，引导家属与老年人正确沟通，并教会家属常用的心理疏导方法和技巧。

5. 脑梗死老年人的转运

转运途中要注意保持舒适体位，保证患者的安全。备足氧气，车速不能过快，避免颠簸；随时观察患者的病情变化、生命体征，随身携带抢救药品等。

任务五

老年帕金森病照护

一、概述

帕金森病（Parkinson's Disease，PD）又称震颤性麻痹，临床上以静止性震颤、运动迟缓、肌强直和姿势步态异常为主要特征。它是一种好发于老年人的锥体外系进行性病变疾病，主要病变在黑质和纹状体。因黑质和纹状体变性引起神经递质间平衡受到破坏（多巴胺分泌减少，肾上腺素及去甲肾上腺素分泌减少，引发乙酰胆碱作用增强），导致运动神经和自主神经受到影响而产生一系列临床症状。

二、临床特点

帕金森病起病缓慢，进行性发展。首发症状多为震颤，其次为步行障碍、肌强直和运动迟缓。

1. 静止性震颤

多从一侧上肢开始，呈现有规律的拇指对掌和手指屈曲的不自主震颤，类似"搓丸"样动作。具有静止时明显，动作时减轻，入睡后消失等特征，故称为静止性震颤。随病程进展，震颤逐步涉及下颌、唇、面和四肢。少数无震颤，尤其是发病年龄在70岁以上者。

2. 肌强直多从一侧上肢或下肢近端开始，逐渐蔓延至远端、对侧和全身的肌肉

肌强直与锥体束受损时，肌张力不同程度增高，表现为屈肌和伸肌肌张力均增高。被动运动关节时始终保持阻力增高，类似弯曲软铅管的感觉，故称"铅管样肌强直"。多数因伴有震颤，导致检查时感到均匀的阻力中出现断续停顿，如同转动齿轮感，称为"齿轮样肌强直"，因肌强直与静止性震颤叠加所致。

3. 运动迟缓，随意动作减少、减慢

多表现为开始的动作困难和缓慢，如行走时起动和终止均有困难。面肌强直使面部表情呆板，双眼凝视和瞬目动作减少，笑容出现和消失减慢，造成"面具脸"。手指很难完成精细动作，如系裤带、鞋带等；有书写时字越写越小的倾向，称为"写字过小征"。

4. 姿势步态异常

早期走路拖步，迈步时身体前倾，行走时步距缩短，颈肌、躯干肌强直使患者站立时呈特殊屈曲体姿，行走时上肢协同摆动的联合动作减少或消失；晚期坐位、卧位起立时困难。迈步后碎步、往前冲，越走越快，不能立刻停步，称为"慌张步态"。

三、护理措施

1. 安全照护患帕金森病老年人的活动场所要宽敞、明亮、舒适，尽量移开活动范围内的障碍物

家具集中放置，地面进行防滑处理，铺防滑垫；保持地面清洁干燥，避免跌倒；浴室、厕所增设扶手；选择宽大有防护装置的多功能床；指导老年人使用辅助器具，如扶手、拐杖等；坐便、桌椅高度合适。嘱老年人避免登高，避免单独使用危险器具和易碎的器皿，以防意外受伤。走路时持拐杖助行，外出活动或沐浴时应有人陪护，以防跌倒及受伤。

2. 饮食照护

老年帕金森病患者由于嘴巴不自主震颤，咀嚼吞咽功能下降或消失，从而影响其正常进食。同时，由于肌肉逐渐僵硬、运动迟缓，导致老年帕金森病患者的胃蠕动能力降低，影响其正常消化，进而导致便秘等问题。照护者应根据老年人的具体需求和病情程度有针对性地进行饮食照护。咀嚼、吞咽功能障碍者，为避免进食过快引起呛咳，应指导其缓慢进食，并集中注意力。上肢震颤明显者，应避免其接触热汤、热水；持筷和端碗有困难者，应选用不易打碎及带有大把手的餐具。

多吃新鲜蔬菜、水果，多食含酪氨酸的食物（如瓜子、杏仁、芝麻等），以促进脑内多巴胺的合成。高蛋白质饮食可降低治疗常用药物左旋多巴类的疗效，故不宜盲目增加蛋白质的摄入量；槟榔碱具有兴奋M胆碱受体和N-胆碱受体，对中枢神经系统尚有拟胆碱作用，可降低抗胆碱能药物的作用，也应避免食用。

3. 康复照护

帕金森病目前尚无特效的治疗方法，在规范药物治疗的同时，坚持康复训练可大大提升老年帕金森病患者的生活质量。

（1）语言康复。照护者可鼓励患者每天进行发音练习，发音时从发简单的数字、字母到唱歌、大声朗读等，并营造温馨的练习氛围。

（2）运动康复。运动训练可推迟和防止帕金森病患者关节强直及肢体萎缩。帕金森病患者运动障碍的一大特点是易疲劳，难以持久性活动，故进行运动训练应循序渐进。

①疾病早期。照护者要鼓励老年人从事力所能及的活动、坚持适量的运动锻炼。注意运动强度不可过大，时间不宜过长，以免损伤肌肉或关节。

②疾病中期。根据帕金森病患者已出现的运动障碍，有针对性、有目的地给予指导。如起步困难者可在脚前放置一个小的障碍物作为视觉提示，或使用节奏性强的音乐进行听觉提醒，以帮助其起步和练习走路。对于步态异常者，照护者应鼓励其行走时双臂摆动，两腿间尽量保持一定距离，以增加平衡；尽量不要在原地转弯，转弯时以弧线方式前移；行走时要注意力集中，勿边走路边讲话；穿舒适的鞋子行走，裙摆或裤子不宜太长，以免发生意外。

③疾病晚期。老年人因显著的运动障碍常卧床不起，应帮助其采取舒适体位，保持各关节的功能位，定时进行被动关节活动、按摩四肢肌肉，注意动作轻柔。

4．用药照护

帕金森病患者需长期服用多种药物，照护者应加强其遵医嘱合理用药。从小剂量开始服用，品种不宜过多，也不宜突然停药或随意换药。护理人员要详细介绍药物的剂量、服药时间，可能出现的不良反应，如左旋多巴可引起胃肠道症状、直立性低血压、精神错乱等。应嘱老年人进餐时服药，如出现精神症状、不自主运动、直立性低血压等症状，应报告医生并按医嘱处理。金刚烷胺是目前已知的唯一有效治疗异动症的药物，但老年人不易耐受，易出现精神错乱、幻觉等精神方面的不良反应。为避免失眠，建议在黄昏前服用，有肾衰竭、心脏病的老年人禁用。

5．心理照护

多关心老年人，鼓励老年人表达自己的感受，避免不良刺激，尽量满足老年人的需求，使其以良好的心理状态配合治疗。指导老年人自我护理，增加其独立性及自信心。

6．健康教育

（1）坚持适量的力所能及的活动和体育锻炼，尽量保持最大限度的全关节活动，以防继发性关节僵硬。

（2）做力所能及的家务劳动，延缓身体功能障碍的发生和发展，增强自理能力，提高生活质量。

（3）遵医嘱坚持用药，随时观察药物的疗效和不良反应，定期检查肝、肾功能，监测血压变化。

（4）指导老年人户外活动时应随身携带"老人身份识别卡"（标有姓名、住址、联系电话）。

（5）定期到门诊复查，动态了解血压变化和肝、肾功能指标，出现发热、外伤、骨折或运动障碍、精神智力障碍加重时，及时就诊。

任务六

老年骨质疏松症照护

一、概述

骨质疏松症（Osteoporosis）是一种以骨量降低和骨组织的细微结构被破坏为病理特征，导致骨骼强度降低、脆性增加，轻微外力即可引起骨折的代谢性疾病。骨质疏松症多见于 60 岁以上的老年人，尤其是绝经后的女性。到目前为止，中国老年骨质疏松症患者约 9 000 万人，且女性的发病率为男性的 3 倍以上。骨质疏松症属于全身性骨病，不可逆转，积极防治可延缓其发生发展。

老年人骨骼的大小和外形虽无明显变化，但重量减轻。骨骼中的有机物质如骨胶原、骨黏蛋白质含量减少，骨质发生进行性萎缩，其韧性降低，脆性增加。骨骼中的矿物质不断减少，导致骨质密度降低，出现身长缩短、脊柱弯曲等变化。进入老年期，性腺功能减退，性激素分泌减少，导致骨吸收与骨生成失去原有平衡，当这种负平衡发展到一定程度时，则表现为骨皮质变薄，骨小梁减少变细，骨量减少，骨骼的持重能力明显减退，甚至不能承受正常的生理负荷，骨骼容易发生变形和骨折（见图10-5）。同时，又因骨骼新陈代谢缓慢，造成老年人骨的修复与再生能力逐渐减退，骨折不愈合的比例明显增加。

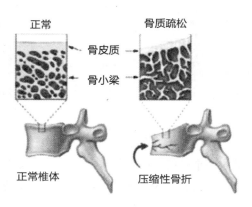

图 10-5　正常骨与骨质疏松骨比较

老年骨质疏松症的发生除了与遗传、增龄老化、营养摄入不足、不良生活方式等因素有关外，还与体内性激素水平下降有密切关系，尤其是女性绝经以后，雌激素水平下降，这时破骨作用大于成骨作用，骨钙被大量释放，而钙的吸收和沉积降低，便出现骨质疏松。另外，血液中降钙素减少、甲状旁腺素增加等都会影响钙的代谢，从而导致骨质疏松。

二、临床特点

1. 骨痛和肌无力

早期无症状，称为"寂静之病"，多数患者在骨痛或骨折后才发现患上该病，骨痛是最常见的症状，以腰背部常见。白天疼痛轻，夜间和清晨醒来时加重；卧位或坐位时疼痛减轻，站立时后伸或久立、久坐时加剧；大幅度伸展肢体时各关节疼痛加重。

2. 身长缩短、畸形

可因椎体压缩性骨折导致椎体变形，身材变矮，严重者可发生弯腰、驼背。

3. 骨折

是老年骨质疏松的主要并发症，常因轻微活动、弯腰、创伤或摔倒被诱发。老年骨质疏松骨折的好发部位包括：①髋部，股骨颈骨折、股骨转子间骨折等；②桡骨，桡骨远端的骨质以松质骨为主，是骨质疏松骨折较早发生且程度较为严重的部位；③脊柱，椎体压缩性骨折；④肱骨，肱骨外髁颈也是以松质骨为主，松质骨与皮质骨的交界处极易发生骨折，此处骨折也较为常见（见图10-6）。

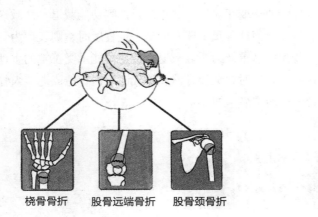
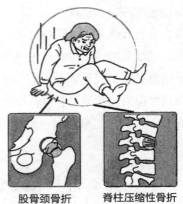

（a）手部着地　　　　　　　　　　　　　　　（b）臀部着地

图 10-6　骨质疏松症易发骨折部位

由于创伤、制动造成的骨关节功能障碍恢复较慢，长期卧床易导致压疮、肺炎、精神错乱、尿失禁等并发症，甚至遗留功能障碍，所以一旦骨折可造成病变器官进一步损害，导致或加重骨折并发症，因此死亡率高。

三、辅助检查

1. 生化检查

生化检查包括骨形成指标、骨吸收指标及血、尿骨钙成分。老年人发生改变的主要有以下指标。①骨钙素，是骨更新的敏感指标，可有轻度升高；②尿羟赖氨酸糖苷，是骨吸收的敏感指标，可升高。

2. X线检查

当骨量丢失超过30％时才能在X线摄片上显示出骨质疏松，表现为骨质变薄、骨小梁减少变细，骨密度减低、透明度加大，晚期出现骨变形及骨折。

3. 骨密度检查

世界卫生组织（WHO）采用处于峰值骨量阶段的年轻成年女性的骨密度作为确定骨质疏松症的诊断标准。骨密度每低于峰值骨量的1个标准差，骨折的危险度就会增加1倍，若骨密度低于同性别峰值量的2.5个标准差以上，即为骨质疏松症。可采用单光子骨密度吸收仪（SPA）、双能X线吸收仪（DEXA）、定量CT检查等测定骨密度。

 知识链接

哪些人需要测骨密度？

（1）女性65岁以上和男性70岁以上，无其他危险因素。

（2）女性65岁以下和男性70岁以下，1项危险因素。

（3）各种原因引起的性激素水平低下者。

（4）影响骨代谢的疾病或服用有该作用药物者。

（5）有脆性骨折史和（或）脆性骨折家族史者。

（6）X线片已有骨质疏松改变者。

（7）接受骨质疏松治疗进行疗效监测者。

（8）孕妇在妊娠期3个月、6个月各测1次。

四、护理措施

1. 一般护理

（1）饮食与营养。进食高热量、高维生素、适量蛋白质的食物，摄入充足的钙。老年人膳食中的钙每日不应少于850 mg，已发生骨质疏松者，每日不少于1 000 mg，选择含钙丰富且钙、磷比例适当（1∶1.5～1∶2）的食物，如牛奶、虾皮、海带、鱼类、坚果及豆制品等，同时补充富含维生素D的食物，如鱼肝油、沙丁鱼等。维生素D也可由皮肤中7-脱氢胆固醇经紫外线照射后形成。低盐低脂饮食，增加新鲜蔬菜及水果的摄入。少喝浓茶、咖啡等刺激性饮品，戒烟限酒。还应注意避免不合理的搭配，如菠菜会影响钙的吸收。

（2）休息与活动。根据老年人的身体状况制订活动计划。①对有活动能力的患者，建议其每天进行适当的户外体育活动（如散步、慢跑、打太极拳等）以增加和保持骨量；增加皮肤日照有利于维生素D的合成。②对因疼痛而使活动受限的患者，维持关节的功能位，同时进行肌肉的收缩训练，以维持肌张力。③对因骨折固定或牵引的患者，身体的未固定部位应尽量保持活动，如扭动足趾、甩动臂膀等。

（3）安全护理。骨折是骨质疏松的主要并发症，其致残、致死率很高。为老年患者提供安全的生活环境很重要，如地面平整、干燥、无障碍物，室内光线应充足但要避免耀眼的强光，卫生间安装扶手，必要时可使用助行器和步行车。同时，嘱咐老年患者改变体位时动作要慢，尽量避免弯腰、负重等行为。

2. 对症护理

（1）疼痛的护理。骨质疏松引起疼痛的原因主要与腰背部肌肉紧张度增高和椎体压缩性骨折有关，可以通过睡硬板床，让腰部的肌肉得到放松来缓解疼痛症状，必要时可使用背架、紧身衣等限制脊柱的活动度，给予脊柱支持；增加卧床休息时间，可减轻疼痛；温热敷、按摩等可促进血液循环，也可减轻疼痛；疼痛严重者可遵医嘱使用非甾体镇痛剂、肌肉松弛剂等药物；对于骨质疏松性椎体压缩性骨折引起的疼痛，可采用一种新的脊柱微创手术介入治疗，又称椎体成形术。

（2）预防并发症。尽量预防患者发生骨折。对已发生骨折的患者，应每2 h翻身1次，保护和按摩受压部位。指导患者进行呼吸和咳嗽训练，做被动和主动的关节活动训练，定期检查以防止出现并发症。

3. 用药护理

（1）钙制剂和维生素D。如碳酸钙、葡萄糖酸钙等，钙摄入可减缓骨的丢失，改善骨矿化。服用钙剂应多饮水，增加尿量，减少泌尿系统结石的发生。钙应避免和含有鞣酸的食物同服，如茶、咖啡、绿叶蔬菜等，鞣酸与钙形成钙螯合物而影响钙的吸收。维生素D有利于钙在胃肠道的吸收，其主要来自动物性食物，如肝类，尤其是由海产类鱼肝中提炼的鱼肝油；也可由皮肤中的7-脱氢胆固醇经紫外线照射后形成。服用维生素D的过程中要监测血清钙和肌酐的变化。

（2）抑制骨吸收的药物。①降钙素。抑制骨吸收，缓解骨痛；使用降钙素要观察有无低血钙和甲状腺功能亢进的表现。②性激素。雌激素是女性绝经后骨质疏松症的首选药。女性在绝经后有一段骨密度快速下降的时期，要注意补充雌激素。补充雌激素前应详细了解患者家族中有关肿瘤及心血管疾病病史，严密监测子宫内膜增殖变化，定期做乳腺检查，防止肿瘤和心血管疾病的发生。雄激素用于男性老年患者。③双膦酸盐类。如依替膦酸二钠、阿仑膦酸钠。此类药物的消化道反应较多见，故应在清晨空腹时以200 mL温开水送服，服药后应取立位或坐位，服药后至少30 min内不能平卧和进食，以减轻药物对食管的刺激。

4. 心理护理

老年人易产生焦虑情绪，与其进行良好沟通，鼓励其表达内心的感受，明确心理问题所在并做好耐心疏导，使其情绪稳定。同时，介绍以往患者的恢复情况，帮助其树立战胜疾病的信心，使患者处于接受、配合治疗的最佳状态。鼓励老年人穿有修饰作用的衣服，改变人的视觉效果。强调老年人在阅历、学识方面的个人优势，积极参加社会活动，重拾对生活的信心。

5. 健康教育

（1）疾病预防指导。随着年龄增长，老年人均有不同程度的骨量丢失，对于骨质疏松症应在达到峰值骨量前就开始预防，包括青少年、成年人、老年人。

（2）日常生活指导。均衡饮食，要指导老年人多摄入含钙及维生素D丰富的食物，每天最好坚持喝一袋牛奶，戒烟、酒，少喝浓茶和咖啡。多参加户外活动，多晒太阳，选择适合自己的活动项目，如散步、慢跑、打太极拳、跳健身操等，活动中要注意安全，防止跌倒。

（3）用药指导。指导老年人选择吸收较好的钙剂和维生素D，明确服药时间、剂量、疗程，教会老年人观察各种药物的不良反应。

（4）康复训练。应尽早实施，在急性期应注意卧、坐、立的姿势。卧位时应平卧、低枕，背部尽量伸直，坚持睡硬板床；坐位或立位时应伸直腰背，收缩腰肌和臀肌，增加腹压。在慢性期应有选择性地对骨质疏松症的好发部位的相关肌群进行运动训练，如通过仰卧位抬腿动作做腹肌训练，采用"五点支撑法"做背肌训练等。同时，可配合有氧运动增强体质，通过翻身、起坐、单腿跪位等动作训练，维持和增加老年人肢体的功能水平。

✎ **直通考证**

单项选择题

1. 血压值达到多少以上，就可以被诊断为高血压？（　　　）

A. 收缩压 ≥ 150 mmHg 和（或）舒张压 ≥ 100 mmHg

B. 收缩压 ≥ 120 mmHg 和（或）舒张压 ≤ 80 mmHg

C. 收缩压 ≥ 140 mmHg 和（或）舒张压 ≥ 90 mmHg

D. 收缩压 ≥ 160 mmHg 和（或）舒张压 ≥ 90 mmHg

E. 收缩压 ≥ 170 mmHg 和（或）舒张压 ≥ 100 mmHg

2. 患者女，50岁。初诊为高血压，目前血压维持在 145/85 mmHg。在评估中发现患者喜好下列食物。护士应指出其中最不利于控制高血压的食物是（   ）。

A. 猪肝　　　　　　　B. 鲫鱼　　　　　　　C. 瘦肉　　　　　　　D. 河虾

E. 竹笋

3. 患者男，70岁。患高血压病10年，如今在服用降压药物后出现头晕、恶心、乏力。查体：血压 110/70 mmHg，脉搏 106 次/分，目前最主要的处理措施是（   ）。

A. 吸氧　　　　　　　B. 肌注止咳剂　　　　C. 心电监护　　　　　D. 加服降压药物

E. 安置头低足高位

4. 患者男，50岁。患高血压病两年，体态肥胖，无烟酒嗜好。为减轻患者体重，适宜的运动是（   ）。

A. 散步　　　　　　　B. 举重　　　　　　　C. 冬泳　　　　　　　D. 攀岩

E. 跳绳

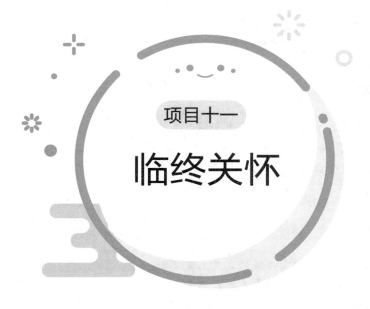

项目十一

临终关怀

★ **课程思政**

帮助大学教授实现最后一次讲课的愿望；在日常照护中为喜欢喝咖啡的患者买来咖啡味道的香薰；专程去圆明园拍下照片，让患者再看最后一眼……在北京清华长庚医院安宁病房，有一支平均年龄35岁的疗护团队，专门为临终患者提供服务。"每照顾一个患者，都好像经历了他的一生，他们愿意把一生中最闪光的部分与你分享。"安宁病房是一个见证生命、见证爱的地方。清华长庚医院安宁疗护团队致力于为终末期患者及家庭提供专业的症状管理，以及社会、心理和灵性支持，团队成员有十几人，既有疼痛医师、姑息治疗医师和护士，也有个案管理师、临床药师、医务社工、营养师、民俗专家。

最值得追的"星"

启示：鼓励老年人调整心态，主动参与社会活动，做到老有所为，能够客观认识生命规律，正确看待死亡。

◎ **项目导航**

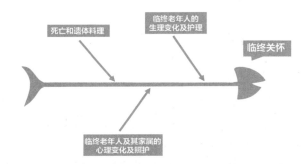

任务一

临终老年人的生理变化及护理

王爷爷，85岁，吸烟30余年。半年前被发现肺癌晚期并多处转移，身高178 cm，体重50 kg，检查口温36.1 ℃，呼吸25次／分，脉搏80次／分，血压92／68 mmHg。如今老年人嗜睡、拒绝进食、喉头有痰声、手指湿冷、伴有大小便失禁。请问，照护员应该如何照护老年人？

任务目标

★知识目标：掌握临终老年人的常见生理变化。

★技能目标：能判断临终老年人存在的生理变化并给予照护，以促进其舒适。

★素质目标：尊老敬老，爱岗敬业，培养有爱心、耐心、责任心的服务老年人的照护员。

任务分析

一、临终关怀

临终关怀又称安宁照护，指对生命时间有限（6个月或更少）的老年人进行适当的治疗及照护，以减轻症状、解除痛苦、缓和情绪、提高老年人生活质量为目的，同时为老年人家属提供精神支持。临终关怀由以治疗为主转变为以对症处理和护理照顾为主，帮助老年人安宁舒适地走完人生最后的旅程。

临终关怀是社会文明的标志。临终关怀通过对老年人实施综合性服务，用科学的心理关怀方法、细心体贴的照护手段，以及姑息、支持疗法最大限度地帮助减轻老年人生理、心理和精神上的痛苦，维护人的尊严，提高临终生命质量，让老年人能安宁、平静、舒适地度过人生的最后旅程。同时，临终关怀也能让家属在老年人死亡后身心得到安慰。

临终关怀的原则：以照料为基础，以维护尊严为宗旨，提高临终生活质量，共同参与面对死亡。

二、临终老年人的生理变化

1. 疼痛

疼痛是临终老年人最常见的症状之一，尤其是癌症晚期的老年人。疼痛会让老年人感到不适，引起或加重老年人的焦虑、抑郁、乏力、失眠、食欲减退等症状。若不能有效控制疼痛，将大量消耗老年人精力，严重影响临终老年人的生存质量。

2. 呼吸功能减退

临终老年人肺功能衰竭，有呼吸道阻塞、肺通气和换气功能障碍，影响有效的气体交换。表现为呼吸频率由快变慢，呼吸深度由深变浅，出现鼻翼呼吸、潮式呼吸、张口呼吸等，最终生命停止。另外，痰液堵塞、呼吸困难也是临终老年人的常见症状，由于分泌物在支气管内潴留，出现痰鸣音及鼾声呼吸。

3. 皮肤变化

临终老年人血液循环变慢、新陈代谢减弱，随着死亡临近，老年人全身皮肤变得苍白湿冷，肌肉无光泽、暗淡，面部肌肉松弛，双颊无力，随着呼吸的起伏，腹部肌肉呈现鼓起和凹陷，口唇、指甲呈灰白色或青紫色，皮肤可出现淤血斑点。

4. 感知觉、意识改变

表现为视觉逐渐减退，由视觉模糊发展到只有光感，最终视力消失，眼睑干燥、分泌物多。听觉常是人体最后消失的感觉。意识改变可表现为嗜睡、意识模糊、昏睡、昏迷。

5. 进食困难

临终老年人吞咽功能减弱，胃肠蠕动减慢，消化吸收能力下降。因此，老年人不愿意进食，进食后也难以消化。表现为食欲不振、恶心、呕吐、腹胀、便秘等。

6. 循环衰竭

脉搏跳动快而不规则，桡动脉搏动逐渐减弱，血压降低。后期临终老年人皮肤湿冷，体表发凉。

7. 肌肉张力丧失

老年人肌肉收缩力下降，表现为全身软弱无力，大小便失禁，吞咽困难，无法维持良好、舒适的正常功能体位。脸部外观改变，呈希氏面容（面积消瘦、面色呈铅灰色、眼眶凹陷、双眼半睁半滞、下颌下垂、嘴微张）。

8. 大小便失禁

临终老年人肛门及膀胱括约肌松弛，可出现大小便失禁。

⚙ 任务实施

临终老年人照护流程见表11-1。

表 11-1　临终老年人照护流程

流程	操作要点
评估	★王爷爷，半年前被发现肺癌晚期并多处转移，检查口温 36.1 ℃，呼吸 25 次/分，脉搏 80 次/分，血压 92/68 mmHg。如今嗜睡、拒绝进食、喉头有痰声、手指湿冷，伴有大小便失禁 ★评估老年人的意识、年龄、全身状况，处于临终期 ★明确老年人临终前身体变化：疼痛、呼吸功能减退、感觉迟钝、意识改变、进食困难、肌肉张力丧失、大小便失禁

续表

流程	操作要点
实施	★缓解疼痛 （1）药物疗法：用药一般遵循 2 个原则。一是止痛药应规律、足量应用，而不是必要时才用，等到疼痛发生时再控制比预防疼痛发生更困难；二是阶梯给药，根据世界卫生组织建议，癌症止痛原则为由弱到强"三阶梯法"。服药后注意观察用药效果及不良反应 （2）非药物止痛方法：运用音乐疗法建立反射可以抚平情绪，促进舒适，缓解疼痛、焦虑和孤独。其他方法如松弛术、催眠术、安慰剂、转移止痛法、针灸疗法、神经外科手术疗法等的应用也可取得一定效果 ★维持呼吸 （1）房间定期开窗通风，保证空气新鲜 （2）遵医嘱吸入氧气，出现呼吸困难应及时吸出痰液和口腔分泌物 （3）为老年人每 2 h 翻身拍背，必要时配合雾化吸入稀释痰液 （4）对于张口呼吸的老年人，用湿巾或棉签湿润口腔，睡着时用湿纱布遮盖口部 ★饮食护理 （1）鼓励老年人少食多餐，进食易消化软食或半流食，注意营养搭配合理 （2）病情危重老年人，可采用喂食、鼻饲，必要时静脉输入营养液 ★促进舒适 （1）房间环境安静、清洁、舒适 （2）协助老年人取舒适卧位、更换体位 （3）协助老年人清洁身体，促进身体舒适 （4）协助老年人减轻感知觉改变的不适

🔗 知识链接

一、临终关怀的发展

临终关怀源自英语"Hopice"，原指旅游者中途休息的地方，医学上引申为对临终患者关怀照护的场所。临终关怀的历史，在我国可追溯到两千多年前的春秋战国时期，人们对老者和濒死者的关怀和照顾，在西方可追溯到中世纪西欧修道院为重病濒死的朝圣者、旅游者提供的照护。20 世纪 50 年代，英国护士桑德斯在她长期从事的晚期肿瘤医院，目睹垂危患者的痛苦，决心改变这一状况。1976 年，她在伦敦创办了世界著名的圣克里斯多弗临终关怀医院，使垂危患者在人生旅途的最后一段过程中得到需要的满足和舒适的照顾，被誉为"点燃了临终关怀运动的灯塔"。之后，世界许多国家和地区开展了临终关怀服务实践和理论研究。

临终关怀于 20 世纪 80 年代后期被引入中国。1988 年，我国在天津医学院成立了临终关怀研究中心，标志着我国已跻身世界临终关怀研究与实践的行列。随后，上海、北京、安徽、西安、宁夏、成都、浙江、广州等地也相继建立了临终关怀医院、病区或护理院。中国临终关怀事业的发展大体经历了 3 个阶段，即理论引进研究起步阶段、宣传普及和专业培训阶段及学术研究和临床实践全面发展阶段。目前，我国临终关怀事业开始进入全面发展时期。

二、我国临终关怀的模式

1.独立的临终关怀医院

我国已建立一些临终关怀医院。如1987年在北京市建立的第一所松堂民办临终关怀医院及政府支持建立的上海南汇护理院等。这些临终关怀医院的建立虽在我国推广临终关怀理念中起到了积极的作用，但目前由于资金不足、社会居民接受程度低等原因，导致临终关怀医院的数量仍较少，并主要集中在经济发达地区。

2.综合医院的临终关怀病房

目前，我国承担临终关怀工作的主要模式仍是在综合医院内设立临终关怀病房，如吉林大学第二、第三医院，天津医科大学第三医院，浙江杭州市萧山第一人民医院等。综合医院因为在服务宗旨和原则上与临终关怀医院有重大区别，在实施过程中更容易注重对躯体疾病的治疗，故大部分临终患者还是在综合性医院的普通病房内走向生命的终点。

3.家庭式临终病床

家庭临终护理既可以使临终老年人获得心理上的温暖，也可以让家属获得满足。目前，由于家庭临终病床运行模式不成熟、社会工作者较少、医务人员短缺，所以开展较少。

任务二

临终老年人及其家属的心理变化及照护

◎ 任务导入

张奶奶，70岁，患鼻咽癌，已进行化疗。最近病情加重，医疗救治效果甚微，导致她情绪低落，常常唉声叹气，暗自哭泣。其老伴儿情绪悲观，害怕失去爱人，子女也因担心老年人在病房外流泪。请问照护员应如何给予老年人及其家属心理照护？

▤ 任务目标

★知识目标：掌握临终老年人的心理变化，能给予针对性护理。

★技能目标：能通过沟通给予老年人及其家属心理慰藉。

★素质目标：尊老敬老，以人为本，爱岗敬业，培养细心、耐心、有责任心的照护员。

❞ 任务分析

一、老年人临终前的心理反应

人在生命即将结束而又无法改变时，会普遍存在困惑、烦躁、犹豫、恐惧等情绪和心理。老年人临终前的心理反应因人而异，既取决于他的性格特点、人生经历、家庭背景、宗教信仰、教育文化及传统观念，也受老年人临终前所体验到的痛苦程度，家人、朋友和身边的人对其关心照护程度及个人生活满意度等影响。

根据临终老年人心理、行为反应过程可分为 5 个阶段的心理变化，即否认期、愤怒期、协议期、抑郁期和接受期。

1. 否认期

当得知自己病重即将面临死亡时，老年人常常没有思想准备，拒绝接受自己即将死亡的事实，持消极否认态度。其心理反应为"不，不可能，不会是我！一定是搞错了！这不是真的"。继而会四处求医，怀着侥幸的心理，希望这是误诊。此阶段的持续时间因人而异，大部分人能很快度过，也有些人会持续否认直至死亡。

2. 愤怒期

已知病情预后不佳，但不能理解这种结论，认为世界对自己不公平，心里很委屈、很愤怒。通常会产生生气、愤怒、怨恨、嫉妒等不良情绪，进而转变为看待任何人、任何事都不顺眼。心理不平衡、爱发怒并常常迁怒于周围的人，向照护员、家属、朋友等发泄愤怒。

3. 协议期

经过前面 2 个阶段之后，患者开始考虑如何正视自己的疾病，并会主动与专业人员和家人沟通。希望尽可能延长生命，以完成未尽心愿。希望奇迹发生，出现诸如"如果能让我好起来，我一定……"等想法。处于此阶段的患者能够冷静看待自己的疾病，对人变得非常和善、宽容，对病情抱有一线希望，能积极配合治疗。

4. 抑郁期

随着病情进一步加剧，治愈已经没有希望，就会产生很强烈的挫败感，出现情绪低落、消极、悲伤、沉默、哭泣等举止，甚至有轻生的念头。常要求会见亲朋好友，希望有喜爱的人陪伴，并开始思考未尽事宜，包括交代后事。

5. 接受期

此时，对死亡已有心理准备和应对能力，对于诸多事情均已做好安排，情绪会相对平静、安详。但由于此时处于生命结束期，无论是精神和肉体都处于极度疲劳和衰弱状态，会经常出现嗜睡，情感减退，静等死亡的来临。

在这几个阶段，临终者始终有恐惧情绪。恐惧的原因主要有 2 个：一是对死亡无知所引发的恐惧，二是与亲人分离。作为照护员，应帮助老年人树立正确的死亡观，努力减轻和消除其恐惧心理，了解老年人临终前的心愿，倾听老年人的心事，尽量满足老年人要求，能运用语言和肢体语言对临终老年人表达明确、积极、温馨的关怀。此外，为家属创造更多的陪护机会和条件，尽最大可能让老年人感受到亲情与轻松。

二、老年人丧偶后的心理反应

丧偶是生活中最震撼心灵的事件，一旦遭遇老伴儿亡故，老年人常会悲痛欲绝。如果没有进行及时有效的心理辅导，使丧偶老年人长期处在心理悲伤的负性情绪中，会削弱个体的身体免疫功能，使人患消化系统疾病、心血管疾病、肿瘤等心因性疾病，或加重原有的躯体疾病，甚至导致死亡。

老年人丧偶后，心理反应主要有以下 4 个阶段。

1. 麻木

很多老年人在得知老伴儿亡故的消息后，都会表现得麻木不仁、呆若木鸡。这种麻木不仁并不意味情感淡漠，而是情感休克的表现。对事实在感情上迟迟不愿接受，潜意识里极力排斥、否认眼前的不幸。这个阶段可能持续几个小时至 1 周。

2. 内疚

在接受老伴儿亡故的消息后，很多老年人会出现内疚、自责的现象，总觉得对不起逝者，甚至认为对方的死自己要负主要责任。

3. 怀念

丧偶的老年人在强烈的悲哀之情稍稍平息后，又会产生对死者的深切怀念。这时，在他们的头脑中会反复出现老伴儿的身影，情绪处于抑郁状态，孤独寂寞感较明显。这种状态通常持续 2~4 个月。

4. 恢复

此阶段丧偶老年人逐渐认识到"人的生、老、病、死是无法抗拒的自然规律""对老伴儿最好的寄托和思念是保重身体，更好地生活下去"。理智战胜了感情，注意力逐渐有意识地转移到其他方面，身心也就能逐渐恢复常态，此阶段需半年左右。

三、临终老年人家属常见的心理反应

1. 震惊、冲击

当得知自己的亲人可能很快离世后，十分惊讶。

2. 悲伤、忧郁

得知老年人不能治愈，此时家属往往有负罪感，觉得生前没有好好地照顾，甚至觉得对老年人的死自己要负部分责任，对着过去的照片悲伤。

3. 接受、解脱、重组

终于接受老年人离开的事实，角色逐步调整，与社会互动增加，重新寻找新的生活方式，准备过新的生活。

⚙ **任务实施**

临终老年人及其家属的心理照护流程见表 11-2。

表 11-2 临终老年人及其家属的心理照护流程

流程	操作要点
评估	★张奶奶，患鼻咽癌，已进行化疗。最近病情加重，医疗救治效果甚微，导致她情绪低落，常常唉声叹气，暗自哭泣。其老伴儿情绪悲观，害怕失去爱人，子女也因担心老年人在病房外流泪 ★评估老年人的年龄、意识、身体状况，询问老年人及其家属感受 ★安慰老年人及其家属，给予心理照护

续表

流程	操作要点
实施	★针对老年人的不同心理阶段给予不同的心理护理措施 （1）否认期：用坦率、诚实、关心的态度仔细聆听老年人谈话，并给予支持和理解 （2）愤怒期：允许老年人宣泄不满情绪，满足他们的合理要求 （3）协议期：尽可能减少老年人疼痛，给予必要的镇痛剂，主动接近他们 （4）抑郁期：要对老年人进行鼓励和支持，鼓励其表达自己的感受 （5）接受期：尽量不干扰老年人，保持安静，让其安睡 ★安慰临终老年人的方法 （1）聆听：认真聆听老年人所表达的内容，谈话过程中要表示理解、支持与认同，让其倾诉内心的忧虑与恐惧，谅解、宽容老年人的消极情绪 （2）陪伴：经常出现在老年人视线中，让其时刻感受到有人陪伴，自己并不孤独，没有被抛弃，并尽量满足老年人的诉求 （3）关怀：用鼓励关怀的语言和肢体语言增强老年人与疾病做斗争的信心和力量，多与老年人聊些开心的事情，通过抚摩或握住老年人的手给其传递关心与温暖 ★表达对老年人关怀的肢体语言 （1）眼神：目光接触在人际沟通中有极为重要的功能，与老年人沟通时应目视老年人眼睛，保持眼神柔和 （2）微笑：微笑会让老年人产生愉快和安全感，进而拉近与老年人的距离，照护员应运用自己的面部表情，与老年人的情绪体验相一致，促进沟通 （3）触摸：当老年人情绪失控和不稳定时，可适当触摸老年人，但是不要摸老年人的头部，以免造成老年人的反感，尽量让老年人安定下来 ★对丧偶老年人的关怀 （1）安慰与支持：陪伴丧偶老年人，坚持安慰老年人，增强其战胜孤独的信心 （2）诱导发泄：允许并鼓励丧偶老年人痛哭、诉说和回忆，帮助其学会原谅自己，避免自责 （3）转移注意力：可把去世老伴儿的遗物暂时收起，避免睹物思人；鼓励丧偶老年人多参与外界交往，培养兴趣爱好 （4）建立新的生活方式：帮助其调节生活方式，感受生活的连续性，建立安全感 （5）鼓励丧偶老年人再婚

 知识链接

安乐死

安乐死（Euthanasia）一词源于希腊文，原意为无痛苦死亡，现指有意导致一个人的死亡作为提供医疗的一部分。具体定义为患不治之症的患者在濒死状态下，由于精神和躯体的极端痛苦，在本人及家属的要求下，经医生认可，停止救治或用人为方式使其无痛苦或快速死亡。其中，医务人员或其他人采取某种措施加速患者的死亡，称为主动安乐死，又称无痛致死术；终止维持患者生命的措施，任其自然死亡，称为被动安乐死。

对于安乐死的实施，存在赞成和反对的伦理争议。

（1）赞同意见。①安乐死帮助临终患者结束巨大痛苦；②任何人都有选择死亡的权利；③安乐死能结束患者及家属精神和躯体的痛苦；④使社会资源得到更加合理的利用；⑤安乐死是基于对濒死患者的同情和关爱而采取的主动行为。

（2）反对意见。①安乐死是不人道的；②安乐死是违法行为，因为其涉及夺取一个人的生命；③安乐死的滥用将给人类生命带来极大的危害；④医护人员的职责是救死扶伤，而不是用主动的方式促进死亡的到来；⑤每个人都有享受社会资源的权利。

任务三
死亡和遗体料理

任务导入

刘××，80岁，胃癌晚期，长期化疗导致身体非常虚弱，后期完全依赖呼吸机维持生命，在养老机构去世。照护员如何对刘××死亡后的遗体进行料理？

任务目标

★知识目标：掌握死亡的分期，遗体料理的目的和方法。

★技能目标：能为临终老年人提供遗体料理服务。

★素质目标：具有爱心、细心、责任心，尊老敬老，遵章守法，自律奉献。

任务分析

人的死亡是一个渐进过程，一般分为以下三个阶段。

（1）濒死期。濒死期又称临终状态。时间长短不一，因人而异。此阶段人体的各个系统功能严重衰竭，中枢神经系统抑制，意识开始丧失，各种反射活动减弱或消失，心跳、呼吸减弱，出现代谢障碍，感知觉功能下降。

（2）临床死亡期。临床死亡期又称个体死亡期。此时中枢神经系统极度抑制，瞳孔散大、心跳呼吸停止，各种反射消失。此阶段维持时间为 5~6 min，有复苏的可能。

（3）生物学死亡期。生物学死亡期又称脑死亡期。死亡的最后阶段，神经系统活动完全停止，新陈代谢也停止。脑死亡后，遗体会相继出现一些变化，如尸冷、尸斑、尸僵、尸体腐烂等现象。

遗体料理是临终关怀的最后环节，做好遗体料理既是对死者的尊重和对死者家属的安抚，也是人道主义精神和职业素养的体现。遗体料理的目的是清洁遗体、维持姿势良好、五官端正，以便家属辨认；尊重死者，给家属安慰。

任务实施

遗体料理流程见表 11-3。

表 11-3 遗体料理流程

流程	操作要点
评估	★刘××，80岁，胃癌晚期，长期化疗导致身体非常虚弱，后期完全依赖呼吸机维持生命，在养老机构去世，需要进行遗体料理 ★向家属解释遗体料理的目的，取得家属理解和配合
准备	★照护者：着装整洁，洗手、戴口罩及手套 ★物品准备：清洁治疗盘（内配棉球、纱布、弯盘、血管钳、剪刀）、衣裤、裹尸单、脸盆、暖水壶、毛巾、梳子，填好3张遗体识别卡 ★环境：整洁、安静、肃穆、私密，必要时用屏风遮挡
实施	★劝慰家属，征得同意后请家属暂离房间（家属不在时应尽快通知），用屏风遮挡，建议家属回避，如果家属执意要留下也应尊重 ★撤去盖被，脱去衣裤，撤去遗体上的各种治疗器物（如输液管、氧气管、导尿管等）。将遗体放平，保持遗体仰卧，为防止面部淤血变色，可在其头下垫一个枕头。操作时将身体其余部位用大单遮盖 ★擦净全身，尤其注意对腋窝及身体凹陷处的擦洗，用松节油擦净胶布痕迹 ★将遗体上的伤口重新缝合，处理好伤口表面，再用敷料盖好包扎 ★取不脱脂棉球若干，用血管钳夹棉球填塞遗体各种孔道（鼻孔、耳、嘴、阴道、肛门等），避免体液外流。注意棉花不可外露 ★更衣、梳发、洗脸；若有义齿，要重新装上；用手轻轻合上眼睑，不易合拢时用热水毛巾湿敷、按摩，促使眼睑闭合；合拢嘴巴，必要时用绷带托起下颌 ★将第一张遗体识别卡系在其手腕部，撤去大单 ★将尸单斜放在移尸车上，先将尸单两端遮盖头部和脚，再用左右两角将遗体包严，在颈、腰及踝部用绷带固定，将第二张遗体识别卡系在腰前尸单上 ★盖上大单，送至太平间，置于停尸屉内，停尸屉外挂第三张遗体识别卡
整理	★整理、清点遗物交家属。消毒床单位，整理用物。若为传染性遗体，应按照传染病进行终末消毒 ★填写死亡通知单，并用红笔记录死亡时间。停止一切治疗，完成各项记录。整理病历，注销各种卡片

🔗 **知识链接**

对于死亡，有多种称呼。道教把死亡称为"羽化""升仙"；佛教则称为"圆寂""坐化"；生活中，人们把死亡称作"逝世""去世""过世"。但无论哪种称呼，均是针对机体出现静止不动、心脏停止跳动等症状而言。中国医学界认为，当机体停止呼吸、心跳，眼睛失去对光的反应，对刺激（声、触、疼痛）失去反应，皮肤苍白及逐渐发生颜色变化，最终出现肌肉僵直症状时，即是死亡。

医学界认为通过大脑来判断死亡状况更加科学，因为大脑是整个机体的"指挥官"，大脑的死亡必然促使机体其他器官的最终死亡，也就是"脑死亡"。脑死亡是指全脑功能不可逆永久性的停止，必须符合以下条件：严重昏迷、瞳孔放大固定、脑干反应能力消失、脑电波无起伏、呼吸停顿，以上条件连续出现6h而无变化。同时，在判断为脑死亡后，还必须观察12h以上。

直通考证

一、单项选择题

1. 临终患者最后消失的感觉为（　　　）。

A. 视觉　　　　　　　B. 听觉　　　　　　　C. 触觉　　　　　　　D. 嗅觉

E. 味觉

2. 患者，男性，78岁，患胃癌并广泛转移，病情恶化、老年人心情不好，对照护员工作不满，常对陪伴亲属发脾气。你认为该老年人的心理反应处于哪个阶段？（　　　）

A. 愤怒期　　　　　　B. 抑郁期　　　　　　C. 否认期　　　　　　D. 协议期

E. 接受期

3. 王爷爷，71岁，晚期肝癌，治疗效果不佳，肝区疼痛剧烈，腹水、呼吸困难。患者感到痛苦、悲哀，有自杀念头。此时王爷爷的心理反应属于哪个阶段？（　　　）

A. 愤怒期　　　　　　B. 抑郁期　　　　　　C. 否认期　　　　　　D. 协议期

E. 接受期

4. 临终关怀照护最终是达到（　　　）的目的。

A. 省钱　　　　　　　B. 优死　　　　　　　C. 延长死亡时间　　　D. 缓解疼痛

E. 治愈疾病

5. 下列哪项不是丧偶老年人常见的心理反应？（　　　）

A. 麻木　　　　　　　B. 内疚　　　　　　　C. 怀念　　　　　　　D. 恢复

E. 忧郁

6. 遗体料理时，需将遗体放平并在头下垫一个软枕，其目的是（　　　）。

A. 保持良好姿势　　　　　　　　　　B. 避免头面部充血发紫

C. 防止胃内容物流出　　　　　　　　D. 防止下颌骨脱位

E. 便于实施遗体料理

二、多项选择题

1. 下列哪项符合协议期临终老年人的表现？（　　　）

A. 老年人的愤怒逐渐消退　　　　　　B. 老年人有侥幸心理，希望是误诊

C. 老年人很和善、很合作　　　　　　D. 老年人开始接受自己患了不治之症的事实

E. 老年人认为做善事可以死里逃生

2. 下列属于临终老年人循环衰竭表现的是（　　　）。

A. 皮肤苍白　　　　　　　　　　　　B. 血压上升

C. 口唇、指甲呈青紫色　　　　　　　D. 心音低而无力

E. 脉搏细速而不规则

3. 下列属于濒死老年人临床表现的是（　　　　）。

A. 嗜睡　　　　　　　B. 呼吸衰竭　　　　　C. 循环衰竭　　　　　D. 肌肉震颤

E. 各种深浅反射逐渐消失

4. 遗体料理的目的是（　　　　）。

A. 给家属安慰　　　　B. 姿势良好　　　　　C. 五官端正　　　　　D. 清洁无味

E. 保存遗体

参考答案

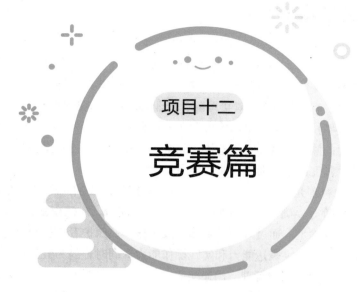

项目十二

竞赛篇

任务一

健康与社会照护赛项

　　2020年，河南省开展了职业院校技能大赛改革试点赛（高职组）健康与社会照护项目。本次技能大赛为推动落实《国家职业教育改革实施方案》，以世界技能大赛为引领，"以赛促教、以赛促改、赛教融合、赛训融合"，对接国际、行业等标准，遵循安全、质量、公平、廉洁的原则，以培养选拔世界技能大赛选手和促进职业教育高质量发展为目标，综合考核参赛选手在健康和社会照护方面的能力，从而实现选拔、储备、培养优秀的技术技能型人才的目标，示范并促进职业院校教育制度创新，促进职业教育高质量发展。

　　健康与社会照护赛项是指参赛者在不同场合，直接为需要的人群提供专业支持，通过评估、计划、实施和评价等，确保促进他们的生理和心理健康、疾病康复，并改善其生活质量，使其整体照护需求得到满足。通过理论学习和实践操作，使照护者掌握健康与社会照护需要的知识和技能，从而提升其文字表达能力和实践操作能力。同时，因为健康与社会照护的对象是"人"，照护者不仅需要提升组织管理、沟通交流、解决问题等能力，更需要具备灵活性、创新性及用同情心去理解和激励他人的能力。文字表达能力通过书写计划、制作健康教育海报或撰写反思报告来考核；实践操作和沟通交流能力融合在具体的案例中。为此，本赛项根据选手应具备的能力及在不同场景下完成的整体照护，设定了医院（见图12-1）、长期照护中心（见图12-2）、日间照护中心（见图12-3）及家庭（见图12-4）4个竞赛模块。

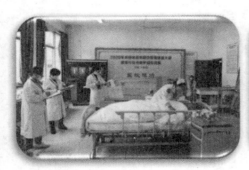

图12-1　医院模块

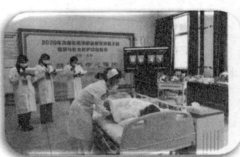

图12-2　长期照护中心模块

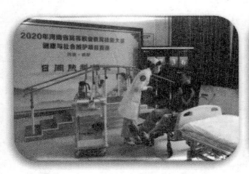

图12-3　日间照护中心模块

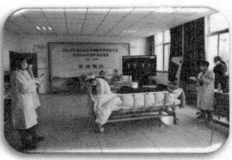

图12-4　家庭模块

1. 模块 A：医院案例

该模块设置的场景在医院，主要选择的案例为医院场景下常见或危重病情的照护特色。重点考核选手的评估能力、医疗仪器设备的使用能力，以及虚弱患者的照护能力。每位选手比赛1 个案例，每个案例用时 70 min。

2. 模块 B：长期照护中心案例

该模块设置的场景在养老机构，主要选择的案例为老年人在长期照护中的照护特色。重点考核评估、疾病照护、营养改善及心理社会支持等能力。每位选手比赛 1 个案例，每个案例用时 70 min。

3. 模块 C：日间照护中心案例

该模块设置的场景在日间照护中心，主要选择的案例以老年人患有慢性疾病，需要日常居家照护，遇到特殊医疗需求，以在日间照护中心得到满足为特征。重点考核对于日常情况下的照护能力。每位选手比赛 1 个案例，每个案例用时 70 min。

4. 模块 D：家庭案例

该模块设置的场景在家庭，主要选择的案例为老年人患有慢性疾病案例，以需要长期照护服务对象的居家照护为特征。重点考核选手的日常评估、健康教育和沟通能力。每位选手比赛1 个案例，每个案例用时 70 min。

一、医院照护

 任务导入

任务描述

李××，男，76 岁。老伴儿发现他言语不清，右侧肢体无力，遂拨打 120。45 min 后到达医院急诊室，被初步诊断为脑梗死。其有高血压病史 30 年，5 年前曾发生过脑梗死。医嘱给予监测生命体征及进行 CT 检查。他虽有 2 个女儿，但都不住在附近。他和老伴儿非常焦虑，急切想知道目前的病情及处理方法。

参赛者任务

（1）请书写案例照护计划。

（2）请给李××测量血压。

（3）请将李××从床上扶起转移至轮椅上推至 CT 室。

（4）请撰写一份反思报告。

任务实施

1. 案例照护计划

（1）照护计划的书写要求见表 12-1。

表 12-1　照护计划的书写要求

照护计划描述	具体内容描述
书面计划包括的所有任务	至少 4 个
书面计划包括的时间计划	有逻辑顺序
制定拟完成目标	至少 4 个目标
目标以"人"为中心	至少达到目标的 50%

（2）照护计划的具体内容见表 12-2。

表 12-2　照护计划的具体内容

姓名：李××	性别：男	年龄：76 岁	初步诊断：脑梗死
基本情况	高血压病史 30 年，脑梗死复发，现言语不清，右侧肢体无力，患者和老伴儿非常焦虑，女儿没在身边		

序号	任务	服务内容	预期目标
1	监测生命体征	①测量体温、脉搏、呼吸、血压 ②监测血氧饱和度，根据病情决定是否吸氧	生命体征平稳
2	轮椅转运患者至 CT 室	从床上扶起患者转移至轮椅上，协助 CT 检查	顺利完成 CT 检查
3	语言康复训练	①肌群运动训练（叩齿、伸舌、鼓腮、吹气） ②发音训练诱发唇音（ɑ、o、u）、唇齿音（b、p、m）等	老年人主动进行语言康复训练 老年人语言表达较之前明显清晰
4	右侧肢体康复功能训练	①床上训练肢体关节的屈伸、转动及床上翻身 ②起坐训练 ③手的精细动作训练 ④站立训练	老年人主动进行康复功能训练 老年人右侧肢体活动能力增强
5	加强与患者及家属的沟通	①脑血管疾病知识的宣教 ②心理疏导	患者和家属情绪稳定
6	寻求家庭支持	和患者女儿进行联系，让其来院探望	获得家庭支持
7	健康教育	①饮食：低脂、低盐、低胆固醇、富含维生素的食物 ②运动：协助患者活动，坚持肢体康复训练 ③疾病知识的指导：脑血管疾病的基本知识，避免诱发因素	患者和家属知晓脑血管疾病的相关知识，健康指导有效

2．测量血压

（1）操作评分要求见表 12-3。

表 12-3　操作评分要求

评分项目描述	具体内容描述
穿着得体	
核实老年人身份	询问老年人全名并检查腕带或床头卡等
与老年人建立融洽关系	保持眼神交流，并与老年人处于相同的高度。当老年人给出答案时，使用鼓励的语言，确保老年人理解自己所说的话
评估老年人现在的感受和感觉	老年人的一般情况（饮食、睡眠、二便、情绪等），环境及与疾病相关的症状（口渴、头晕等），心情如何，感觉怎样，有无不舒服等
评估老年人对疾病的理解，侧重健康教育需求、情感和社会、心理支持的需要	例如，患者本人如何理解这种疾病，对现状和治疗情况的感受如何，疾病对老年人生活、家庭、经济收入等的影响
描述与健康相关的信息	例如，言语不清，右侧肢体无力
告诉老年人照护目的、意义	例如，这是一种预防措施等
确认老年人已理解	向老年人讲解照护过程，询问老年人是否了解，取得其配合
第一部分：×××（任务名称）	具体步骤
第二部分：×××（任务名称）	具体步骤
离开前整理老年人的床单位和环境	使其干净舒适
参赛者记录评估或是照护记录结果	所有数据均记录，且数据真实。例如，言语正常或模糊
确保老年人舒适并给予积极支持	照护过程中随时观察，保证老年人舒适并及时给予相应支持
鼓励老年人最大限度发挥能动性	及时疏导不良情绪、鼓励良好表现等
保护老年人的隐私	例如，正确使用设施、遮盖患者的身体等
参赛者完成照护前充分与老年人沟通	了解对照护工作有无疑问，是否还有其他需求，离开老年人时询问还需要什么帮助。例如，"您在家有问题吗？"
为老年人提供安全措施	保证老年人处在安全之中
坚持卫生原则	世界卫生组织原则，手部卫生五个时刻，七步洗手法，必要时戴手套（护目镜和围裙），为老年人使用保护性材料（屏障）
劳动保护	参赛者运用人体力学原理，注意节省力气和自身劳动保护
妥善处理废弃物	对废弃物进行分类
讨论如何从他人那里/社会上获得帮助	至少 1 个建议
提出相关健康指导	至少 3~5 个主题健康教育
对法律、法规、公约、标准等有无违反的言行	出现任何错误，即判为零分
共情沟通，积极倾听	
按时完成所有任务	

（2）测量血压具体操作流程。

①仪表端庄，服装整洁，无长指甲，洗手，戴口罩。

②了解病情、基础血压及体位情况。

③备齐用物，检查血压计、水银袖带，放置合理。

④核对老年人基本情况并做好解释工作。

⑤协助老年人露出手臂并伸直。

⑥血压计放置位置合理，与肱动脉、心脏处于同一水平面，打开水银开关时汞柱为"0"。

⑦排尽血压计袖带内空气。

⑧袖带缠于上臂，下缘距肘窝 2~3 cm，松紧以放进一指为宜。

⑨将听诊器胸件放于肱动脉搏动最强处固定。

⑩充气至动脉搏动音消失，再加压使压力升高 20~30 mmHg，缓慢放气，测得血压数值。

⑪取下袖带，整理衣袖，整理血压计，放置保管方法正确。

⑫记录数值，做好解释。

3．扶起患者转移至轮椅上并推至CT室照护流程

（1）检查轮椅性能，向老年人解释并取得合作。评估老年人活动能力及疾病诊断，向老年人说明配合要点，取得配合。

（2）协助老年人上轮椅。

①照护员松开轮椅刹车，打开轮椅，推轮椅至老年人床旁，刹车制动。

②照护员将轮椅靠近老年人身体健侧，轮椅与床角成 30°~50°角，刹车制动，脚踏板向上翻起。

③照护员协助老年人坐在床边，双足分开放于地面。

④照护员面向老年人，双膝微屈夹紧老年人患膝，健侧上肢搭在自己肩上，双手环抱老年人腰部，缓慢用力带动老年人平稳站起。

⑤照护员以自己的身体为轴转动以带动老年人转体，将老年人移至轮椅前，平稳坐下。

⑥照护员叮嘱老年人扶好扶手，然后绕到轮椅后方，两臂从老年人背后腋下伸入，使老年人紧靠椅背坐稳，协助右脚放在脚踏板上，系好安全带和挡腿布。

（3）使用轮椅转运老年人。

①上坡道转运：照护员手握椅背把手均匀用力，两臂保持屈曲，身体前倾，平稳向上推行。

②下坡道转运：采用倒退下坡方法。照护员叮嘱老年人抓紧轮椅扶手，身体靠近椅背。照护员握住椅背把手，缓慢倒退行走。转运过程应询问患者有无不适。

（4）协助老年人下轮椅。行至CT室后，刹车制动，轮椅与床成 30°~50°角，脚踏板向上翻起，老年人双脚平稳踏在地面上，打开安全带。照护员面向老年人，双膝微屈夹紧老年人患膝，健侧上肢搭在自己肩上，双手环抱老年人腰部，缓慢用力带动老年人平稳站起。照护员以自己的身体为轴转动以带动老年人转体，将老年人移至床前，平稳坐下。

（5）整理用物：收起轮椅，推轮椅到指定存放处，并刹车制动。

直通大赛1

4. 撰写反思报告

（1）反思报告书写要求见表12-4。

表12-4　反思报告书写要求

得分项目	具体内容描述
描述	描述在本项目中某个你需要反思的学习事件，描述发生了什么
感受1	在这个学习事件过程中，你的感受和想法有哪些
感受2	在这个学习事件过程中，你是采取什么样的行动去应对的
评价1	在这个学习事件中，好的方面有哪些？好的体验有哪些
评价2	在这个学习事件中，你有什么问题/困难？不足的方面在哪里
分析	为什么会出现这些问题/困难
总结	你还能做什么
提升计划1	你将采取哪些措施去改进和提升，如何克服困难和问题
提升计划2	如果类似的事情再一次发生，你将如何应对

（2）反思报告具体内容见表12-5。

表12-5　反思报告具体内容

姓名：李××	性别：男	年龄：76岁	初步诊断：脑梗死
基本情况	高血压病史30年，脑梗死复发，现言语不清，右侧肢体无力，患者和老伴儿非常焦虑，女儿没在身边		
描述	由于患者言语不清，在沟通的过程中沟通方法少，导致沟通不太顺畅，如患者口渴想要喝水，一开始我没太明白他的诉求		
感受1	由于老年患者各项功能衰退，反应速度较慢，我感觉应该在整个过程中尊重老年人的节奏，稍微慢一些。另外，语言障碍导致患者无法清楚表达自己的想法，从而出现烦躁甚至自卑。我感觉医护人员和家属应该予以谅解，并及时进行情绪的疏导		
感受2	在这个学习事件过程中，我注重非语言沟通的技巧，利用肢体语言、表情、纸笔、图片等真诚地和患者进行有效沟通。此外，还可以和患者的家属进行沟通，让家属协助		
评价1	在这个学习事件中，好的方面是意识到沟通不畅问题的存在，并努力去改善。比如通过患者家属的帮助，更有效地了解他的需求。值得庆幸的是，与患者的沟通效果正在逐渐提高		
评价2	在这个学习事件中，我的主要困难是有时无法完全明白患者表达的意思，不足的方面是不能为患者提供更为及时有效的帮助		
分析	之所以会出现这些问题和困难，是因为以前接触此类患者较少，不能很好地解读患者的肢体语言和表情及其想要表达的信息		
总结	我可以通过和患者家属的沟通，获得更多的帮助，进一步了解患者的生活习惯、语言表达方式，给患者提供更合理、更及时的照护		

续表

提升计划1	通过掌握SOFTEN法则来改进和提高沟通效果［Smile（微笑）、Open Arms（张开双臂）、Forward Lean（身体前倾）、Touch（接触）、Eye Contact（眼神交流）、Nod（点头）］
提升计划2	如果类似的事情再发生一次，我将利用肢体语言、表情、纸笔、图片等和患者进行有效沟通，还可以和患者家属进行沟通，让他们来协助

二、长期照护案例

任务导入

任务描述

赵××，男，71岁。1个月前因脑梗死住院治疗。出院后一直卧床，左侧肢体偏瘫，日常生活大部分需要协助；可进食少量糊状半流食，饮水时常有呛咳，偶有呕吐。现已入住养老院，看到其他老年人参加唱歌、打桥牌、种植花草等活动，喜欢养花的他因不能参加活动而情绪低落。近日，他的女儿来探望时希望尽快恢复其肢体功能。

参赛者任务

①请书写案例照护计划。

②请帮助赵××呕吐时变换体位。

③请为赵××提供床上桥式训练。

④请撰写一份反思报告。

任务实施

1. 长期照护计划

长期照护计划见表12-6。

表12-6　长期照护计划

姓名：赵××	性别：男	年龄：71岁	诊断：脑梗死后遗症
基本情况	脑梗死后遗症，长期卧床，左侧肢体偏瘫，进食量少，常有呛咳，偶有呕吐，因不能参加活动情绪低落，其女儿希望尽快恢复其肢体功能		

序号	任务	服务内容	预期目标
1	防止呛咳	①饮水时帮助赵××身体坐直或稍前倾，小口饮用，以免呛咳 ②如需喂水时可借助吸管饮水；使用汤勺喂水时，水盛装汤勺的1/2或2/3。见赵××下咽后再喂下一口，不能太急 ③出现呛咳，应稍事休息再饮用	赵××喝水过程顺利，未出现呛咳等现象

序号	任务	服务内容	预期目标
2	呕吐时变换体位	①赵××呕吐较轻时，可帮助其取坐位并轻抚其后背 ②赵××无法坐起或是呕吐较重时，可使其头偏向一侧或协助其取右侧卧位 ③呕吐后进行漱口和面部的清洁	①赵××能配合变换体位，过程顺利、安全 ②赵××未发生误吸、窒息等情况 ③赵××呕吐后能保持口腔、面部清洁
3	左侧肢体康复功能训练	①床上训练：桥式训练、肢体关节的屈伸、转动及床上翻身 ②起坐训练 ③手的精细动作训练 ④站立训练	左侧肢体活动能力增强
4	寻求家庭社会支持	①和赵××女儿联系，让其经常来养老院探望 ②和养老院的其他老年人沟通，邀请他们主动和赵××沟通	获得家庭和社会支持，改善赵××的情绪
5	加强与患者家属的沟通	①脑血管疾病后遗症康复训练的宣教 ②心理疏导	患者和家属情绪稳定
6	健康教育	①饮食：低脂、低盐、低胆固醇、富含维生素的食物 ②运动：协助患者活动，坚持肢体康复训练 ③疾病知识的指导：脑血管疾病后遗症康复训练的重要性、避免诱发因素	患者和家属知晓脑血管疾病后遗症康复训练的重要性，健康指导有效

2．呕吐时变换体位的照护流程

（1）照护员着装整齐，戴好口罩。

（2）老年人呕吐时，照护员立即来到床旁，语言亲切，安慰老年人不要紧张；向老年人解释变换体位的重要性（有利于改善症状，预防并发症），取得老年人配合。

（3）准备盛有温水的水杯、毛巾、水盆，必要时备吸管。

（4）照护员协助老年人取舒适、安全体位。呕吐轻者，取坐位，身体前倾；呕吐重者，取仰卧位，头偏向一侧。

（5）陪护并安抚老年人情绪，照护员手抚老年人背部，以防误吸。

（6）观察老年人面色、呕吐方式及呕吐物性状，如发现呕吐物呈红色、黄绿色、咖啡色等，应保留呕吐物，并通知医生查看。

（7）判断呕吐停止后，取老年人水杯，盛温水至床旁，协助老年人漱口，将漱口水吐入盆中。

（8）照护员用毛巾擦拭老年人口角及面部。

（9）及时清理老年人呕吐物，如有被服污染需及时更换。

（10）开窗通风，整理用物和床单位。

（11）照护员洗手。

（12）记录老年人呕吐物的性状、量及颜色。

3. 床上桥式训练照护流程

（1）照护员着装整齐，洗手。

（2）向赵××解释桥式运动的益处是可以增加左侧下肢的肌力。赵××非常喜欢唱歌、种花草等活动，如果能坚持训练，能够早日下床活动，浇水种花是非常美好的事情。

（3）取得患者的合作。

（4）评估肌力。协助患者取仰卧位，屈髋屈膝，双足底平踏在床面上，用力使臀部抬离床面，辅助者用一只手掌放于患侧膝关节的稍上方，在向下按压膝部的同时向足前方牵拉大腿，另一只手帮助其臀部抬起。

（5）双桥运动。协助患者取仰卧位，屈髋屈膝，使小腿与水平面呈90°，足放在床上，慢慢将臀部抬起，保持5~10 s后，慢慢放下，训练时两腿之间可以夹持枕头或其他物体。

（6）单桥运动。当患者完成双桥运动后，可让患者将健腿伸展悬空或搭于患肢股骨远端，患侧下肢支撑将臀部脱离床。

直通大赛 2

4. 反思报告

反思报告见表12-7。

表 12-7　反思报告

姓名：赵××	性别：男	年龄：71岁	初步诊断：脑梗死后遗症
基本情况	脑梗死后遗症，长期卧床，左侧肢体偏瘫，进食量少，常有呛咳，偶有呕吐，因不能参加活动情绪低落，其女儿希望尽快恢复其肢体功能			
描述	由于患者长期卧床，左侧肢体偏瘫，因不能参加养老院的活动而情绪低落，在进行情绪疏导的过程中，赵××表现得颇为急躁			
感受1	在这个学习事件过程中，我感觉到赵××因为身体活动的障碍，不愿意和外界进行更多交流，但内心的孤独感又使他渴望和外界交流，所以我想鼓励赵××和养老院的老年人主动打招呼，融入集体活动中			
感受2	在这个学习事件过程中，我准备采取以下行动去应对：首先，和赵××的女儿联系，让其经常来养老院探望。其次，和养老院的其他老年人沟通，邀请他们主动和赵××聊一聊养花话题			
评价1	在这个学习事件中，好的方面是及时发现赵××的情绪变化并进行了干预；好的体验是通过具体的干预方法，看见赵××的情绪一天天好转，性格逐渐开朗			
评价2	在这个学习事件中，我感觉最困难的事情还是赵××的行动不便利；不足的方面是，由于行动不便利严重影响赵××集体活动的参与度			
分析	之所以出现这个困难，还是因为没有更加有效的方法解决赵××生活自理能力欠缺的问题			

总结	除在感受中提到的人际交往问题外，针对赵××这个困难，我认为可以利用轮椅帮助赵××走出房间，尽可能多地使其参与到集体活动中
提升计划1	因为赵××很喜欢花，所以我准备和赵××聊一聊他最喜欢的花，并且买来花放在他的房间里，让赵××指导我照顾他最爱的花，以体现赵××的价值，增加他的自信心
提升计划2	如果类似的事情再发生一次，我将在接触赵××之前就了解他的喜好，给他买来最喜欢的花，在发现他情绪低落后及时和养老机构的心理辅导人员联系，制订更加切实有效的心理干预计划

三、日间照护案例

 任务导入

任务描述

董××，女，82岁。患高血压病十余年，一直服用降压药物控制。5年前因车祸外伤导致右下肢骨折，近1个月右膝关节疼痛明显。社区康复师建议其做定期理疗，以缓解疼痛。半年前她因老伴儿进行心脏搭桥手术情绪低落，不思饮食，寡言少语。因出现发音困难，到医院检查被诊断为脑梗死，经住院治疗后已返回家中，但仍不愿说话。她退休前为服装厂工人，喜欢剪纸与缝纫，与老伴儿感情和睦。育有一子，事业有成，但工作繁忙。

参赛者任务：
①请书写案例照护计划。
②请给董××进行湿热敷以缓解膝关节疼痛。
③请帮助董××进行言语训练。
④请完成高血压健康教育海报。

任务实施

1. 日间照护计划

日间照护计划见表12-8。

表12-8 日间照护计划

姓名：董××	性别：女	年龄：82岁	初步诊断：高血压性脑梗死、骨折后右膝疼痛
基本情况	骨折后右膝疼痛，患高血压病十余年，并发脑梗死后出现发音困难，情绪低落不愿说话；担心老伴儿心脏搭桥手术，儿子工作繁忙		

序号	任务	服务内容	预期目标
1	缓解疼痛	①向董××讲解湿热敷的必要性，并取得她的配合 ②为董××进行湿热敷治疗 ③湿热敷期间观察局部皮肤的情况 ④湿热敷完毕后，擦干皮肤涂润肤油，并做好记录	①董××愿意接受照护员进行湿热敷的建议 ②董××右膝关节肿胀疼痛得到缓解
2	言语训练	①根据董××的语言情况设计言语训练的任务 ②训练前与其沟通解释训练目的，并取得配合 ③训练时由简单到难逐步增加，从最开始进行发音肌肉训练之后到单音节训练，再到多音字、字词句子训练 ④训练中鼓励老年人多说，对其多表扬，要有耐心，不要嫌弃老年人 ⑤训练后记录老年人训练情况	董××言语训练顺利
3	用药指导	①评估董××用药情况 ②向董××讲解高血压药物的用药注意事项，尤其是高血压药物不能随意停药，一定要遵医嘱用药 ③用药期间注意体位性低血压发生，在进行体位转换时做到3个半分钟	董××了解高血压药物的相关知识
4	家庭社会支持	和董××儿子联系，让他多关心、多探望董××；给董××讲解老伴儿的心脏搭桥手术，让其宽心，减轻焦虑	董××心情愉悦、情绪稳定，照护的依从性增加
5	健康教育	①饮食中要增加营养物质的摄入，多进食高热量、高蛋白质、富含维生素的食物，保证大便通畅，增加粗纤维食物的摄入 ②注意保持皮肤卫生，勤翻身，以防止压疮发生 ③讲解高血压的管理让其准备电子血压计，每天监测血压，出现异常及时就医 ④进行适当的运动，改善关节问题，提高生活质量 ⑤鼓励董××发展自己的兴趣爱好，保证心情舒畅	对董××的健康指导有效

2．湿热敷缓解膝关节疼痛照护流程

（1）认真核对评估患者，并做好解释。

（2）根据患者病情备齐用物：治疗车上层治疗盘内备敷布（大于患处面积）2块、持物钳2把、凡士林、棉签、纱布、弯盘、塑料薄膜、棉垫或毛巾、橡胶单及治疗巾、水温计。治疗盘外备热水瓶、小盆（内盛50~60 ℃热水），手部消毒液，必要时备热水袋、大毛巾，扭伤者备换药用物。

（3）将用物携至床旁，再次核对患者基本情况，协助患者取舒适卧位，暴露治疗部位，必要时用窗帘或屏风遮挡。

（4）局部湿敷。

①在治疗部位下垫橡胶垫及治疗巾，将凡士林涂于患处（范围略大于患处）并在其上盖一单层纱布。

②将敷布浸于热水中，用持物钳将浸在热水中的敷布拧至不滴水。

③抖开敷布，用手腕掌侧皮肤试温后折叠敷布敷于患处，敷布上可加盖塑料薄膜及棉垫或毛巾，若治疗部位不忌压，可在棉垫或毛巾上放置热水袋并加盖大毛巾。

④每3~5 min更换1次敷布并及时更换盆内热水，治疗时间以15~20 min为宜。

（5）观察局部皮肤及患者反应，倾听患者主诉。

（6）撤去用物，用纱布擦去凡士林，轻轻拭干热敷部位并协助患者卧于舒适卧位，整理患者床单位，整理用物，按规定消毒处理后放回原处。

（7）洗手，记录。

3．言语训练流程

（1）唇训练。

①龇牙。

②闭唇鼓腮。

③清脆发"p"音。

④交替发"i""u"音。

（2）软腭训练。

①让对方发"啊"音5次（中间停顿，观察软腭运动情况）。

②让对方说"妹、配、内、贝、对、肺"。

（3）喉咙训练。

①与患者一起尽可能长说"啊"，时间大于15 s，注意清晰度。

②音阶1~高音1。

③音量1~5渐强。

（4）舌头训练。

①完全伸出舌头并收回。

②伸出舌头做上下运动。

③伸出舌头做左右运动。

④交替发声，如"咔拉、大哥、哥哥"。

（5）读字。

（6）读句子。

（7）会话。

4. 高血压健康教育海报

高血压健康教育海报的制作要求见表12−9。

表 12−9　高血压健康教育海报的制作要求

得分项目	具体内容描述
字体足够大，1 m外可看到	文字高度至少 1.5 cm
字迹清晰	海报没有修改和删除
至少使用 4 种不同颜色	—
绘制元素多于书写元素	至少 3 个绘制元素
文字简短易懂	—
疾病或是健康教育信息清晰易懂	4 个主题得最高分
避免诱发因素信息	4 个因素得最高分

直通大赛 3

🔗 **知识链接**

高血压患者的健康教育

（1）合理饮食。饮食原则为低盐、低脂、低胆固醇，补充适量蛋白质，多吃新鲜蔬菜、水果。①每日食用油低于 25 g，瘦肉 50~100 g，饮用牛奶 750 g，新鲜蔬菜 400~500 g，水果 100 g，蛋类 3~4 个 / 周，鱼类 3 次左右 / 周，补充钙 400 mg 和钾 1 000 mg；②膳食中脂肪量控制在总热量的 25% 以下；③少吃糖类和甜食；④限制动物性脂肪、内脏、鱼子、软体动物、甲壳类食物的摄入。

（2）低盐饮食。高钠饮食导致体内钠增加，引起水钠潴留、血容量增加和外周血管阻力增高而致血压升高。高血压患者钠摄入量应控制在 70~120 mmol/d，折合食盐为 1.5~3.0 g/d，应降至 6 g/d 以下；中、重度高血压患者限制钠盐在 50~70 mmol/d，可明显提高降压效果，减少降压药的剂量，延缓和减少各种并发症的发生。

（3）运动疗法。指导患者根据年龄和血压水平选择适宜的运动方式，合理安排运动量。建议每周进行 3~5 次、每次 30 min 的有氧运动。一般采用慢跑、散步、打太极拳、练气功等运动方式。运动强度因人而异，常用的运动强度指标为运动时最大心率达到 170 减去年龄。注意劳逸结合，运动强度、时间和频度以不出现不适反应为度，避免竞技性和力量型运动。典型的运动计划包括 3 个阶段：5~10 min 的热身活动；20~30 min 的有氧运动；放松阶段应逐渐减少用力，约 5 min。高龄和已有心、脑、肾损害的高血压患者应控制运动量，因为剧烈的运动可诱发心力衰竭、心绞痛、心肌梗死、猝死和脑卒中。

（4）控制体重。告知患者高血压与肥胖密切相关，减轻体重可以改善降压药物的效果及降低心血管事件的风险。最有效的减重措施是控制能量摄入和增加体力活动。衡量超重和肥胖最简便和常用的生理测量指标是体重指数和腰围。体重指数 = 体重（kg）/身高^2（m^2），18.5 ≤ 体重指数 < 24.0 为正常，24.0 ≤ 体重指数 < 28.0 为超重，体重指数 ≥ 28.0 为肥胖；腰围主要反映中心型肥胖的程度，成年人的正常腰围 < 90 cm/85 cm（男/女），腰围 ≥ 90 cm/85 cm（男/女）需控制体重，腰围 ≥ 95 cm/90 cm（男/女）需要减重。肥胖者需控制体重，应将体重指数控制在 < 24.0，通过降低每日热量摄入、参加体育活动等方法，达到减轻体重的目的。

（5）限酒戒烟。每天饮酒量超过 40 g 酒精者，不仅增加高血压患病率，而且并发脑卒中的概率也大大提高，所以每天饮酒量不可超过相当于 50 g 乙醇的量。据统计，重度饮酒者脑卒中死亡人数比不经常饮酒者高 3 倍。吸烟不仅造成血管内皮损伤、血压升高，而且增加血浆纤维蛋白原。因此，应向患者及家属讲解限酒戒烟的重要性，指导其限制酒精摄入量，并有计划地戒烟。

（6）了解患者的性格特征及有关社会支持情况。当患者出现情绪变化时安慰患者，减少或排除引起不适的因素，给患者提供心理援助和心理疏导，帮助其消除顾虑。指导老年人使用放松技术，如心理治疗、音乐疗法、缓慢呼吸等调节紧张情绪，教会老年人自我心理调节的方法，使其保持心态平和、情绪稳定。同时，指导家属给予患者理解、支持与宽容。

（7）用药指导。应详细告知患者药物的名称、剂量、用法，以及药物疗效和不良反应的观察与应对方法；强调规律服药的重要性，嘱患者遵医嘱服药，不可随意增减药量、漏服或突然停药。

（8）定期复查。定期到门诊复查，根据危险度分层决定复诊时间。低危或中危者，每 1~3 个月随诊 1 次；高危者，至少每月随诊 1 次。监测血压变化，若血压升高或病情异常应及时就医。

四、家庭照护案例

任务导入

任务描述

刘××，女，78 岁。患帕金森病 15 年，骨关节炎 10 年。生活不能自理，进食、穿衣、行走、如厕、翻身等均需要帮助。近几日患中耳炎，左耳痛、耳鸣，影响晚上睡眠。因昨晚一直仰卧睡觉，今晨自觉臀部不适。与老伴儿一起居住，育有一子住在外地。退休前是工厂工人，小学文化，平时喜欢听戏曲。

参赛者任务：

①请书写案例照护计划。

②请为刘××翻身预防压疮。

③请为刘××应用滴耳剂。

④请完成帕金森病健康教育海报。

任务实施

1. 家庭照护计划

家庭照护计划见表12-10。

表 12-10　家庭照护计划

姓名：刘××	性别：女	年龄：78 岁	疾病：帕金森病、骨关节炎
基本情况	患帕金森病15年，骨关节炎10年，生活不能自理。与老伴儿居住，儿子在外地。小学文化，喜欢听戏曲。近几日患中耳炎，晚上睡不好。自觉臀部不适		
序号	任务	服务内容	预期目标
1	改善老年人睡眠	①营造安静、舒适的睡眠环境 ②关闭灯光，去除影响睡眠的因素	老年人夜间可以保持至少6 h睡眠
2	定时翻身预防压疮	每2 h进行一次翻身拍背，并评估身体受压部位皮肤	老年人皮肤状态良好，无新压疮发生
3	加强老年人安全照护	①日常生活场所保持宽敞、明亮，家具集中摆放 ②地面保持干燥，卫生间铺防滑垫，预防跌倒 ③增加床挡，防止坠床 ④照护员时刻陪伴，避免老年人独自活动发生意外	老年人没有发生跌倒、坠床等安全事故
4	加强与老年人及家属的沟通	①有关帕金森病知识的宣教 ②心理疏导	老年人和家属情绪稳定
5	寻求家庭支持	和老年人儿子联系，让其来院探望	获得家庭支持
6	健康教育	①饮食：低脂、低盐、低胆固醇、富含维生素的食物 ②运动：协助老年人活动，坚持肢体康复训练 ③疾病知识的指导：帕金森病的基本知识、避免危险行为	老年人和家属知晓帕金森病的相关知识，健康指导有效

2．翻身预防压疮的照护流程

（1）关闭门窗，拉上窗帘，冬季调节室温至 24～26 ℃，光线充足，适合操作。

（2）照护员着装整洁，清洗并温暖双手。准备软枕、脸盆、毛巾、翻身记录单、笔等用物，必要时备浴巾等。

（3）照护员向老年人解释操作的目的，翻身时需要配合的动作及注意事项等，获得老年人的配合。

（4）掀开被角，将老年人近侧手臂放于枕边，远侧手臂放于胸前。

（5）在盖被内将远侧下肢搭在近侧下肢上。

（6）照护员双手分别扶住老年人的肩和髋部向近侧翻转时，老年人呈侧卧位。

（7）照护员双手环抱住老年人的臀部，移至床中线位置，老年人面部朝向照护员。在老年人胸前、背部放置软枕，上侧手臂搭于软枕上，小腿中部垫软枕，保持体位，稳定舒适。

（8）整理床单位，被褥平整干燥无皱褶，必要时加装床挡。

（9）洗手，记录，记录内容包括翻身时间、体位、皮肤情况，发现异常及时报告。

3．应用滴耳剂的照护流程

（1）环境安静整洁，通风良好。照护员着装整洁，剪指甲并洗净双手，戴口罩。

（2）物品准备：洗手液、给药单、滴耳剂、消毒棉球或棉签、污物桶。

（3）严格遵医嘱用药，核对老年人姓名、药品名称、给药途径和用法、给药时间、药品质量和有效期，确认是左耳、右耳还是双侧耳用药。

（4）帮助老年人取坐位或半坐卧位，头偏向一侧，患侧耳在上，健侧耳在下。

（5）照护员用湿棉签将耳道分泌物反复擦洗至干净，用干棉签擦干。

（6）滴入药液，左手轻轻牵拉老年人耳郭向后上方使耳道变直，右手持药瓶掌根轻靠耳旁耳道后壁，滴 5～10 滴药液入耳道。

（7）轻揉耳郭，轻轻压住耳屏，使药液充分进入中耳或用消毒棉球塞入外耳道口，以免药液流出，询问并观察老年人有无不适。

（8）整理用物，清理污物，洗净双手，记录老年人姓名、药物名称、剂量、用法和时间、用药后反应，操作者签名。

 知识链接

帕金森患者的健康教育

（1）坚持适量力所能及的活动和体育锻炼，尽量保持最大限度的全关节活动，以防继发性关节僵硬。

（2）做力所能及的家务劳动，延缓身体功能障碍的发生和发展，增强自理能力，提高生活质量。

（3）遵医嘱坚持用药，随时观察药物的疗效和不良反应，定期检查肝、肾功能，监测血压变化。

（4）指导老年人户外活动时随身携带"老年人身份识别卡"（标有姓名、住址、联系电话等）。

（5）定期到门诊复查，动态了解血压变化和肝、肾功能指标，出现发热、外伤、骨折或运动障碍、精神智力障碍加重时，及时就诊。

任务二

养老服务技能赛项

直通大赛 4

一、竞赛概述

2021 年，河南省开展了高等职业教育技能大赛养老服务技能赛项（高职组）。本次大赛由河南省教育厅主办，漯河医学高等专科学校承办，共有来自全省 16 支代表队、48 名选手参赛。

1. 竞赛目的

（1）赛教互融，深化三教改革，推进养老服务领域创新型人才培养。本赛项借鉴世界技能大赛健康与社会照护赛项技术标准，结合国内养老服务领域产业发展、专业人才培养实际，落实"树旗、导航、定标、催化"的办赛要求，制定了赛项规程。通过赛项实践和推广，引导并推进养老服务领域"三教"（教师、教材、教法）改革实践研究，培养厚人文、精技能、通智能、强体能，具有高度社会责任感的养老服务领域创新型专业人才。

（2）对标世赛，展示交流，营造科学照护、创新照护的社会氛围。本赛项对接世界技能大赛理念，深入贯彻落实人才强国、创新驱动等国家重大战略，结合我国养老服务实践，突出我国养老服务实践的核心知识点、技能考核点和组织形式。在贴近真实照护环境下，利用真实照护案例场景，对参赛选手的智能、体能、技能、人文关怀、沟通力、创新力、应变力、组织表达能力等进行综合考核。突出以"服务对象"为中心，在全面了解评估服务对象的基础上，要求选手既能动手操作服务，又注重沟通交流，更能实施创新服务；既能高质量完成任务，又能确保安全照护。通过赛项这一交流展示平台，营造我国老年人科学照护、创新照护的社会氛围，吸纳更多的专业人才、社会力量参与养老服务领域创新发展。

2. 竞赛内容

养老服务技能竞赛以老年人服务为中心，全面构建学生基于典型工作任务的核心技能、职业素养和人文关怀的职业胜任能力。赛项设计包括 2 个工作场景、4 个竞赛模块和时间分配三方面内容。

（1）工作场景。社区居家场景和养老机构场景。

（2）竞赛模块。分为生活照护、基础照护、康复照护、持续照护计划 4 个模块，其中生活照护、基础照护、康复照护 3 个模块（心理护理也被融入 3 个模块）为综合实操（见图 12-5 和图 12-6），持续照护计划模块为理论笔答。3 个模块的综合实操采用选手为标准化老年人提供照护的形式进行。基于典型工作任务，选取涵盖生活照护、基础照护、康复照护等内容的多个考核点，组成体现完整的职业活动项目，包括工作准备、沟通评估、实施过程、综合评价等；语言及肢体语言沟通交流和老年人不良情绪疏导的心理护理贯穿整个操作过程。重点考查参赛选手的技术技能创新运用与执行能力、科学照护能力、安全照护能力、知识应用能力、分析问题和解决问题的能力，以及人文关怀素养。

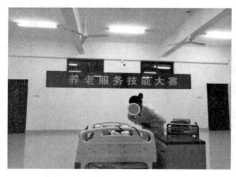

图 12-5 实操现场（1）

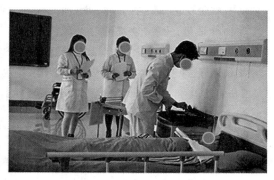

图 12-6 实操现场（2）

持续照护计划模块，选手通过对案例进行分析，提出照护问题，在规定时间内改进持续照护计划，并说明依据。计划应表述清晰、准确、易懂，在专业性、持久性、经济性、工作过程导向、社会接受度、环境保护与环境适宜性改进、创新性等方面，整体展示出科学分析问题和创新解决问题的专业能力。

（3）时间分配。综合实操（生活照护、基础照护、康复照护 3 个模块）的时间分配分为准备阶段和实操阶段。①准备阶段：试题阅读与物品准备时间为 20 min，在此期间选手阅读情境试题、准备 3 项操作所需物品。②实操阶段：综合实操时间为 40 min，选手在情境化竞赛区完成生活照护、基础照护、康复照护 3 个模块的具体操作任务，每个模块的技能操作时间平均为 13~14 min，共计 40 min。

持续照护计划笔答竞赛时间为 60 min，参赛选手对老年人照护案例进行独立思考、分析判断，制订持续照护计划。

二、赛项设计（社区居家场景）

任务导入

周××，73 岁，居住在××广场××栋××室，现由某机构实施居家照护。

照护评估基本信息如下。

身高：153 cm。体重：59 kg。文化程度：中专。

经济状况：退休金 8 000 元／月，有积蓄，女儿经济条件一般，能给予少量支持。

童年成长经历：小时候家里条件一般，但父母很宠爱她。

兴趣爱好：看书、听戏曲、织毛衣。

饮食喜好：清淡、喜素食。

性格特点：开朗、喜欢热闹、喜欢小孩子。

工作经历：小学数学教师、特级教师。

家族谱：1个女儿、1个外孙女、2个外甥，均在本地。

既往病史：10年前确诊糖尿病，3个月前被诊断为轻度阿尔茨海默病。

目前状况：周××和女儿同住，老人经常辅导孩子数学作业。近期女儿发现母亲常常忘记刚刚说过的话，有时候一个问题要反复问好几遍；查看老人的药盒时，发现药物有时没有按时服用，经常要提醒母亲服药。周××觉得自己老了，没有用了，有点拖累女儿，表现很悲观。女儿担心自己上班后母亲一个人在家不安全，特申请居家护理员上门照护。居家护理员到达周××家中识别老年人进食困难的原因和应对措施等，并协助老年人进餐；协助口服用药；协助老年人制作记忆相册。完成居家服务后，护理员根据周××的情况做进一步改进持续照护计划。

参赛选手任务

（1）请根据案例完成生活照护模块实践操作任务。

（2）请根据案例完成基础照护模块实践操作任务。

（3）请根据案例完成康复照护模块实践操作任务。

（4）请根据案例完成老年人持续照护计划。

任务要求

（1）实际操作任务。要求选手用语言和肢体语言疏导不良情绪或鼓励、表扬老年人，增强老年人提高生活能力的信心。将沟通交流、安全照护、心理支持、人文关怀、职业安全与保护等贯穿在照护服务全过程中。

（2）持续照护计划。制订照护计划时请考虑到直观性（展示效果）；功能性（专业正确）；持久性（使用价值导向）；经济性（适度合理）；工作过程和流程导向；社会接受度；环境保护与环境适宜性改进；创新性；等等。请确定老年人目前存在的主要照护问题，制订可行的照护计划，解释实施措施的依据，并与老年人及其家属、其他相关专业人员沟通，保证照护工作的有效性和可延续性。

⚙ 任务实施

1. 社区居家场景赛场准备

社区居家场景赛场准备见表12-11。

表12-11 社区居家场景赛场准备

序号	名称	规格	单位	数量	备注
1	护理床	手动多功能床	张	1	配备安全护栏
2	标准老年人	—	位	1	相貌接近老年人（男/女，服饰，动作，语言）

续表

序号	名称	规格	单位	数量	备注
3	餐碗（盛米粥）	14 cm	个	6	304 不锈钢
4	真馒头	普通	个	6	模拟
5	餐巾	34 cm×72 cm	条	6	黄色
6	餐巾纸	200 抽	包	6	小包
7	水杯（盛装温水）	8.2 cm×13.5 cm	个	6	高款，装水 300 mL
8	汤匙	20.4 cm×4.6 cm	把	6	304 不锈钢
9	小餐桌	YU 610 移动餐桌	张	3	床旁餐桌
10	餐盘（盛青菜）	直径 14~16 cm	个	6	—
11	压舌板	150 mm×18 mm	支	6	一次性
12	手电筒	YM–8829	支	6	—
13	软垫	普通	个	6	—
14	免洗洗手液	500 mL	瓶	6	—

2．社区居家场景实操步骤

社区居家场景实操步骤见表 12–12。

表 12–12　社区居家场景实操步骤

项目	内容	技术操作要求	得分
步骤 1	工作准备	（1）环境准备 ①口述：房间干净整齐 ②口述：空气清新、无异味 （2）护理员准备 ①口述：着装整齐 ②口述加操作：用七步洗手法洗净双手 （3）老年人准备 口述：老人可以自由活动，到餐桌旁坐位进餐 （4）物品准备：物品备齐（5分），少1件（4分），少2件（3分），少3件以上（1分） 口述：餐碗（盛米粥）、水杯（盛装温水）、汤匙、餐盘（盛青菜）、馒头、餐巾和餐巾纸、压舌板、手电筒、小餐桌、餐椅、软垫1个、固定电话 （5）检查餐桌 ①口述加操作：检查餐桌是否完好 ②口述加操作：检查餐椅是否完好	

项目	内容	技术操作要求	得分
步骤2	沟通	与老年人沟通 ①口述加操作：轻敲门，进入老年人房间，向老年人说明进餐时间 "奶奶好，现在已经中午12点，该吃午饭了，咱们准备吃午饭吧。" ②口述：询问、协助老年人排便 "奶奶，您需要上卫生间吗？" ③口述：协助老年人戴义齿 ④态度和蔼，语言亲切	
步骤3	摆体位	协助老年人走到餐桌旁并坐下 口述：老年人深坐椅中，双脚踩地，身体与桌子距离2个拳头，下巴内收	
步骤4	观察进餐表现	（1）餐前准备 ①口述加操作：护理员再次用七步洗手法洗净双手 ②测试食物温度 口述加操作：右手端水杯，用左手腕内侧皮肤分别测试水温、食物温度适宜 口述：水温在38~40 ℃ ③介绍进餐食品种类 ④食物放在餐桌上，摆放合理 ⑤口述加操作：为老年人颌下垫餐巾 ⑥口述加操作：右手边放餐巾纸 （2）协助进餐 ①口述加操作：指导老年人先喝水，湿润口腔、食管 "奶奶，咱们在吃饭前先喝口水，湿润下口腔吧。" ②口述加操作：将食物递给老年人（老年人吃一口放在一边，不想吃了）	
步骤5	分析原因	（1）沟通、了解 ①口述：询问老年人为什么不吃 ②口述：询问老年人有无口咽部疼痛 ③态度和蔼，语言亲切 （2）检查口腔 ①操作：左手拿压舌板，右手拿手电筒 ②口述加操作：检查口腔有无溃疡、有无龋齿、有无咽部红肿 ③口述：询问有无咀嚼、吞咽困难（老年人摇头） ④口述：询问老年人是否饭菜不合胃口	

项目	内容	技术操作要求	得分
步骤6	判断原因采取措施	（1）做出正确判断，采取应对措施 若老年人唉声叹气，说"自己老了，不中用了，辅导不了孩子了"，说明老年人因心情焦虑而进食困难，需做心理疏导，"奶奶，咱别给自己太大压力，咱好好吃饭，把身体养好，就是对女儿最大的帮助" 若老年人说已吃过了，"奶奶，您是吃过了吗？我跟您女儿确认一下"（取电话），"喂，您是周××女儿吗？请问周××吃过饭了吗？哦，没有。好的。""奶奶，您女儿说您还没吃饭呢？咱们开始吃饭吧！" （2）口述加操作 协助老年人继续进餐	
步骤7	整理记录	①口述加操作：进餐完毕，护理员协助老人擦嘴、擦手 ②撤餐巾、撤食物 ③口述：整理用物，清洗餐具，晾干备用 ④口述加操作：用七步洗手法洗手 ⑤记录：进餐时间为中午12时，记录导致老年人进食困难的原因、采取的措施 ⑥口述：周××因心情烦躁、情绪低落而进食困难，已进行心理疏导，顺利进食 ⑦口述：周××因阿尔茨海默病忘记是否吃饭，已电话确认，顺利进食 ⑧口述：与家属沟通，以后注意老年人情绪变化或病情变化	
注意事项		①观察导致老年人进餐困难的原因时，要认真、仔细 ②与老年人沟通交流时，态度要和蔼、亲切 ③检查老年人口腔时，操作要轻柔、准确	
总体评价		①了解导致老年人进食困难的基本原因 ②与老年人沟通要体现人文关怀 ③检查老年人口腔、咽部时，操作动作要轻柔、准确、熟练、安全	
合计得分			

直通大赛5

三、赛项设计（养老机构场景）

🎯 **任务导入**

钱××，70岁，现入住某养老机构801房间6床。照护评估基本信息如下。

身高：170 cm。体重：60 kg。

文化程度：大专。

经济状况：家庭经济状况良好，有稳定的事业单位退休金。

童年成长经历：上海人，在南京上大学，毕业后即在当地工作。

兴趣爱好：研究养生。

饮食喜好：喜欢吃甜食，喝营养汤，吃鱼虾。

性格特点：遇事比较认真，话多，不信任别人，比较自我，朋友少。

工作经历：退休教师。

家族谱：1个儿子，经营塑胶厂。

既往病史：脑梗死、小中风、下肢静脉血栓、高血压、白内障术后，使用药物情况不详。

目前状况：可独立进食、洗澡、穿衣服、大小便；可独立完成床椅转移、平地行走；上下楼梯需使用拐杖帮助。视力较好，能看清书报上的大字体。听力良好，可正常交谈，沟通交流条理清晰。能记起以前的工作。时间观念较差，年、月、日分不清楚，可知上半年或下半年。只能单独在家附近活动，对现住地不知名称，不知方位。人物定向能力完好。入住养老机构后能与护理员和周围人员进行正常交流，但常常会忘记照护员的姓名，忘记按时服药和就餐，甚至忘记过去熟悉的食品，需要照护员提醒。今天的午餐是糙米饭、清炒虾仁、芹菜香干、西红柿鸡蛋汤。现在请护理员协助老年人摆放进食体位并协助进餐。餐后遵医嘱核对并帮助其服药。下午的护理方案是对老年人进行记忆力认知训练，并根据其实际情况改进持续照护计划。

参赛选手任务

（1）请根据案例完成生活照护模块实践操作任务。

（2）请根据案例完成基础照护模块实践操作任务。

（3）请根据案例完成康复照护模块实践操作任务。

（4）请根据案例完成老年人持续照护计划。

任务要求

（1）实际操作任务。要求选手用语言和肢体语言疏导不良情绪或鼓励、表扬老年人，增强老年人提高生活能力的信心。将沟通交流、安全照护、心理支持、人文关怀、职业安全与保护等贯穿在照护服务全过程中。

（2）持续照护计划。请确定老年人目前存在的主要照护问题，制订可行的照护计划，解释实施措施的依据，并与老年人及其家属、其他相关专业人员沟通，保证照护工作的有效性和可延续性。制订照护计划时请考虑到直观性（展示效果）；功能性（专业正确）；持久性（使用价值导向）；经济性（适度合理）；工作过程和流程导向；社会接受度；环境保护与环境适宜性改进；创新性等要求。

⚙ **任务实施**

1. 养老机构场景赛场准备

养老机构场景赛场准备见表12-13。

表 12-13 养老机构场景赛场准备

序号	名称	规格	单位	数量
1	手动护理床	摇床	张	1
2	标准化患者	普通	位	1
3	双层治疗车	600 mm×440 mm×860 mm	台	1
4	餐桌	普通	个	1
5	餐碗	内径 16 cm	个	1
6	餐盘	—	个	1
7	水杯	内径 7 cm	个	1
8	餐巾	34 cm×72 cm	条	1
9	餐巾纸	3 层×200 抽	包	1
10	医用免洗洗手液	500 mL	瓶	1
11	记录笔	黑色 0.5 mm	支	1
12	记录单	A4 纸	本	1

2. 养老机构场景实操步骤

养老机构场景实操步骤见表 12-14。

表 12-14 养老机构场景实操步骤

项目	总分	技术操作要求	得分
步骤 1	工作准备	"各位评委老师,大家好,我是一号参赛选手。我今天的任务是协助钱××摆放进餐体位并协助进餐。钱××,可独立完成床椅转移,平地行走,可独立进食。" (1)环境准备 ①口述:房间干净整洁,温湿度适宜 ②口述:空气清新、无异味 (2)护理员准备 ①口述:着装整齐 ②口述加操作:用七步洗手法洗净双手 (3)老年人准备 口述:老人可以坐位进餐 (4)物品准备:物品备齐(5分),少1件(4分),少2件(3分),少3件以上(1分) 口述:用物已备齐,包括餐盘(糙米饭、清炒虾仁、芹菜香干)、餐碗(西红柿鸡蛋汤)、水杯(盛温水)、餐巾和餐巾纸、笔和记录单、免洗洗手液	

项目	总分	技术操作要求	得分
步骤2	核对沟通	（1）核对 ①操作：携用物至床旁，将护理车推至床头 ②口述加操作：核对身份（动作：看床尾卡，口述：801房间，6床，钱××） （2）沟通 ①口述加操作：放下床挡，护理员蹲在老人身边，向老人说明进餐任务 ②口述：询问老人是否需要排便 ③口述加操作：做好解释，取得配合，态度和蔼，语言亲切 "爷爷好，我是您的照护员，现在已经12点了，到了我们吃午饭的时间了，我们去餐桌那儿吃饭，好吗？来，走。"	
步骤3	摆体位	协助坐位 放餐桌，指导老年人深坐椅中，双脚踩地，身体前倾，距离餐桌2拳距离	
步骤4	协助进餐	（1）餐前准备 ①口述加操作：护理员再次用七步洗手法洗净双手 ②口述加操作：右手端水杯，用左手腕内侧皮肤分别测试水温、食物温度适宜 ③介绍进餐食品种类 ④食物放在餐桌上，摆放合理 ⑤口述加操作：为老年人颌下垫餐巾 ⑥口述加操作：右手边放餐巾纸 （2）协助进餐 ①口述加操作：指导老人先喝水，湿润口腔、食管 "来，爷爷，我们先喝点水，湿润一下口腔。好，爷爷，您的吞咽功能很好。" ②口述加操作：协助老人进食 "爷爷，这是您最喜欢吃的虾仁，虾仁属于高蛋白质食物，营养又美味，您吃点儿。这是芹菜香干，芹菜富含纤维素，利于消化，香干也很有营养呀。今天是糙米饭，来，我们多吃点儿。爷爷，今天的汤最有营养了，是最经典的西红柿鸡蛋汤，您看看这颜色，红黄相间，您闻闻这味道，是不是色香味俱全呢？爷爷，我们多吃点儿，人是铁，饭是钢，身体是革命的本钱。今天爷爷把饭都吃完了，一点也没有浪费，真厉害！"	
步骤5	整理记录	洗手，记录 ①口述加操作：进餐完毕，护理员指导老人擦嘴、擦手 "爷爷，您吃好了吗？那您擦擦嘴，再擦擦手。您休息会儿，我把餐具收拾一下。" ②操作：撤餐巾，撤食物 ③口述：整理用物，清洗餐具，晾干备用 ④口述加操作：用七步洗手法洗手 ⑤记录：进餐时间为中午12时，老人已顺利进食，执行者签字（真实记录）	

续表

项目	总分	技术操作要求	得分
综合评价		①与老年人沟通要体现人文关怀 ②操作过程中动作要轻柔、准确、熟练、安全	
合计得分			

直通大赛 6

参考文献

［1］ 冯晓丽，李勇．老年照护：初级［M］．北京：中国人口出版社，2019．

［2］ 邹文开，赵红岗，杨根来．失智老年人照护职业技能教材：中级［M］．北京：中国财富出版社，2019．

［3］ 张晓静，吴欣娟．临床护理情景模拟案例与标准化患者应用［M］．北京：科学出版社，2017．

［4］ 周郁秋，张会君．老年健康照护与促进［M］．北京：人民卫生出版社，2019．

［5］ 藏少敏，陈刚．老年健康照护技术［M］．北京：北京大学出版社，2013．

［6］ 余昌妹，仝丽娟．老年护理学［M］．北京：中国协和医科大学出版社，2013．